谢晶日教授"肝脾论"学术思想及临床经验辑选

刘朝霞　王静滨　主编

U0334784

中国中医药出版社
·北京·

图书在版编目（CIP）数据

谢晶日教授"肝脾论"学术思想及临床经验辑选 / 刘朝霞，
王静滨主编 .—北京：中国中医药出版社，2017.9
ISBN 978-7-5132-4370-4

Ⅰ.①谢…　Ⅱ.①刘…②王…　Ⅲ.①肝病（中医）—临床
医学—经验—中国—现代②脾（中医）—临床医学—经验—
中国—现代　Ⅳ.① R256.4 ② R256.3

中国版本图书馆 CIP 数据核字（2017）第 181696 号

中国中医药出版社出版
北京市朝阳区北三环东路 28 号易亨大厦 16 层
邮政编码　100013
传真　010 64405750
廊坊市三友印务装订有限公司印刷
各地新华书店经销

开本 880 × 1230　1/32　印张 10　字数 251 千字
2017 年 9 月第 1 版　2017 年 9 月第 1 次印刷
书号　ISBN 978 – 7 – 5132 – 4370 –4

定价 39.80 元
网址　www.cptcm.com

社 长 热 线　010-64405720
购 书 热 线　010-89535836
维 权 打 假　010-64405753

微信服务号　zgzyycbs
微商城网址　https://kdt.im/LIdUGr
官 方 微 博　http://e.weibo.com/cptcm
天猫旗舰店网址　https://zgzyycbs.tmall.com

如有印装质量问题请与本社出版部联系（010-64405510）
版权专有　侵权必究

内容提要

　　本书介绍了谢晶日教授"肝脾论"学术思想，选录了谢晶日教授从医四十余载的临床治病经验，包括疾病概论、学术争鸣、谢晶日教授对疾病病因病机的发挥、谢晶日教授对疾病的辨证治法、谢晶日教授临证思维、结语等内容。此外，还介绍了谢晶日教授的方药心得、验案撷英精选及治学经验等内容。

目　录
CONTENTS

第一章 ▶

谢晶日教授"肝脾论"学术思想

第一节 "肝脾论"之藏象基础

藏象学说作为中医学理论体系中极为重要的一部分，是研究人体五脏六腑生理功能、病理变化及其相互关系的学说。谢晶日教授的"肝脾论"学术思想是以肝脾藏象特点为基础展开研究和论述的，为了使读者更加透彻地理解其"肝脾论"思想，下面首先介绍肝、脾两脏的藏象特点。

一、肝之藏象

肝之藏象理论是在历代医家在以肝为中心，以整体观、系统观不断研究探索人体，而且不断总结前人经验的基础上形成的。肝之藏象是指以肝为核心，包括在体合筋，其华在爪，在窍为目，在志为怒，在液为泪，与春气相通应；肝为刚脏，体阴而用阳；肝气主升发，喜条达而恶抑郁；肝主疏泄，肝主藏血等，是一个由解剖形态，与形体官窍、自然万物的联系，足厥阴肝经在肝之藏象中的联接作用，以及生理特性和生理功能所组成的一个完整的功能系统。下面就从肝的解剖形态，与形体官窍、自然万物的联系，足厥阴肝经在肝之藏象中的联接作用，生理特性，生理功能几方面来介绍肝之藏象。

（一）肝的解剖形态

1. 肝的解剖位置　肝位于腹部，横膈之下，右胁下而偏左。对于肝的解剖位置的正确认识是历代医家在不断总结和探索中完善的。《黄帝内经》通过肝胆病理上的联系来推测出肝的解剖位置，"肝举而胆横（膈下偏右，邻胃胆）"，认为肝位于膈下，与胆相临。而明代名医赵献可在《医贯》中论述道："隔膜之下，有肝……隔膜之下，有胃……其左有脾，与胃同膜。"认为肝位于隔膜之下，在脾的右侧，与胆相邻。元代名医滑寿则在其著作《十四经发挥》中这样论述："肝之为脏……其脏在右胁右肾之前，并胃贯脊之第九椎"，明代名医李中梓在《医宗必读·改正内景脏腑图》中亦认为："肝居膈下上着脊之九椎下"，由此可见，我国古代医学当时已经明确地认识到了肝在右胁下右肾之前而稍偏这一正确解剖位置。

2. 肝的形态结构　肝为分叶脏器，左右分叶，其色紫赤。历代医家对于肝的形态大多有自己独特的认识，并没有一个非常明确的结论。《难经》中有很多模糊的记载，有的地方认为"独有两叶"，有的地方则认为"左三叶、右四叶，共七叶"，关于肝的分叶很不明确。明代名医赵献可在《医贯》中这样描述："肝有独叶者，有二三叶者，其系亦上络于心包，为血之海，上通于目，下亦无窍。"而杨上善则在《难经集注》中提出自己的观点："肝者，据大叶言之，则是两叶也。若据小叶言之，则多叶矣"。这一论述，最接近于西医学关于肝的形态结构"肝的表面分叶为左右两叶，内部分叶计五叶"的认识。

（二）肝与形体官窍、自然万物的联系

1. 在体合筋，其华在爪　筋，即筋膜，包括肌腱和韧带，附着于骨而聚于关节，具有连接关节、肌肉，约束关节，主司运动的功能。"肝生筋"这种说法，早在《素问·阴阳应象大论》中就被提出，认为肝血充足，筋得其养则筋力强健，运动灵活，且能快速解除疲劳；若肝血亏虚，筋失所养，则人体动作迟缓，常常感觉到疲惫。故而又将肝称之为"罢极之本"。

关于"其华在爪"最早在《素问·六节藏象论》中有着明确的论述，其说"肝者，罢极之本……其华在爪。"明确指出肝与爪之间有着密切的联系。爪甲的荣枯受到肝血盈亏的影响，反过来，通过观察爪甲的荣枯，亦可以判断肝血是否充足。

2. 在窍为目　目被称为"精明"，具有视物功能，是重要的视觉器官。而目的视物功能则依赖于肝气的疏泄和濡养。正如《灵枢·经脉》中所言："肝足厥阴之脉……连目系。"肝的经脉上连目系，肝的血气可以通过此条经脉上注于目，使其发挥正常的视物功能。肝气调和，肝血充足，目才能正常视物辨色。反之，若肝气或肝血出现异常，则容易导致各种目疾的发生。

3. 在志为怒　怒是人在情绪激动时的一种情志变化，由肝血、肝气所化，所以通常认为肝在志为怒。怒气作为一种情绪发泄途径，在正常限度内可以维持机体的生理平衡，但若大怒或郁怒不解，则容易导致肝血不足，或肝气郁结，气机不畅，肝气上逆，从而导致"怒则气逆，甚则呕血及飧泄"（《素问·举痛论》）等一系列疾病的发生。

4. 在液为泪　泪为肝精肝血所化，具有濡润、保护眼睛的功能。正常情况下，泪液濡润眼睛而不外溢出，眼中有异物时，还可以通过大量分泌泪液而起到排除异物的作用。但若在肝血不足或肝经湿热的病理情况下，则可见泪液的分泌出现异常。

5. 与春气相通应　肝与东方、风、木、春季、青色、酸味等存在着一定的内在联系。春季为一年之始，阳气始生，万物生机勃发。而肝主疏泄，喜条达而恶抑郁，为"阴中之少阳"，又因肝气在春季最旺盛，故肝与春气相通应。然而在病理上，肝病亦多见于春季发生，所以一定要注意春季养生，精神和生活方面要顺应春季来调整。

（三）足厥阴肝经在肝之藏象中的连接作用

足厥阴肝经源于足大趾爪甲后丛毛处之大敦穴，沿足背内侧上行，过内踝前之中封穴，上行沿小腿内侧，在内踝之上约8寸处交出于足太阴脾经的后面，到达膝内侧部，继续沿大腿内侧中线上行，进入阴器，到达小腹，夹胃旁，属于肝，联络胆，向上穿过膈肌，分布于胁肋部，向上进入鼻咽，连于目系，上行至前额，与督脉交于巅顶。其通过自身及其分支络脉，将人体的部分脏腑器官、形体官窍，以及其他经脉密切的联络在一起，加强了彼此间的联系，同时通过运行气血以营养机体，维持人体活动的正常运行。

（四）肝的生理特性

1. 肝为刚脏，体阴而用阳 肝被称之为"将军之官"，为风木之脏，性刚强暴急，气急而动，喜条达而恶抑郁，易逆易亢。《临证指南医案》中指出："肝为风木之脏，因有相火内寄，体阴用阳，其性刚，主动，主升，全赖肾水以涵之，血液以濡之，肺金清肃下降之令以平之，中宫敦阜之土气以培之，则刚劲之质，得为柔和之体，遂其条达畅茂之性，何病之有。"认为肝为刚脏，以血为体，以气为用，故体阴而用阳。肝主藏血，而血属阴，故而称肝体为阴；肝主疏泄，喜调达而恶抑郁，有相火相寄，主动、主升，故称肝用为阳。

在正常生理情况下，肾之阴精涵养肝之体阴，充盈其体，故而肝体阴柔；其用刚强，阴阳相调，刚柔相济。但也从另一侧面反映了"肝脏体阴常不足而其阳用易亢"的缺点。在病理情况下，若刚柔不能并济，则容易导致肝脏之气易逆易亢。沈金鳌在《杂病源流犀烛》中言："肝……其体柔而刚，直而升，以应乎春，其用条达而不可郁，其气偏急而激暴易怒，故其为病也，多逆。"充分反映了肝气与肝阳常常有余的病理特性，这也直接导致了肝躁急刚强的特性。因此，临床在选用药物治疗肝病的时候，要"用药不宜刚而宜柔，不宜伐而宜和"，常常通过凉肝、泻肝等方法来抑制肝气肝阳的过度升动。

2. 肝气升发，喜条达而恶抑郁 《素问·四气调神大论》曰："春三月，此谓发陈，天地俱生，万物以荣。"肝气通于春，而春天中孕育着生长伸展和生机勃发之性，肝的特性也类似于春的这种升发之性，故而称肝气升发。

唐荣川的《血证论·脏腑病机论》言："肝属木，木气冲和发达，不致遏郁，则血脉得畅。"肝属木，为了维持正常的生理功能，要像大自然中的木一样宜应舒展，不压抑其自然伸展之性，而肝气也适宜保持其舒畅柔和通达的特性。但肝气既不能过于亢奋，又不能过于抑郁，要以条达冲和为好。《内经博议》中亦言"以木为德，故其体柔和而升，以象应春，以条达为性……其性疏泄而不能屈抑"，可见肝具有喜条达而恶抑郁的特性。

肝的此种特性还与肝主疏泄的功能密切相关。病理情况下，若肝气升发太过，不能条达，临床上则容易出现急躁易怒、头晕头痛等症状。若肝气升发不及，不能条达，临床上则容易出现胸胁胀满、抑郁不舒等症状。肝的这种特性与肝主疏泄的生理功能有密切关系。

（五）肝的生理功能

1. 肝主疏泄 肝主疏泄，是指肝本身具有疏通、舒畅全身气机的作用，通过肝主疏泄可以保证包括促进情志舒畅、脾胃之气升降、胆汁分泌排泄和促进气血津液运行输布等在内的多种生理功能的正常发挥。正如元代名医朱丹溪在《格致余论·阳有余阴不足论》中所言："司疏泄者，肝也。"认为肝是人体疏泄功能的主导者。

（1）条畅人体气机和精神情志：肝气的疏泄功能，关乎人体全身气机的条畅，进而会影响到人的精神情志。人体的气机不断进行着升降出入的气化作用，在这种不断运行的气化运动中，人体的脏腑经络、气血津液都与之发生着密切的联系。正如《读医随笔》卷四所言："凡脏腑十二经之气化,皆必藉肝胆之气化以鼓舞之,始能条畅而不病。"只有肝的疏泄功能正常,人体脏腑组织的气机升降出入才可以平衡协调地运行。

人体的精神情志活动分属五脏,由心所主,但却与肝脏的疏泄功能密切相关。肝主疏泄,调畅气机,通过对人体气机的条畅作用,可以调节人的精神情志活动。若肝的疏泄功能正常,则气机顺畅,血气平和,心情也能够舒畅,则精神情志活动表现正常。若肝气疏泄失职,肝气郁结,则易表现为郁郁寡欢,忧愁善虑等;若疏泄太过,肝气上逆,则易表现为烦躁易怒,亢奋激动,面红耳赤等。故而《柳州医话》曰:"七情之病,必由肝起。"指出肝气的疏泄功能失常与人体情志活动密切相关。

然而在病理上,情志失常又往往和肝的疏泄功能失常互为因果。肝气疏泄功能的失常会导致情志活动的异常;如果情志出现异常,亦会反过来导致肝气的疏泄失常。此种现象在《素问·举痛论》中亦有明确论述,如"怒则气上,喜则气缓,悲则气消,恐则气下,惊则气乱"等,故而临床上在治疗情志疾病的时候,一定要注重对肝气的调理。

(2)促进脾胃运化和分泌排泄胆汁:①促进脾胃运化:脾主运化,胃主受纳,两者是人体重要的消化器官。生理上,脾气以升为健,胃气以降为和,脾气主升,运化水谷精微以灌溉四旁;胃气主降,受纳腐熟水谷输送于脾。如此则可以保持脾胃升降枢纽平衡协调地运行,进而促进脾胃运化功能的正常运行。肝气的疏泄正常,则可以通过协调脾胃的气机升降来促进脾胃对水谷精微的消化吸收。若肝气的疏泄功能失常,如《血证论·脏腑病机论》所言:"木之性主乎疏泄。食气入胃,全赖肝木之气以疏泄之,则水谷乃化。设肝不能疏泄水谷,渗泄中满之证在所难免。"肝气不能疏泄水谷,导致脾胃升降失常,影响脾胃的运化功能,临床上则容易出现脘痞嗳气、呕恶纳差等肝胃不和的症状，还易导致便溏、腹胀等肝脾不调的症状。②分泌排泄胆汁：胆汁乃肝之余气所化，其藏于胆内，是参与饮食消化和吸收的"精汁"，具有促进脾胃运化的功能。戴起宗于《脉诀勘误》中言："胆之精气，则因肝之余气溢人于胆，故（胆）藏在短叶间，相并而居，内藏精汁三合，其汁清净。"明确指出胆汁可以排泄到肠道内，以促进食物的消化和吸收。只有肝气的疏泄功能正常时，胆汁才能够正常地分泌排泄，进而才能促进脾胃运化功能的正常运行。病理上，若肝气上逆或肝气郁结，则容易影响胆汁的分泌和排泄，进而导致胆汁郁滞，影响脾胃的消化吸收，临床上常常出现食欲减退、口苦、纳差、胁痛等症状。

（3）维持气血运行和调节津液代谢：①维持气血运行：人体气血的正常运行，需要充分发挥心主血脉、脾主摄血、肺朝百脉的作用，如此条畅的气机就显得相当重要。《风劳臌膈四大证治》曰："血随气行，周流不停。"只有肝气舒畅条达，疏泄正常，血液才会能够得以正常运行，气行则血行，气滞则血瘀。若肝失疏泄，气机郁结，血液运行受阻，则容易导致胸胁刺痛，甚至血液停滞化为瘀血或肿块，进而导致女子经行不畅、痛经或闭经；若气机逆乱，血液不循经运行，则易导致出血。②调节水液代谢：肝的疏泄功能正常，能够条畅人体三焦的气机，使脾正常运化水湿，肺正常布散水津，肾正常蒸化水液，三者共同调节水液代谢，从而促进肺、脾、肾三脏调节水液正常代谢功能的正常运行。若肝的疏泄功能失常，则如《类经》中所言："上焦不治，则水犯高源；中焦不治，则水留中脘；下焦不治，则水乱二便。三焦气治，则脉络通而水道利。"三焦气机阻滞，进而导致痰、饮、水肿等症状。

（4）促进男子排精和女子排卵行经：男子的排精和女子的排卵及月经来潮等与肝气的疏泄功能密切相关。《格致余论·阳有余阴不足论》曰："主闭藏者，肾也，司疏泄者，肝也。"指出男子精室的开合、精液的藏泄，与肝肾的功能密切相关，只有肝之疏泄与肾之闭藏功能协调平衡，精室才会适度开合，精液才能有节地排泄，从而保持男子性功能与生殖机能的正常。若肝的疏泄功能失常，则易使开合疏泄失度。若开合太过，易导致性欲亢奋、遗精等；若开合不及，则易导致性欲低下、精少等。

肝脏在女子经、带、胎、产的生理活动中扮演着重要的角色，对此，素有"女子以肝为先天"之说。肝气的疏泄功能否正常运行不仅直接影响着女子能否按时排卵，亦会通过对气机的调节影响女子的行经。若肝气的疏泄功能正常，则女子的月经周期及经行能够得以正常运行；反之，若肝气的疏泄功能失常，气机失调，气血不和，则容易导致月经周期紊乱、痛经，甚至性功能异常等症状。

2. 肝主藏血　肝藏血是指肝具有贮藏血液、调节血量和防止出血的功能。肝藏血可以分为三个方面。

①贮藏血液，为经血之源：肝被称为"血海"，贮藏充足的血液，既可以濡养自身，又可以通过制约肝的阳气而维持肝的阴阳气血和调，从而防止出血。因此，肝不藏血，不仅会出现肝血不足，阳气升腾太过，而且还会导致出血。除此之外，肝脏所贮藏的血液还和女子月经的来潮密切相关。女子以血为本，肝脏贮藏充足的血液，冲脉的血液充盛，则可以充分保证女子月经按时来潮。若肝脏贮藏的血液不足时，则容易导致月经量少，甚至闭经。②调节血量：肝被称为"血海"，除了因为其具有贮藏血液的功能之外，还与肝调节血量的功能密切相关。肝贮藏充足的血液，可以根据人体的生理需要来调节人体各部分血量的分配。《素问·五脏生成》有"人动则血运于诸经，人静则血归于肝脏"的说法，同样反映了正常情况下，当人体活动剧烈或情绪激动时，肝会通过肝气的疏泄作用将贮藏的血液向人体的外周输布，

以供应人体的需要；而当人体处于安静或情绪稳定时，由于人体外周对血液需求量减少，部分血液便又归藏于肝。

3. 涵养肝气及濡养筋目　肝贮藏充足的血液时，可以化生和涵养肝气，肝气冲和畅达，才能使其疏泄功能得以正常发挥。《素问·五藏生成》言："肝受血而能视，足受血而能步，掌受血而能握，指受血而能摄。"当肝贮藏的血液充足时，还可以充分濡养肝及其相关的形体官窍，进而使其发挥正常的生理功能。反之，若肝贮藏的血液不足时，则容易引起两目昏花，肢体麻木等肝血虚亏、濡养功能减退等症状。

4. 防止出血　肝素有"凝血之本"的称谓，肝具有凝血的功能，从而防止机体出血。另外，气有固摄血液的功能，若肝气充足，一方面可以固摄血液而不致出血；另一方面，由于阴气主凝，肝阴充足，肝阳被涵，阴阳得以协调，从而得以正常发挥凝血功能而防止出血。

（刘朝霞）

二、脾之藏象

脾之藏象是历代医家在以脾为中心，以整体观、系统观不断研究探索人体，以及不断总结前人经验的基础上形成的。脾之藏象是指以脾脏为核心，包括在体合肉、主四肢、在窍为口、其华在唇、在志为思、在液为涎、与长夏之气相通应，脾气主升、喜燥恶湿、脾主运化、脾主生血统血等由解剖形态，与形体官窍、自然万物的联系，足太阴脾经在脾之藏象中的连接作用，生理特性，生理功能所组成的一个完整的功能系统。下面就从脾的解剖形态，与形体官窍、自然万物的联系，足太阴脾经在脾之藏象中的连接作用，生理特性，生理功能几方面来介绍脾之藏象。

（一）脾的解剖形态

1. 脾的解剖位置　脾位于腹腔上部，隔膜下面，在左季胁的深部，附于胃的背侧左上方。

对于脾的解剖位置的正确认识是历代医家在不断总结和探索中完善的，其最早的记载见于《素问·太阴阳明论》言："脾与胃以膜相连。"明代医家杨继洲在《针灸大成》中论述道："脾掩乎太仓附脊十一椎。"赵献可则认为"（胃）其左有脾，与胃同膜而附其上"（《医贯》），随着后代医家的不断总结和探索，最后得出脾位于腹腔上部，隔膜下面，在左季胁的深部，附于胃的背侧左上方的结论。

2. 脾的形态结构　脾是一个形如刀镰、扁平椭圆弯曲状的器官，其色紫赤。

关于脾的形态结构，《医学入门·脏腑》认为"扁似马蹄"，而《医贯》中则认为"其色如马肝紫赤，其形如刀镰"。《医纲总枢》的描述较为详细，其言："形如犬舌，状如鸡冠，生于胃下，横贴胃底，与第一腰骨相齐，头大向右至小肠，尾尖向左连胃肉边，中有一管斜入肠，名曰珑管。"由此可见，历代医家对脾的形态结构已经有了大概了解。

（二）脾与形体官窍、自然万物的联系

1. 在体合肉，主四肢　脾在体合肉这种说法最早见于《素问·痿论》，其言"脾主身之肌肉"，认为脾气的运化功能和肌肉功能的发挥有着密切的联系。正如张志聪在《素问·五脏生成》中所言："脾主运化水谷之精，以生养肌肉，故主肉。"脾胃的运化水谷精微和津液的功能对营养滋润肌肉起着重要的作用，脾胃运化功能正常，肌肉才能结实强壮，才能发挥其本身的功能。若脾胃运化功能失常，不能正常运化输布水谷精微和津液，肌肉失去营养和滋润，则容易软弱无力，甚至萎废不用。

人体的四肢如肌肉一样，也需要脾胃运化的水谷精微及津液的营养滋润，以维持其正常生理活动，故而称"脾主四肢"。若脾胃运化功能正常，水谷精微和津液能够得到正常的运化输布，则四肢营养充足，得以正常运动支配。若脾胃运化功能失常，则易导致四肢缺乏营养，从而倦怠无力，甚至不能正常运动。如《素问·太阴阳明论》中所言："四肢皆秉气于胃而不得至经（径至），必因于脾乃得禀也。今脾病不能为胃行其津液，四肢不得禀水谷气，气日以衰，脉道不利，筋骨肌肉皆无气以生，故不用焉。"

2. 在窍为口，其华在唇　脾经"连舌本，散舌下"，且舌主司味觉，所以人的口味、食欲与脾胃的运化功能有着密切联系，故而通常认为脾在窍为口。《灵枢·脉度》曰："脾气通于口，脾和则口能知五谷矣。"认为脾气健旺则食欲和口味正常。若脾胃运化功能异常，则容易导致食欲不振，口味异常。《灵枢·五阅五使》中言："口唇者，脾之官也。"认为脾与唇有着密切联系。《素问·五藏生成》"脾之合，肉也；其荣，唇也"的论述，认为脾气、脾精的盛衰可以通过口唇的色泽反映出来。脾气健旺，气血充足，则口唇红润有光泽；脾失健运，则气血衰弱，则口唇淡白无泽。

3. 在志为思　思是人在思虑时的一种情志变化，与脾及心神都有着密切的联系。"思出于心，而脾应之"，尽管脾在志为思，但思虑这种情志与心神的活动却息息相关。正常限度内，有节制的思虑可以锻炼人体的思维能力，但若是思虑过度，超出人体的正常承受能力，则容易妨碍脾气的运化功能，脾气郁结停滞，则会出现脘腹胀闷、头晕目眩、不思饮食等症。

4. 在液为涎　涎为口津，由脾气、脾精化生并转输布散，故而称"脾在液为涎"。涎为唾液中较为清晰的部分，具有保护口腔黏膜、润泽口腔的作用。除此之外，"涎出于脾而溢于胃"，在进食时通过分泌涎液具有帮助食物咀嚼与消化的功能。病理情况下，若脾气不摄或脾胃不和则容易导致涎液分泌增多，会不由自主地从嘴角溢出。若脾精不足，津液亏少，则涎液分泌减少，易导致口干舌燥。

5. 与长夏之气相通应　脾与中方、湿、土、长夏、黄色、甘味等存在着一定的内在联系。脾与长夏相通应，长夏之季，气候炎热，雨水较多，较利于万物的生长化生，能够与土生化万物之象相合。而人体中的脾脏主化生气血津液，运化水谷精微，与土在自然界中的功能极其相似。虽然长夏之湿有助于生化，但若湿气太过，则会困伤脾脏，影响脾的运化功能，若再与此时炎热的气候相合，更容易患湿热之证。所以，在临床上，一定要注意因时制宜，治疗此证应着重祛湿。另外，还有一种"脾主四时"的说法，认为脾主四季之末的各十八日，表明四季之中都有土气，脾不独自主一季。

（三）足太阴脾经在脾之藏象中的连接作用

足太阴脾经起于足大趾末端（隐白），沿着大趾内侧赤白肉际，经第一跖趾关节向上行至内踝前，上行腿肚，交出足厥阴经的前面，经膝股部内侧前缘，进入腹部，属脾络胃，过膈上行，夹咽旁，系舌根，散舌下。其中胃部支脉：过膈流注于心中，与心经相接。其通过自身及其分支络脉，将人体的部分脏腑器官、形体官窍，以及其他经脉密切地联络在一起，加强了彼此间的联系，同时通过运行气血以营养机体，维持人体活动的正常运行。

（四）脾的生理特性

1. 脾气主升　脾气主升，包括脾气升清、脾气升举内脏和脾气以升为健三个部分。

①脾气升清：脾气升清是指通过脾气的升腾运动，可以向心肺上输水谷精微，以提供足够的营养。"清"是对水谷精微等营养物质的称谓。正常生理情况下，脾气在升腾的过程中，会将胃肠道中的"清"，也就是水谷精微和水液上输于心、肺等脏，然

后通过心、肺各自的作用来化生气血，输布濡养全身。病理情况下，若脾气虚衰，不能正常升腾，则不能正常输布运行水谷精微和水液，气血的化生和输布就会受到阻碍，从而引起人体器官各种代谢失常的病变。②脾气升举内脏：脾气升举内脏是指脾通过脾气的升腾作用来维持内脏位置的稳定。正常生理情况下，脾气上升而胃气下降，如此升降平衡协调，才能维持内脏位置的相对稳定，防止其下垂。但病理情况下，若脾气虚弱无力，不能正常升腾，甚至反而下陷，则会导致诸如肾下垂、胃下垂、子宫下垂等内脏下垂的病变。针对此种情况，临床上常采取健脾升陷的方法，方剂多用补中益气汤。③脾气以升为健：《临证指南医案》中的"脾宜升则健"，明确指出了脾气以升为健的特性，认为脾的气机运动形式以升为要，脾气向上升腾才能健旺，脾的生理功能才能得到正常的发挥。脾升胃降构成了人体气机上下升降的重要枢纽，对维持人体气机活动的整体性和平衡性起着关键的作用。

2. 喜燥恶湿 《临证指南医案》言："太阴湿土，得阳始运；阳明燥土，得阴自安，此脾喜刚燥，胃喜柔润也。"指出脾为太阴湿土之脏，胃为阳明燥土之腑。喜燥恶湿是脾的生理特性之一，是与胃喜润恶燥相对而言。脾的这种特性，与其所具备的运化水液的这种生理功能是密切相关的。清代吴达的《医学求是》言："脾燥则升。"保持脾体的干燥是脾气升运的重要条件。正常生理情况下，脾保持干燥则脾气健旺，脾气可以正常升动，以助其运化水液，使水精布散，调节体内水液代谢的平衡，便不会出现痰饮水湿停聚的现象。但若脾气不运，则会影响其运化水液的功能，使痰饮水湿内生，造成"湿困脾"。且水湿产生之后，亦会困遏脾气，使其不能正常发挥其升腾作用，造成"湿困脾"。若外湿侵袭人体，也会造成此种现象。脾喜燥恶湿，生活中应注意避免内外两种湿邪的侵犯。

（五）脾的生理功能

1. 脾主运化　脾主运化，是指脾具有将饮食水谷转化为水谷精微和津液，并将水谷精微和津液转输至全身各脏腑组织的功能，也就是脾具有对营养物质的消化、吸收和运输的功能。其中包括运化水谷和运化水液两个部分。

（1）运化水谷：运化水谷是指脾气促进食物消化和吸收并转输其精微的功能。脾主运化水谷的功能，包括消化水谷、吸收转输精微并将精微转化为气血等几个步骤。详细来讲，在运化水谷的过程中，食物首先通过胃的受纳腐熟，经过初步消化后，变成食糜，送于小肠，然后经过小肠的泌别清浊作用，通过脾的磨谷消食作用使之化为水谷精微；随后脾吸收水谷精微并将其转输至全身，最后通过将水谷精微上输心肺而化为气血等营养物质以濡养全身。《医权初编》对此也有了较为明确的论述，其言："饮食先入于胃，俟脾胃运化，其精微上输于肺，肺气传布各所当入之脏，浊气下入大小肠，是脾胃为分金炉也。"正常情况下，只有脾气健运，其消化吸收功能得到充分发挥，才能为人体提供充足的营养物质，以濡养全身脏腑组织，维持正常的生理活动。相反，若脾失健运，不能正常发挥消化吸收的功能，则容易出现腹胀、便溏、食欲不振甚至气血不足等病变。

（2）运化水液：运化水液是指脾气的吸收、转输水精，从而调节人体水液代谢的功能。这个过程中，需要脾来配合肺、肾、三焦、膀胱等脏腑，一起来调节和维持人体水液代谢的平衡。脾气运化水液的功能主要分为两个方面。一方面，脾将胃和小肠消化吸收的津液，以及大肠吸收的水液，经过脾气转输于肺，再由肺的宣发肃降功能使"水精四布，五经并行"，输布全身。另一方面，脾居中焦，为人体气机升降的枢纽，在水液的代谢过程中起着输转作用，是调节人体水液代谢的关键环节。在此过程中，脾将人体所需要的水液，通过心肺而输送到全身脏腑组织，从而发挥濡养滋润的功能，然后又把各脏腑组织利用后的水液，及时地转输到肾，再通过肾的气化作用生成尿液，通过膀胱排出体外。如此一来，便维持了体内水液代谢的平衡。正常生理情况下，脾运化水湿的功能健旺，可以濡润人体的脏腑组织以及防止痰饮水湿的停聚。但若脾的运化功能出现异常，则很容易导致水液在人体的滞留，产生痰饮水湿等病理产物，进而影响脏腑组织功能的运行。

2. 脾主生血统血

（1）脾主生血：脾主生血，是指脾具有生血的功能。脾主统血，是指脾气具有统摄、控制血液在脉中正常运行而不逸出脉外的功能。《医宗必读·肾为先天本脾为后天本论》中言："一有此身，必资谷气，谷入于胃，洒陈于六腑而气至，和调于五脏而血生，而人资之以为生者，故曰后天之本在脾。"指出脾为后天之本、气血生化之源。张景岳曾在《景岳全书·血证》中指出："血……源源而来，生化于脾。"认为脾运化的水谷精微是生成血液的主要物质基础。正常情况下，脾运化的水谷精微，再经过气化作用后可以生成血液，从而濡养全身脏腑组织，维持机体的正常活动。若脾气健运，化源充足，则血液充足。反之，若脾失健运，则无法正常化生血液，造成血液亏虚，则会出现相应的病变。

（2）脾主统血：关于脾主统血这一观点，在《古今名医汇粹》中如是论述，其言："脾统诸经之血。"而《沈注金匮要略》中亦曾言："人五脏六腑之血，全赖脾气统摄。"明确指出脾气具有统摄、控制血液在脉中正常运行而不逸出脉外的功能。脾气统摄血液的功能实际上是通过气的固摄血液的作用来实现的。脾又为气血生化之源，气可以统帅血液，血又随气运行。正常情况下，脾的运化功能健旺，则气血充盈，气能发挥摄血的功能，从而防止血液逸出脉外。反之，脾的运化功能异常，不能充分化生血液，则气血虚亏，其统摄失职，会导致血液不循经脉而溢出脉道，从而导致皮下出血、便血等出血现象的发生。

（刘朝霞）

第二节　"肝脾论"之理论溯源

　　谢晶日教授"肝脾论"的形成和发展，与历代医家总结的学术经验密切相关，特别是关于肝脾相关理论的论述与研究。故对肝脾相关理论源头进行挖掘和梳理，能够有助于读者对谢晶日教授的"肝脾论"学术思想进行更加透彻的理解。

一、"肝脾论"之《黄帝内经》溯源

　　《黄帝内经》对于肝脾相关理论的论述主要分为肝脾生理相关、肝脾病理相关和肝脾治疗相关三个部分。

（一）肝脾之生理相关

　　对于肝脾之间的生理联系，主要表现在肝主疏泄可以协助脾主运化功能的充分发挥。《素问·宝命全形论》言："土得木而达。"认为肝木的升发疏泄有助于脾土的宣达。近代名医张锡纯在《医学衷中参西录》中对此解释为："人之元气，根基于肾，萌芽于肝，脾土之运化水谷，全赖肝木之升发疏泄而后才能运化畅达健运，故曰：'土得木而达。'"而清代医家张志聪对此则有这样的论述："木得金则伐，火得水则灭，金得火则缺，水得土则绝，此所胜之气而为贼害也，如土得木而达，此得所胜之气而为制化也，万物之理皆然，而不可胜竭。"认为脾气只有在得到肝气正常疏泄的情况下，才能充分发挥其运化水谷津液的功能。反之，若肝气失和，不能协助脾的运化，脾的运化功能就会受到阻碍，进而引起脾胃等消化系统的疾患。

　　肝脾功能互用方面，《黄帝内经》云："肝藏血，主情志，性

喜疏泄条达，与气血休戚相关。"表明了肝与脾在之气血生化方面的关系。脾气旺盛，正常发挥其运化功能，则可以使气血化生充足，产生足够的血液供给肝来贮藏，肝藏血充足才会充分发挥其条达之性。《素问·经脉别论》言："食气入胃，散精于肝，淫气于筋。"脾胃通过其运化功能，将水谷精微输送至肝，以充分濡养筋络。若脾胃不能发挥其正常功能，则会使肝失濡养而不能发挥其疏泄功能，如此恶性循环，反之也会影响脾胃的运化功能。

调节气机方面，《素问·六微旨大论》云："出入废则神机化灭，升降息则气立孤危。"认为人体的气机能否正常的升降出入，关乎于人的生死存亡。正常情况下，肝气能够行使其对气的疏通和发散功能，而脾则可以平衡脏腑之气的升降出入，两者默契配合，共同维持整个人体气机的正常运行。

（二）肝脾之病理相关

病理情况下，脾肝之间的病变可相互影响，《黄帝内经》中对此论述颇多，其中最早是从五行学说推演而来，可以分为肝病传脾和脾病传肝两大部分。

1. 肝病传脾　关于肝病传脾的论述最早见于《素问·玉机真脏论》，其言："五脏受气于其所生，传之于其所胜……肝受气于心，传之于脾……"明确指出，根据五行生克理论，肝病可传脾。对于病理情况下肝对脾的影响，《素问·气交变大论》中则有如下论述："岁木太过，风气流行，脾土受邪。民病飧泄、食减、体重、烦冤、肠鸣、腹支满，上应岁星。"陆懋修在《内经运气病释》中对其进一步解释："此言六壬阳年太角运，木胜土，土受克，土之子金来复也。民病飧泄，食减、体重、烦冤、肠鸣、腹支满，此木郁土中，脾土受病而水谷不化也。"

此外，肝病不仅传脾，木还可以乘胃土，在病理情况下肝病会影响脾胃脏腑系统中胃的功能。《素问·至真要大论》中这样论述道："厥阴之胜，耳鸣头眩，愦愦欲呕，胃鬲如寒……胃脘当心而痛，上支两胁……甚则呕吐，鬲咽不通"。对此，张景岳解释为："厥阴之胜，风邪盛也。耳鸣头眩，肝脉会于顶巅而风主动也。愦愦欲吐，胃鬲如寒，以木邪伤胃，胃虚生于寒也。保虫不滋，土气衰也。胠胁气并，肝邪聚也。化热而小便黄赤，邪侵小肠。其在上则胃脘当心而痛，上支两胁、为呕吐，为鬲咽不通，在下则飧泄少腹痛，注下赤白，皆肝经脉气所及，而木邪乘于肠胃也。"（《类经》）

情志方面，《素问·举痛论》言："怒则气逆，甚则呕血及飧泄，故气上矣"。对于这一段论述，李中梓解释为："肝木主春升之令，怒伤之，如雷奋九天，故气逆也。血属阴，主静定而润下，肝逆而上，且为血海，则阴血不得安其静定之常，故呕逆也。木旺侮脾，脾伤则不化谷而飧泄，是以气逆而上也。"（《内经知要》）生动形象地说明在情志方面若大怒则会引起肝气上逆，进而影响脾胃的运化功能，从而引起呕血及飧泄等病变。

饮食方面，《素问·生气通天论》中言："味过于酸，肝气以津，脾气乃绝。"认为饮食上若是偏嗜酸味，不利于肝气疏泄功能的发挥，必然会导致脾气的衰弱。由此可见病理上肝对脾的影响是多个层次的。

2. 脾病传肝　对于脾病传肝，《素问·气厥论》认为："脾移热于肝，则为惊衄。"明代医家张景岳对此解释为："脾移热于肝，反传所胜，热之甚也，肝藏血，病主惊骇，邪热搏之，则风火交作，故为惊，为鼻中出血也。"说明脾有实邪之时也可以影响肝脏。

（三）肝脾之治疗相关

《黄帝内经》中关于肝脾治疗相关的论述可以分为药物治疗

和针刺治疗两个方面。

1. 药物治疗　《素问·病能论》云："有病身热懈惰，汗出如浴，恶风少气，此为何病？岐伯曰：病名酒风。"张志聪对此解释为："此言脾气逆而为病也，夫饮酒数醉，气聚于脾中，热盛于中，故热遍于身，而四肢懈惰也。热盛则生风，风热相搏，是以汗出如浴，而恶风少气。"认为酒风是由于饮酒过度引起的，导致脾热，热则伤气，气伤则四肢懈惰。脾热及肝而生风，故汗出恶风，此应属于肝脾同病。对于如何治疗，《素问·病能论》又接着论述道："帝曰：治之奈何？岐伯曰，治以泽泻、白术各十分，麋衔五分，合以三指撮，为后饭。后饭者，先服药也。"张志聪评论此方："酒气聚于脾，则不能上输于肺，而下输膀胱矣。《易》曰，山泽通气。泽泻服之，能行水上，如泽气之上升为云，而复下泻为雨也。术乃山之精，得山土之气，能通散脾气于四旁。麋衔草有风不偃、无风独摇，能祛风除湿者也。"此外，明代医家李时珍评价麋衔草："麋衔乃《素问》所用治风病自汗药，而后世不知用之，诚缺略也。"此方白术健脾化湿；麋衔既能入脾除湿，又能入肝疏风；泽泻既能利湿，又能导热下行。全方配伍严谨，肝脾同治，共奏健脾化湿、疏风止汗之功。

2. 针刺治疗　对于如何用针刺疗法来治疗肝脾同病的情况，《灵枢·五邪》云："邪在肝，则两胁中痛，寒中，恶血在内，行善掣节，时脚肿。取之行间，以引胁下，补三里以温胃中。"对此，张志聪这样解释道："肝脉循于两胁，故邪在肝，则胁中痛。两阴交尽，是为厥阴，病则不能生阳，故为寒中……当取足厥阴肝经之行间，以引胁下之痛，补足阳明之三里，以温寒中。"治疗上，一方面通过针刺足厥阴肝经的荥穴行间，起到疏肝的作用；另一方面则通过针刺足阳明胃经的合穴足三里，起到温中的作用。如此一来，共奏肝脾同治之功。

此外，《素问·刺热》中的"热病先胸胁痛，手足躁，刺足少阳，补足太阴"体现了《黄帝内经》治未病的思想，主张在治疗肝胆实热病的时候，一方面要泄肝胆之热，另一方面要补太阴脾土。

（刘朝霞）

二、"肝脾论"之《难经》溯源

《难经》继承了《黄帝内经》中"整体观"和"治未病"的思想，且首次明确提出"肝脾同治"理论，其在《难经·七十七难》中指出："经言上工治未病，中工治已病者，何谓也？然：所谓治未病者，见肝之病，则知肝当传之于脾，故先实其脾气，无令得受肝之邪，故曰治未病焉。中工者，见肝之病，不晓相传，但一心治肝，故曰治已病也。"对此，清代医家徐大椿在《难经经释》中解释道："补其脾气，则能御肝，不受克贼也"，由此将"既病防传"这一理论具体化，明确创立了"治肝实脾"这一理论。

（刘朝霞）

三、"肝脾论"之仲景溯源

张仲景对于"肝脾相关"理论的贡献主要分为两个方面，一方面体现在《伤寒杂病论》确立了肝脾病辨证论治的基本法则，另一方面则体现在以"肝脾相关"理论作为指导，进而在《伤寒论》中创制了有利于临床上治疗肝脾相关疾病的方剂。

肝脾病辨证论治方面，张仲景既继承了《黄帝内经》《难经》中关于"治未病"的思想，又通过长时间将理论探索和临床诊疗相结合，在《金匮要略》中明确提出："夫治未病者，见肝之病，知肝传脾，当先实脾，四季脾旺不受邪，即勿补之。中工不晓相传，见肝之病，不解实脾，唯治肝也。"

此外，在临床诊疗方面，张仲景特别重视肝脾两脏，并将"肝脾相关"的思想运用到对疾病的论治中。仲景认为，肝的虚实与脾的虚实有着密切的关系,肝虚可以及脾,肝实亦可以及脾。临床上遇到患者肝脾有病变或者肝脾同病的情况下,都应注意肝脾同调,在治疗肝病的时候,同时调理脾胃之气;在疏肝之前,往往通过"培土荣木"或"泻肝实脾"之法先来补充脾胃之气。治疗方剂,张仲景充分运用了"调和肝脾"这一思想,在理论指导和临床实践相结合的基础上,创立了四逆散、乌梅丸、吴茱萸汤、柴胡桂枝汤、柴胡桂枝干姜汤等众多配伍严谨、疗效显著的经方。这些经方不仅在临床诊疗上被用来指导后辈医家来诊断疾病,其中所蕴含的"调和肝脾"思想及严谨配伍思想更是引来后辈医家的钻研和发掘。

(刘朝霞)

四、"肝脾论"之历代医家溯源

仲景之后,历代医家特别是明清时期的医家将"肝脾相关"理论进一步阐发,使得"肝脾相关"理论日趋发展充实。现代医家中邓铁涛教授所提出的"五脏相关"学说对于"肝脾相关"理论的阐发和临床应用做出了突出的贡献。

唐代孙思邈在继承《黄帝内经》"过食酸伤肝脾"的基础上,通过临床观察和实践,提出"省酸增甘,以养脾气"的养生观点,在饮食养生方面建议大家少吃酸味之物,因为酸味入肝,若摄入过量酸性食物容易造成"肝木克伐脾土",从而影响脾胃的正常消化吸收功能,引起消化系统方面的疾患。鼓励大家适当多吃甘味之物,这样可以滋养肝脾,促进消化功能的正常发挥。

明代医家赵献可在《医贯》中言:"饮食入胃,犹水谷在釜中,非火不熟。脾能化食,全借少阳相火之无形者。"说明肝之少阳相火,可温煦脾胃,使脾胃运化功能得以正常发挥。

明代医家王肯堂在《证治准绳·胃脘痛》中指出胃脘痛"惟肝木之相乘者尤甚,胃脘当心而痛,上支两胁,饮食不下,膈咽不通,食则为食痹者,谓食已心下痛,吐出乃止"。

明代医家张景岳对肝脾的关系有独到的见解，认为"肝邪之见，本由脾肾之虚，使脾胃不虚，则肝木虽强，必无乘脾之患"；治疗方面，则提出"如肝邪之犯脾者，肝脾俱实，单平肝气可也；肝强脾弱，舍肝而救脾可也"的观点，认为应该"肝病实脾"。

明末医家傅青主认为，肝脾两脏与人体气血的生成和运行都密切相关，而由于女子在生理上的独特性，气血对于女子显得尤为重要。他在这个基础上，将肝脾相关理论运用于女科，形成了其独特的理论，并将其运用于临床实践中。他认为肝郁对女子的影响重大，若"肝气不舒，久郁伤脾"，会导致肝脾同病。故他在临床上解郁疏肝的同时，往往会加入一些益气健脾、育阴养血的药物。除此之外，他在《傅山医学手稿》曰："补肝脾之气，气足自能生血，自能摄血也……舒肝而脾气得养，肝藏血而脾统血，安有泄湾哉？又何虑其血崩哉？"说明他在临床上特别注重对肝脾气机的调理。

清代医家唐宗海在《血证论·脏腑病机论》中对肝疏泄功能脾胃消化的促进作用进行了论述："木之性主疏泄，食气入胃，全赖肝木之气以疏泄之，而水谷乃化"及"肝属木，能疏泄水谷，脾土得肝木之疏泄则饮食化……故肝为脾之主。"

清代医家李冠仙提出了肝火犯胃从胆论治的观点。他在《知医必辨·论肝气》中论述道："胆在肝叶之下，肝气上逆，必夹胆火而来，其犯胃也，呕吐夹酸、夹苦酸者肝火，苦则胆火，宜用温胆法，平其胆火，则肝气亦随之而平，所谓平甲木以和乙木者。"

清代医家沈金鳌对于肝胃在病理上的关系则认为："胃痛乃邪干胃脘也……惟肝气相乘为尤甚，以木性暴，且正克也。此四者（嗳气、嘈杂、吞酸、恶心），皆胃家之病，而治之之法，故不离乎胃矣，而亦有时不专主胃者，盖胃司纳食，主乎通降，通降则无此四者之病，其所以不通降而生病之故，皆由肝气逆冲，阻胃之降也"（《沈氏遵生书·杂病源流犀烛》）。

清代医家叶天士将"肝脾相关"理论在临床运用上进行了发挥，他在临床诊疗中特别重视肝与脾胃的关系，提出了"肝病既久，脾胃必虚，风木郁于中宫"和"补脾必以疏肝，疏肝即以补脾也"等观点，认为补中兼通才能达到"实脾"的目的。

对于肝胃不和的治疗，叶天士认为应"以泄肝安胃为纲领，用药以苦辛为主，以酸佐之。如肝犯胃而胃阳不衰有火者，泻肝则用芩、连、楝之苦寒；如胃阳衰者，稍减苦寒，用苦辛酸热，此其大旨也。若肝阴、胃汁皆虚，肝风扰胃呕吐者，则以柔剂滋液养胃，息风镇逆；若胃阳虚，浊阴上逆者，用辛热通之，微佐苦降；若但中阳虚而肝木不甚亢者，专理胃阳，或稍佐椒、梅；若因呕伤，寒郁化热，劫灼胃津，则用温胆汤加减"。这一理论，为后辈医家在临床上做了明确的指导。

除此之外，他还提出了"肝胃相关"理论，认为"胃土大虚，中无砥柱，俾厥阴风木之威横冲震荡"，"犯胃莫如肝，泄肝正救胃"，"则知培植胃土乃治病法程"。针对上述观点，叶天士又独创了"缓肝益胃""两和肝胃""泄厥阴以安阳明"、"理阳明以制厥阴"、"通补阳明而和厥阴"等肝胃同治的方法，进而丰富了"肝脾相关"的内涵。

清代医家张锡纯对"肝病实脾"思想有着自己独到的见解，其在《医学衷中参西录》中言："欲治肝者，原当升脾降胃，培养中宫，俾中宫气化敦厚，以听肝木自理。"

此外，他还根据五行属性阐发了"肝脾相关理论"。一方面，他认为肝属木，应时于春，内寄相火，中见少阳，其性刚果，其气条达，下连气海，代元气布化，资脾胃健运、腐熟饮食。若调摄失宜，拂其条达之性，激发其刚果之性，则脾胃首当其冲，出现饮食不消、满闷胀痛、呃逆、嗳气、呕吐、泄泻等症状。另一方面，他认为五行之土包括金、木、水、火四行，脾胃气化之敷布亦包括金、木、水、火诸脏腑，脾气上行则肝气随之上升，胃气下行则胆火随之下降，脾气亏虚则肝气容易抑郁，胃气不降则胆火上炎。

现代医家邓铁涛教授提出了"五脏相关"学说，此学说是邓铁涛教授在总结《黄帝内经》中"五脏相通"的学术观点的基础上，通过长期的理论探讨和实验研究，并将其结合临床实践来验证所创立的新颖的学术观点。该理论顺应了时代要求，进一步发展了中医五行的科学内涵，并舍弃了传统上五行循环的机械模式，提出了真正具有临床意义的"五脏相关"理论，突出了中医学的整体观和系统联系的思想，体现了现代中医学对生命现象的功能系统观、脏腑联系观和天人整体观。

邓铁涛教授在"五脏相关"理论中一方面强调了子系统内部、子系统之间存在多维联系，所有子系统共同构成有机整体，不可机械分割，认为在人体大系统中，心、肝、脾、肺、肾及其相应的组织器官，分别组成五个脏腑系统，在本脏腑系统内部、脏腑系统与脏腑系统之间、脏腑系统与自然界和社会之间，存在着多维联系。另一方面则论述了"天人整体观"，强调了"天人相应"的观点，突出论证了人体与自然、社会环境之间的密切相关性。

"肝脾相关"理论作为"五脏相关"理论的一部分，邓铁涛教授也对其内容进行了丰富和发展，并将其灵活运用进行指导临床，在诸多疾病中都取得了较好的疗效。

（刘朝霞）

五、"肝脾论"之西医学溯源

"肝脾相关"不仅在中医方面可以找到许多理论溯源，在西医学方面，近年来最新的研究也能证明"肝脾相关"这一理论的科学性。西医学中关于"肝脾相关"理论的论述主要包括以下三个方面。

1. 肝、脾本质的现代研究 随着医学技术的发展，西医学对肝脾的本质有了新的认识。

（1）肝本质的现代研究：肝的本质方面，西医学研究认为，肝脏作为人体整体的一部分，不只具有消化系统的功能，还具有内分泌系统、神经系统、循环系统等其他系统的功能。例如，陈泽奇等通过实验发现肝气郁结证患者的脑啡肽、血浆亮氨酸、心房利钠多肽含量以及血清胃泌素含量显著低于健康人；而乔明琦等则通过一系列的研究发现，肝气郁结大鼠的下丘脑去甲肾上腺素显著低于正常，肾上腺素、多巴胺、5-羟色胺显著升高。肝郁气滞证及相关证候与大脑皮层的兴奋或抑制以及自主神经的功能等多种因素密切相关。此外，西医学的很多实验研究都表明，肝气郁结患者一般会存在中枢及外周的神经内分泌调控紊乱，这充分地说明了肝气郁结这一证型与神经-内分泌网络具有密切的相关性。

生理功能方面，肝主疏泄，可以条畅人体的气机，并可以通过中枢多种神经递质的变化调节相关脏腑的功能，从而对下丘脑-垂体轴进行调节，这也充分地说明了肝对"神经内分泌免疫网络"具有一定的调节作用。

（2）脾本质的现代研究：对于脾的本质，西医学通过一系列实验研究认为，脾与内分泌、免疫和神经等系统有着密切联系，是以消化系统为主的多系统、多器官的综合功能单位。诸多实验表明，当脾气虚弱，其运化功能不能得到充分发挥，会引起胃肠黏膜及内分泌细胞的改变以及胃肠运动和胃电节律的紊乱；除此之外，还会引起胃肠激素如胃泌素、胃动素的异常，以及脑内神经递质如生长抑素、β-内啡肽的改变等病理变化。最新的基因芯片技术研究表明，脾虚证实质还涉及大脑皮层和海马的基因表达谱改变。

西医学对肝脾实质的研究均表明，肝脾除了本身各自所属的系统，在人体其他的系统中也有着举足轻重的作用。

2. 肝脾相关理论的现代生物学基础　20世纪80年代，西医学提出了肠神经系统这一概念，从此以后人们对胃肠病这一领域进行了全新的探索，特别是在功能性胃肠疾病方面，有了最新的认识，这也使得医学工作者对脑－肠轴进行了充分的研究。

研究表明，脑－肠轴是由神经内分泌和免疫因子介导的，受心理、社会因素调整的胃肠道和脑之间的一个双向的整合系统。它是由外源性（味觉、视觉）或内感性（情感、心理因素）信息通过高级中枢传出的神经冲动，可以影响胃肠感觉、运动，导致胃肠道对各种应激的运动反应增强和高敏感性，出现胃肠功能的紊乱，而胃肠道的不适反过来也会作用于中枢的痛感、情绪和行为。

具体而言，它包括3个层次：第1层次是肠神经系统的局部调控；第2层次是位于椎前神经节，接受和调控来自肠神经系统和中枢神经系统两方面的信息；第3层次是中枢神经系统，由脑的各级中枢和脊髓接受内外环境变化时传入的各种信息，经过整合，再由自主神经系统和神经－内分泌系统将其调控信息传送到肠神经系统或直接作用于胃肠效应细胞。

对此，蔡光先等人通过一系列的研究，得出了较为合理的结论，其认为既然中医学中的肝具有一定的"神经内分泌免疫网络"调节机制，肝主疏泄与调节下丘脑－垂体轴有关，脾主运化主要与胃肠功能有关，而以脑肠轴功能紊乱为主的胃肠功能性疾病的中医病机多为肝失疏泄、脾失运化，可以认为肝脾相关的现代生物学基础为脑－肠轴失衡。

3. 肝脾相关理论之西医学的丰富与补充——"肠－肝轴"学说　1998年，Marshall首先提出"肠－肝轴"学说，即肠道屏障受损后，细菌易位、内毒素进入门静脉系统，激活肝脏库普弗细胞等，进而释放一系列炎症因子，造成肝脏免疫损伤及炎症反应；另一方面，各种细胞因子炎症介质之间相互作用和相互影响，也诱导肠道黏膜及远隔器官损伤。

例如，研究表明酒精性或非酒精性脂肪肝、肝硬化等肝脏疾病，其发生、发展都与肠－肝轴有着密切关系。具体言之，当酒精等致病因素导致肠屏障功能受损，大量内毒素会通过肠－肝轴引起肝脏免疫损伤，并通过免疫机制进一步损伤肠屏障功能，从而形成恶性循环。

现代医者通过观察和研究发现，中医学肝的本质不仅具有神经内分泌系统的功能，还具有西医学肝脏的部分功能，而中医学脾的本质则还具有西医学"肠"的功能，所以西医学中肝脏与肠道在生理病理上的相关性亦是肝脾相关的表现，而"肠－肝轴"学说也是个充分的补充。

对此，有些学者等人认为肝硬化晚期常伴有胃肠道黏膜水肿、糜烂等病理改变，是肠黏膜屏障受损在酒精性肝病发病机制中的重要作用，是肝脾相关的体现。中医肝的概念也包括现代解剖学意义上的肝脏，而西医学"肠"的功能属于中医"脾"的功能也已毋庸置疑。因此，肝脾相关亦可表现为西医学中肝脏与肠道在生理病理上的相关性，肠－肝轴学说正是从这一角度补充和丰富了中医肝脾相关理论。对此，他们也提出了从"实脾"入手，通过健运脾胃、维护肠屏障功能进而达到"治肝"的目的，为防治酒精性脂肪肝等肝脏疾病提供了新思路。

（刘朝霞）

第三节　谢晶日教授"肝脾论"学术思想内容探析

一、谢晶日教授"肝脾论"学术思想内容的形成

谢晶日教授多年来孜孜不倦地研习中医基础理论，勤求古训，博采众长，对历代名医著作中关于"肝脾相关"思想进行总

结和探索，并在多年的临床工作中，不断地运用理论来指导实践，然后再从实践中获得启发，逐渐形成了自己对"肝脾相关"思想的独特见解，通过不断的学习、实践、反馈、体验、总结、再实践的过程，形成了独具特色的"肝脾论"思想。

除了对于历代医家"肝脾相关"理论的总结和研究，谢晶日教授"肝脾论"思想的形成还有以下三点因素。

（一）师承龙江医派杰出医家马骥，尽得其倾囊所传

马骥教授，国家级名老中医、黑龙江省四大名医之一、龙江医派杰出医家，原黑龙江中医药大学教授。马老出生于中医世家，医术精湛，治验丰富，在多年来的中医治学和临床实践中，形成了自己独特的学术思想，特别是对于中焦诸疾的辨证论治有着自己独到的见解。

谢晶日教授曾师从马老，在多年的跟师学习中尽得其传，特别是对于中焦诸疾的辨证论治，谢晶日教授总结马老学术思想的基础，与自己多年的临床经验相结合并对其进行创新和发挥，主张在临床上灵活运用调肝和胃法、温中祛寒法、温中化饮法、清火和中法、消导理气法、补中和胃法、活血散瘀理气法、滋燥生津法等八个治疗大法来论治中焦疾病。谢晶日教授的这种运用八法论治中焦诸疾的学术思想，也为其"肝脾论"学术思想的形成与发展奠定了一定的理论基础，并成为其"肝脾论"学术思想的一个重要组成部分。

（二）对《脾胃论》思想的继承和发挥

《脾胃论》是金代著名的医学家李东垣的代表作。东垣年少聪颖，师从著名医家张元素，尽得其学，在阐发《黄帝内经》"土者生万物"理论的基础上，提出了"人以胃气为本"的学说，强调脾胃为元气之本、升降之枢纽；他提出"内伤脾胃，百病由生"的新颖论点，形成了其独创性的理论——脾胃内伤学说；此外，他还创立了升阳泻火和甘温除热等治疗大法，因此被后世称为"补土派"。谢晶日教授通过对《脾胃论》的反复研读,将其以脾胃为中心的理论与临床融会贯通,渐渐领悟到了东垣的思想心得,并在此基础上进行发挥。

谢晶日教授将《脾胃论》思想概括为"脾胃为元气之本","脾胃是升降之枢纽","内伤脾胃、百病由生","益气升阳、潜降阴火、善用风药"等四部分;并将其与现代临床上患者所具有的新特点相结合,融会贯通,发展成为自己独特的极具临床指导意义的"肝脾论"思想。

(三) 当今经济飞速发展的时代背景下的病患特点

谢晶日教授认为当今中国的经济在飞速发展,社会在不断地进步,生活节奏在加快,人们在享受着高水平物质生活条件的同时,也在追求财富和地位的过程中承受着巨大的精神压力。谢晶日教授认为,现如今的医学模式已经转化为生物-心理-社会医学模式,情志的变化与肝脾疾病有着极为密切的关系。在如此的高压下,如果不能合理有效地控制自己的情绪,便容易引起焦虑不安、烦躁易怒、多愁善感、情绪复杂多变等多种不良情绪的产生,会影响肝脾正常功能的发挥。如今人们的经济条件优越,如果不能养成健康的生活习惯,而是经常进行喝酒应酬、暴饮暴食、过食肥甘等不良的生活方式,长此以往,极易引起肝脾的功能障碍,例如肝失疏泄、脾失运化等。病理情况下,肝脾之间还会发生传变,甚至肝脾同病。谢晶日教授通过多年来的临床发现,人体是一个整体,肝脾病机的变化不仅会影响自身所在系统功能的运行,还会对其他诸如心脑血管、内分泌等系统产生影响。

谢晶日教授通过对历代医家关于"肝脾相关"思想的总结,对《脾胃论》思想的继承和发挥,以及结合当今时代背景下病患的特点,提出了"肝脾论"思想,从肝脾生理相关、肝脾病理相关,以及肝脾同治几个方面来论证肝脾两个藏象系统之间的关系，并将其"肝脾论"思想娴熟地运用到临床，取得了较好的疗效。

（刘朝霞）

二、谢晶日教授"肝脾论"学术思想内容

（一）肝脾藏象荣损相关

1. 肝脾之生理，互用相荣　谢晶日教授认为，肝脾两个藏象系统之间的生理关系，可以用"互用相荣"来概括，具体可以分为经气相通、升降协调和功能互用三个部分。

（1）肝脾之经气相通：谢晶日教授认为，肝脾两个藏象系统之间的经络相互联系、经气相互贯通是肝脾相关的基础。足厥阴肝经与足太阴脾经两条经络，可以运行其自身所属的藏象系统内部以及两个藏象系统之间的气血，联络两个藏象系统的脏腑、形体、官窍，为其感应传导信息，并加强其上下内外的沟通联系，故而这两条经络在肝脾生理病理之间的联系中起着重要的作用。

足厥阴肝经与足太阴脾经均从足走腹胸，至内踝上八寸处足太阴脾经交出于足厥阴肝经之前，足厥阴肝经入体腔夹胃属肝络胆，足太阴脾经入腹属脾络胃；足少阳胆经从头走足，下经颊车与足阳明胃相连，络肝属胆；足阳明胃经的循行从头走足，属胃、络脾。简言之，两条经脉同起于大趾，在内踝上八寸处交出，经气通过章门、三阴交、府舍、期门、冲门等腧穴相通。如此一来，肝与胆、脾与胃之间经络相互络属，肝脾之经气便可通过经络相互贯通。

（2）肝脾之升降协调：谢晶日教授认为气散布在人体脏腑经络之间，遍布于人体的各个角落，其无时无刻不在进行的"升降出入"活动构成了人体生命活动的根本，唯有气机在人体中正常的进行"升降出入"，才能维持人体正常的生命活动，反之，便会产生一系列由于气机运行不畅而导致疾患。

脾胃与肝胆同居于中焦,且各自所具有的生理特性和生理功能都对人体的气机具有重要的影响。脾胃是气机升降的枢纽,是调节人体升降出入的关键所在;而肝气生理特点上主升腾主动,功能上又主疏泄,故而司管全身气机的升降出入。正常生理情况下,谢晶日教授认为脾胃与肝胆之升降关系应如黄坤载所言:"肝气宜升,胆火宜降,脾气上行则肝气自随之上升,胃气下行则胆火亦随之下降。"

肝气条达,气机舒畅,升降有节,出入适度,则有助于脾胃之气升降的正常运行,进而有利于脾胃运化功能的充分发挥。若脾胃之气的升降正常运行,也有利于肝主疏泄功能的正常发挥,如此一来,脾胃肝胆升降相因,气机运行通畅,进而使人体五脏六腑功能得以正常运行。

(3)肝脾之功能互用:谢晶日教授认为肝脾的功能互用可以分为疏泄与运化的相互为用、藏血与统血的相互协调两个部分。

1. 疏泄与运化的相互为用 肝主疏泄和脾主运化功能之间的相互配合主要体现在饮食物的消化吸收和水液代谢两个方面。

(1)促进饮食的消化吸收:谢晶日教授认为"土得木而达",肝主疏泄,可以条畅人体的气机,协调脾胃的升降,并通过疏泄胆汁,将其输入肠道来促进脾胃对饮食水谷的消化吸收和输布作用。故而,唐宗海在《血证论·脏腑病机论》中论述:"木之性主疏泄,食气入胃,全赖肝木之气以疏泄之,而水谷乃化。""肝属木,能疏泄水谷,脾土得肝木之疏泄则饮食化……故肝为脾之主。"又如《读医随笔·升降出入论》言:"脾主中央湿土,其体淖泽……其性镇静,是土之正气也。静则易郁,必借木气以疏之。土为万物所归,四气具备,而求助于水和木者尤亟……故脾之用主于动,是木气也。"都强调了肝的疏泄功能对脾的运化功能的促进作用。反之,"木赖土以培之",脾气健旺,运化功能正常发挥,则人体内水谷精微充足,使气血化源充足,进而濡养肝脏，促进肝气的冲和调达，更加有利于肝疏泄功能的发挥。故而《程杏轩医案辑录》曰："木虽生于水，然江河湖海无土之处，则无木生。是故树木之枝叶萎悴，必由土气之衰，一培其土，则根本坚固，津液上升，布达周流，木欣欣向荣矣。"

总之，肝木疏土，脾土营木，肝主疏泄功能与脾主运化功能互相配合共同促进人体对饮食的消化吸收。

（2）促进水液代谢：谢晶日教授认为，肝主疏泄和脾主运化的相互配合在水液代谢方面发挥了重要的作用。一方面，脾对水液的调节作用主要体现在其对水液的运化功能，正如《黄帝内经》言："脾气散精，上归于肺。""脾为胃行其津液。"体现了脾能够运化水湿，促进人体内精微及水液的运行输布，以实现其对人体水液的调节作用。另一方面，肝主疏泄，即能通过疏泄脾土帮助其运化水湿，又能通过疏利三焦，通调水道，完成其对人体水液代谢的调节作用。

2. 藏血与统血的相互协调　人体血液的生化运行与肝脾密切相关。肝主藏血，可以调节血量；脾主生血，可以统摄血液。脾气健旺，则血液的化源充足，则其生血有源，统血有权。而脾运化功能的正常发挥有赖于肝的疏泄功能，只有肝的疏泄功能正常，才能使脾的运化功能得以正常运行。反之，脾的生血统血机能旺盛，又可以使肝有所藏，肝血充足，藏泻有度，可以更好地调节血量。且肝血充足，更能利于其疏泄功能的发挥，使得人体气机条畅，进而促进血液的正常运行输布。简言之，肝之藏血和脾之统血相互协调配合，共同维持人体血液的运行。

3. 交相传变，荣损一体　谢晶日教授认为，既然肝脾同属中焦，经络相互联系、经气相互贯通，气机升降协调，生理功能上又相互为用，如此在生理上互用为荣，那么在病理上也必定会相互影响，密切相关。故有肝脾"健则同健，损则俱损"之说。

谢晶日教授结合历代医家的经验和临床实践，认为对肝脾病理关系的认识应该从五行的角度入手，可以分为肝病传脾和脾病传肝两个部分来论述。

（1）肝病传脾：对于肝病传脾的传变规律，《黄帝内经》曰："五脏受气于其所生，传之于其所胜……肝受气于心，传之于脾……"同时还记载了肝病传脾的病症"肝传之脾，病名曰脾风，发瘅，腹中热，烦心出黄"。谢晶日教授认为肝的疏泄功能失常会对脾的运化功能产生影响，又由于肝失疏泄分为疏泄不及和疏泄太过两种情况，故而对脾胃运化功能的影响也分为木不疏土和木旺乘土两种情况。

木不疏土是指由于肝疏泄不及，不能疏土，故而气机壅塞，脾气不能升腾，不能发挥其运化功能，使得水谷停滞，难以消化。张锡纯对此作了较好的解释，他说道："肝脾者，相助为理之脏也。人多谓肝木过盛可以克伤脾土，即不能饮食。不知肝木过弱不能疏通脾土，亦不能消食。亦盖肝之系，下连气海，兼有相火寄生其间……为其寄生相火也，可借火以生土，脾胃之饮食更赖之熟腐。"（《医学衷中参西录·肝脾不调》）

木旺乘土是指由于肝气亢逆，"有余则制己所胜"，便会乘犯脾土，从而影响脾胃的运化功能，便会"肝气一动，即乘脾土，作痛作胀，甚则作泻"。（清·吴谦《医宗金鉴》），引起腹痛泄泻，泻后痛不减，伴胁痛，腹胀甚至泄泻等症状。此外，还有一种因脾虚，肝气相对旺盛而引起的"土虚木乘"，由于脾虚不能输精于肝，导致肝脉失养，进而引起脘腹疼痛、胁痛绵绵、食少、便溏等症状。

此外，谢晶日教授还认为，肝病及脾与治疗脾胃之气的盛衰密切相关。若脾胃之气旺盛，功能正常，则会对肝病的传变进行抵抗，则脾胃不受侵犯，若及时对肝病进行适当的治疗，则有可能使肝病痊愈。若人体本身脾胃之气衰弱，则会使肝病更加容易影响到脾胃功能的运行，从而传变到脾胃，引起脾胃的疾病，造成肝脾同病，临床上对此则需要进行肝脾同治。

具体而言，谢晶日教授认为可将肝病及脾分为"胆郁化热，胃燥成实""肝郁不升，脾虚失统""阳郁不伸，肝脾不和""胆郁化热，痰湿聚胃""肝热生风，脾虚痰阻""肝火犯胃，胃失和降""肝郁血瘀，脾络凝滞""肝寒上逆，中焦虚寒"八种类型。

（2）脾病传肝：对于脾病传肝，在《黄帝内经》中也有较为详细的论述，《素问·气厥论》言："脾移热于肝，则为惊衄。"明代医家张景岳对此解释道："脾移热于肝，反传所胜，热之甚也，肝藏血，病主惊骇，邪热搏之，则风火交作，故为惊，为鼻中出血也。"认为不仅肝病久而可乘脾，反过来，脾有实邪亦可反侮于肝。

谢晶日教授认为，一方面，脾胃居于中焦，充分影响着人体气机的升降出入，病理情况下若其气机受到有形实邪的阻碍，则会影响肝气的条达，从而造成肝气郁滞，甚至引起肝郁化火、肝风内动，进而影响肝脏疏泄功能的发挥。另一方面，脾胃为后天之本，气血生化之源，正常情况下，脾胃通过其运化功能将水谷精微输送到肝，以濡养肝自身及其筋脉。但若脾胃的运化功能受到阻碍，不能充分化生气血和运化水谷精微，亦不能将其营养物质传送至肝，则会引起肝气和肝血的衰弱减少，从而引起肝失所养而动风等多种病变。

具体而言，谢晶日教授认为临床上可将脾病及肝分为"中焦虚寒，肝木侮土""脾土虚寒，肝血下溜""胃虚肝乘，痰气上逆""痰阻中焦，胆热不宁""宿食壅胃，肝气郁滞""寒湿伤中，胆汁外溢""脾胃虚弱，胆邪内犯""脾虚肝寒，失荣风动"八种类型。

因此，无论是肝病及脾还是脾病及肝，都反映了肝脾在病理上的密切关系，对此种关系的论证和研究，对谢晶日教授"肝脾论"思想的发展及其对临床的指导作用都起到了重要的促进作用。

（刘朝霞）

（二）肝脾病变同治

1. 以八法论治中焦　谢晶日教授认为，中焦在维持人体机能正常运行的过程中具有非常重要的作用，如《灵枢·营卫生会》言："所受气者，泌糟粕，蒸津液，化其精微，上注于肺脉，乃化而为血。"中焦及其所属的脾胃具有腐熟运化水谷精微的功能，对气血的正常化生和运行具有重要促进作用，同时也是人体五脏六腑气机上下升降的枢纽。脾胃位于中焦，脾主运化，主升清；胃主受纳，主降浊，两者相互配合，促进水谷精微的运化与输布，维持人体气机的正常升降出入，进而促进人体正常生理功能的发挥。因此，谢晶日教授十分重视脾胃在人体五脏六腑中的重要地位，认为若中焦所属脏腑受伤，则一定会引起人体其他系统诸如肝胆系统乃至全身的病变，致使百病丛生。在治疗内伤疾病时，一定要注重对脾胃的调理。

对此，谢晶日教授主张在临床上应四诊合参，辨证论治，准确掌握病机，相机立法。此类中焦疾病，虽然疾病种类多，病机复杂，但只要谨慎辨别分析其寒、热、虚、实、缓、急、气、血、津、液，准确掌握其病机，并通过病机来确立治法，临床上往往都会取得良好的疗效。

谢晶日教授跟随马老学医多年，对于马老治疗此病的经验心得，颇得其传，并将其总结归纳成调肝和胃法、温中祛寒法、温中化饮法、清火和中法、消导理气法、补中和胃法、活血散瘀理气法、滋燥生津法八个治疗大法，现将其详细解析，以飨读者。

（1）调肝和胃法

【临床证型】肝胃不和证。

【辨证要点】

①郁怒伤肝,肝气横逆犯胃,胃气壅滞中焦之痞满。症见胃脘满闷,胸胁胀闷不舒,遇情志不遂加重,嘈杂,嗳气,口干,舌红苔薄,脉数或弦。

②肝气犯胃,肝胃不和之胃痛。症见胃脘胀痛,痛及两胁,且呈走窜性疼痛,遇情志不遂加重,善太息,不思饮食,不欲眠,脉弦滑。

③肝气不疏,横逆犯胃,胃失和降之呕吐。症见吞酸呕吐,嗳气频繁,胸胁胀闷不舒,遇情志不遂吞酸呕吐加重,舌边红,苔薄腻,脉弦。

【方药解析】

方以自拟方"附枳理气汤"为主方随症加减,全方以香附、柴胡、陈皮、枳壳、香橼、麦芽、紫苏、木香组成。方中香附疏肝理气,与柴胡、香橼合用共解肝郁;陈皮、枳壳理气行滞;麦芽健脾和胃疏肝,且与陈皮、紫苏合用以理气和胃;木香芳香行散,以上诸味合用共奏治肝安胃之功。临床若见呃逆者,加代赭石、旋覆花;两胁胀满者,加青皮、郁金;泛吐酸水者,加吴茱萸、黄连。

(2)温中祛寒法

【临床证型】 寒凝中焦证。

【辨证要点】

①寒凝中焦之胃痛。症见胃脘隐痛,遇寒或饮食生冷时加重,喜温喜按,神疲肢倦,食少便溏,舌淡胖且有齿痕,苔薄白,脉沉细弱。

②脾胃虚寒,水气郁甚,熏蒸湿土之吐酸。症见泛吐酸水清稀,胃脘胀闷不舒,喜温喜按,倦怠乏力,大便溏薄,舌淡苔白滑,脉弦细。

【方药解析】

方以自拟方"仁香温中汤"为主方随症加减，全方以丁香、砂仁、肉桂、陈皮、厚朴、乌药、炮姜、炙甘草组成。方中丁香温能和胃，肉桂温能发表，乌药行气散寒，以上三味合砂仁、炮姜以温中祛寒止痛；厚朴、陈皮、炙甘草合用理气和中，缓急止痛。临床若见肢端清冷者，加人参、制附子；泛吐清水者，加生姜、吴茱萸。

（3）温中化饮法

【临床证型】痰饮内停证。

【辨证要点】

①痰饮内停，气机阻滞之胃痛。症见脘腹疼痛，按之如水囊，有水鸣声，不欲饮水，饮之则吐，体重肢倦，脉徐缓而濡。

②脾不运化，痰饮内停，胃气不降之呕吐。症见呕吐清水痰涎，头眩心悸，不欲饮食，呕吐频繁且伴有肠鸣音，苔白腻，脉滑。

【方药解析】

方以自拟方"苓桂化饮汤"为主方随症加减，全方以茯苓、白术、人参、桂枝、半夏、薏苡仁、生姜、炙甘草组成。方中茯苓、白术、薏苡仁、生姜、半夏健脾除湿，和胃化饮，桂枝、人参、炙甘草温中补阳，缓急止痛。临床若见呕吐清水者，加白豆蔻仁、炮姜；手足厥逆者，加干姜、制附子；小便不利者，加泽泻、猪苓。

（4）清火和中法

【临床证型】热盛伤中证。

【辨证要点】

①热灼胃络之胃痛。症见胃脘灼热，遇热加重，遇凉减轻，口中有异味，口干且喜冷饮，大便秘结，舌质红，苔黄，脉滑数。

②胃热内盛，伤及气血之嘈杂。症见胃中嘈杂似饥，心中烦闷，口渴且喜冷饮，苔黄，脉数而弦。

③肝郁化热，横逆犯胃，郁极热蒸之吐酸。症见泛吐酸水，急躁易怒，口苦咽干、不欲饮食，舌红苔黄，脉弦滑。

【方药解析】

方以自拟方"栀茹清胃汤"为主方随症加减，全方以栀子、黄芩、竹茹、大黄、川楝子、炒麦芽、连翘、陈皮组成。方中栀子、黄芩、连翘、大黄、清泻胃中实火以解毒；川楝子苦寒，清肝火、泄郁热且能行气止痛，与陈皮、竹茹、炒麦芽合用共奏理气和胃止痛之功。临床若见吐酸者，加胡黄连、煅瓦楞子；消谷善饥者，加黄连、生石膏；心烦口渴者，加知母、天门冬。

（5）消导理气法

【临床证型】饮食不节，食滞胃中，气机阻滞。

【辨证要点】

①食气壅滞之痞满。症见胃脘痞硬，不思饮食，嗳腐吞酸，大便不调，苔厚腻，脉滑实。

②饮食停滞之胃痛。症见胃脘胀痛，进食后加重，食少纳呆，恶闻食臭，舌质淡红，苔白厚腻，或薄白，脉滑。

③饮食不节，伤胃滞脾，食滞内停，胃失和降，其气上逆之呕吐。症见呕吐酸腐，脘腹胀闷不舒，不欲饮食，进食加重，大便臭秽难闻，苔厚腻，脉滑实。

【方药解析】

方以自拟方"神枳消食汤"为主方随症加减，全方以神曲、枳壳、山楂、紫苏、藿香、陈皮、厚朴、生姜组成。方中紫苏功效广泛，与厚朴配伍可宽中，与枳壳配伍可宽肠，与紫苏配伍可和中，以上四味中药合用以益脾宽肠、理气燥湿；生姜、藿香和胃止呕；神曲、山楂消食导滞。以上诸药合用，共奏消食和胃之功。临床若见呕吐拒食者，加清半夏、砂仁；脘腹胀满者，加焦槟、莱菔子。

（6）补中和胃法

【临床证型】脾胃虚弱证。

【辨证要点】

①脾胃虚弱之胃痛。症见胃痛隐隐，空腹加重，进食后疼痛缓解，大便溏薄，舌质淡，苔薄白，脉沉微。

②脾胃虚弱之呕吐。症见饮食不慎则引发呕吐，脘腹满闷不舒，食少纳差，大便溏薄，时作时止，倦怠乏力，舌质淡，苔薄白，脉濡弱。

③脾胃虚弱之痞满。症见胃脘满闷不舒，喜温喜按，不欲饮食，倦怠乏力，少气懒言，大便溏薄，舌质淡，苔薄白，脉沉细弱。

④脾胃虚弱之嘈杂。症见脾中嘈杂，食少纳差，饮食无味，食后脘腹胀闷不舒，倦怠乏力，舌淡脉虚。

⑤脾胃虚弱，运化无权，水谷不化之大便溏泄。症见大便时溏时泄，反复发作，饮食不慎则次数增多，脘腹满闷不舒，食欲减退，面色少华，倦怠乏力，舌苔淡白，脉细而弱。

【方药解析】

方以自拟方"参苓补脾汤"为主方随症加减，全方以人参、茯苓、白术、砂仁、山楂、陈皮、炙甘草、大枣组成。方中人参、大枣、炙甘草温补中气；茯苓渗湿和脾，白术补脾燥湿，炙甘草缓中益胃；陈皮、山楂、砂仁健脾和胃。以上诸药合用共奏实脾胃，建中州之功。临床若见若脘腹虚满者，加紫苏、川朴；大便稀溏者，加苍术、炒薏仁。

（7）活血散瘀理气法

【临床证型】气滞血瘀证。

【辨证要点】气滞血瘀，久病入络之胃痛。症见胃脘痛如针刺,痛有定处,且按则加重,舌质紫暗,或有瘀点瘀斑,脉涩。

【方药解析】

方以自拟方"丹红散瘀汤"为主方随症加减,全方以丹参、莪术、红花、延胡索、香附、紫檀香、乳香、炙甘草组成。方中丹参、乳香、红花活血散瘀而止痛;延胡索、紫檀香、莪术、香附、炙甘草理气缓急而止痛。临床若见吐食衄血者,加侧柏叶、藕节;饮水不欲咽者,加玄参、生地黄。

(8)滋燥生津法

【临床证型】胃失濡养证。

【辨证要点】

①胃阴亏虚之脘满。症见胃脘满闷,嗳气不舒,嘈杂不欲饮食,口干不欲饮,大便秘结,舌红少苔,脉沉细数。

②胃阴不足之胃痛。症见胃脘隐隐作痛伴有灼热感,嘈杂不欲饮食,口干不欲饮,咽干唇燥,大便干结,舌质嫩红,苔少,脉细数。

③胃失濡养,气失和降之呕吐。症见呕吐反复发作,呕吐量少,时作干呕,或呕痰涎,胃中嘈杂不欲饮食,口干咽燥,舌红少津,脉细数。

【方药解析】

方以自拟方"生津益胃汤"为主方随症加减,全方以:麦门冬、炙杷叶、沙参、人参、知母、麦芽、天花粉、炙甘草组成。方中人参、知母、天花粉益气生津而滋燥;炙杷叶苦而微寒,清除虚热,与沙参、麦冬合用使得寓清于润,润中有清;炙甘草、麦芽缓急止痛、和胃安中。临床若见心烦口渴者,加石斛、天门冬;大便燥结者,加玄参、生地黄。

谢晶日教授指出,中焦疾患种类繁多,病机复杂,故而在临床上不会拘泥于以上总结归纳的治疗八法,而是根据患者具体情况而审求病机,相机立法,采用两法或多法配合应用,往往会起到较好的效果。

2. 重视三因，调和肝脾　谢晶日教授通过多年来对中医理论的研习探索和临床实践，对于现代肝胆脾胃系统疾病特别是肝脾不和的病因病机和辨证论治，形成了自己独到的见解。谢晶日教授一直秉承天人合一的思想理念，特别重视自然气候、地域特征、饮食结构以及社会经济条件等环境因素对肝胆脾胃系统疾病的影响，并通过长时间的将理论和实践相结合，概括性的认为：尽管影响此类疾病的因素有很多，但肝郁、脾虚、内湿这三种因素却是影响此类疾病病机最为关键的因素。而这些因素之中，谢晶日教授认为肝脾不和常兼湿邪，内湿的影响又最为重要，贯穿在整个病机发展的始终。对此，谢晶日教授临床上通常通过多种途径方法来祛除湿邪，并将化湿法贯穿在疏肝解郁、健脾益气、温中化湿等治疗大法之中，更加有针对性的治疗此类疾病。

（1）三因之肝郁：谢晶日教授认为，在当今经济飞速发展、生活节奏明显加快的社会环境下，情志因素已经成为最为常见的致病因素。人们在追求优越的生活条件的同时，要承受着工作、家庭和社会关系等方面所施加的巨大压力，若是不能合理的控制和调节自己的情绪，则往往容易使焦虑不安、压抑苦闷、迷茫恐慌等不良情绪放大蔓延，致使人体的气机升降失调、气血运行失常，并会对人体五脏六腑的生理机能产生很大的不良影响。这些不良的情志因素往往会引起肝郁，肝郁引起肝的疏泄功能失常。而若在正常生理情况下，肝的疏泄正常，从而"木之性主于疏泄，食气入胃，全赖肝木之气以疏泄之，而水谷乃化……"（《血证论》），肝的疏泄功能可以促进脾胃运化功能的发挥。但若因不良的情志因素导致肝失疏泄，则会阻碍脾胃的运化功能，从而引起肝脾不和，导致肝胆脾胃系统方面的疾病。

（2）三因之内湿：对于内湿，谢晶日教授认为与患者所在地域的自然气候和饮食结构等因素是密切相关的。以谢晶日教授所在的东北为例，东北此处温带半湿润、湿润大陆性季风气候，夏季高温多雨，冬季寒冷干燥，这样的气候促使当地居民养成了喜食肥甘厚腻之品的习惯，再加上部分人长期抽烟饮酒，不注意运动健身，多种因素掺杂在一起往往会导致脾胃内伤，进而造成脾运化功能的障碍，使得脾不能为胃行其津液，进而聚化成湿。再加之该地冬季天气寒冷，夏季高温多雨，故而内湿亦会寒化或热化。反之，湿邪也会引起脾胃功能的正常发挥，进而造成肝失疏泄，引起肝脾不和，故而说肝脾不和常兼湿邪。

（3）三因之脾虚：谢晶日教授认为，由于现在人们的生活节奏紧凑，很多人都不能按规律食用三餐，加之饮食口味偏嗜较为严重，故而较为容易导致脾胃受损。加之由于人们工作繁忙、防病养生观念缺乏等原因致使对脾胃系统疾病不够重视，起病初期不给予充分检查与治疗，以致病情得不到有效的控制和缓解，进而导致疾病的恶化和传变，凡此种种，都容易导致脾胃虚弱，进而影响其正常功能的发挥。除此之外，内湿和肝郁也都会引起脾虚的发生。内湿作为一种脾失健运所致的病理产物，也会因为久羁不化而加重脾脏疾病的恶化，进而导致脾虚。而在病理上，肝木与脾土也是密切相关，木不疏土、肝木乘克等都会导致脾虚的进一步发生。

以上三种因素，作为导致肝脾不和的致病因素，在临床上三者之间常常相互影响，相互传变，二因甚至三因合而致病。故而，谢晶日教授临床上往往从病因入手，特别注重湿邪这一致病因素，常常采用化湿法、燥湿法、利湿法等方法通过多途径来祛除湿邪。而对于以上三因合并致病的情况，例如对于脾胃虚弱兼寒湿中阻和肝郁脾虚等病症，谢晶日教授在用药方面喜用黄芪、苍术、茯苓、炒白术等以健脾益气兼顾祛除湿邪；香橼、佛手、柴胡、香附等以疏肝解郁、理气和中；砂仁、白豆蔻等以温中化湿兼顾醒脾。如此一来，谢晶日教授从内湿、肝郁、脾虚三个病因方面出发来指导遣方用药，在临床上往往起到较好的疗效。

3. 重视情志，提倡以情制情 谢晶日教授认为，在当今经济飞速发展的时代背景下，人们在追求高水平的物质生活的同时，也面临着空前的竞争和巨大的生活压力，这些都会影响着人们的情绪变化。故而，情志异常在致病因素中显得越发的重要。情志的异常主要会损伤心、肝、脾等脏，其主要病机变化会导致人体气机失调，干扰人体正常的气血运行，从而对人体的正常生理活动产生影响。临床上，情志异常作为一种致病因素，其对肝脾病变所造成的影响是不容忽视的。

脾主思，思则气结，正如《素问·举痛论》中所言："思则心有所存，神有所归，正气留而不行，故气结矣。"若思虑太过，思则气结，从而造成脾气郁滞，进而影响其运化功能，临床上容易出现脘腹胀闷、纳差、泄泻、神疲乏力甚至因脾不升清而引起头晕目眩等症状。

怒则气上，怒气伤肝，过怒容易导致肝气疏泄太过，气机上逆，进而导致血随气逆，并走于上。若进一步发展则会造成"肝气横逆乘土"，影响脾脏运化功能的发挥，导致脾脏的一些病变。朱丹溪曾经说过："气血冲和，万病不生，一有怫郁，则诸病生焉"，由此可见，临床上"因郁致病"这一病机在致病因素中占有很大的比重。

此外，谢晶日教授认为，尽管情志异常虽然首先会直接伤害其所藏之脏，但发展到最后，一定会累及脾胃，影响脾胃的运化、受纳功能，从而导致影响气血的化生以及运行输布，使得人体脏腑器官得不到濡养，引起人体机能的病变。

因为脾胃为人体气机升降的枢纽，若情志异常则会如《素问·举痛论》中所言："悲则气消，恐则气下，寒则气收，炅则气泄，惊则气乱，劳则气耗，思则气结。"导致人体气机的失调，从而影响脾胃气机的正常升降出入。脾胃的气机出现异常，则会进一步影响脾胃生理功能的正常发挥，从而引起人体的病变。

一方面，脾胃为气血生化之源，而脾胃的气机失调则会影响血液的化生和血液的正常运行从而造成血虚与血瘀等病变。而若脾主运化的功能失常，则也会影响到水液的运行输布，从而引起水饮痰湿停聚在体内。如此一来，以上论述的几种病理产物相互杂合，则会引发一些病机更加复杂的病变的产生。

对此，谢晶日教授认为应该从两个方面来解决。

一方面，应该注意对情绪的调控，正如《灵枢·本脏》中所言："志意者，所以御精神，收魂魄，适寒温，和喜怒者也……志意和则精神专直，魂魄不散，悔怒不起，五脏不受邪矣。"人体正常的情志活动有利于脏腑正常功能的运行，进而有益于对疾病的防御，从而使脏腑器官不受病邪的侵袭，使人体保持健康状态。故而，谢晶日教授认为人们在生活和工作中一定要学会控制自己的情绪，保持一个平和的心态。临床上医者也要注意自己的言行举止以及与患者的沟通技巧，通过建立与患者之间相互信任友好的医患关系来调整患者的情绪，进而更加有利于患者病情的痊愈。

另一方面，谢晶日教授认为应该根据五行生克制化理论以情制性，以情制情。《素问·阴阳应象大论》中关于"怒伤肝，悲胜怒；喜伤心，恐胜喜；思伤脾，怒胜思；忧伤肺，喜胜忧；恐伤肾，思胜恐"的论述，便是根据五行生克制化理论，通过诸如"以怒胜思，以喜解忧"的以一种情志来抑制另一种情志的治疗原则来消除人体中的某种不良情绪。在具体运用时，一方面要注意"以情制情"的强度，情绪刺激既不能太过也不能不及。另一方面，更要注意"以情制情"的方法，要因人制宜，根据病人各自的体质及情绪状况，给予科学的情绪指导，使得病人情绪平稳，气机条畅，进而促进患者病情的痊愈。

故而，谢晶日教授在运用"肝脾论"思想来指导临床治疗肝脾相关疾病的时候，特别注重"以情制情"，调节患者的情绪以舒畅气机，使人体气机升降有序，气血生化正常运行，进而维持人体正常的生命活动。

4. 因时制宜，结合时令用药　谢晶日教授在临床过程中一直秉承"天人相应"的理念，认为在治疗疾病的时候，应该因时制宜，根据不同时令气候的特点来制定治疗的原则，顺应四时的特点，以调整临床上的用药。谢晶日教授极为推崇李东垣，对他的经典著作《脾胃论》也是经常反复研读，谢晶日教授发现，东垣就在临床上治疗脾胃疾病的时候，就往往会结合当时的时令来选择治疗方案及临床用药，故而谢晶日教授将这一点铭记在心。再加上通对其他古籍的研习以及多年临床经验的积累、总结和发挥，潜移默化地将"因时制宜，结合时令用药"融入到了"肝脾论"思想之中，并将之用来指导临床上肝脾相关方面的疾病以及其他脏腑疾病的辨证论治，往往会起到较好的疗效。

谢晶日教授认为，应该做到未病先防，故而十分倡导人们顺时令的变化来进行养生，并应该遵循"春夏养阳，秋冬养阴"的养生和防病原则来指导，这样便会减少临床上肝脾相关疾病以及其他脏腑疾病的发生。

正如《黄帝内经》中所言："夫四时阴阳者，万物之根本也。所以圣人春夏养阳，秋冬养阴，以从其根，故与万物沉浮于生长之门。逆其根，则伐本，坏其真矣。"具体方法在《素问·四气调神大论》中也有较为详细的论述："春三月，此谓发陈，天地俱生，万物以荣，夜卧早起，广步于庭，被发缓形，以使志生，生而勿杀，予而勿夺，赏而勿罚，此春气之应，养生之道也。逆之则伤肝，夏为寒变，奉长者少……冬三月，此谓闭藏……此冬气之应，养藏之道也。逆之则伤肾，春为痿厥，奉生者少。"谢晶日教授认为，春夏是阳长阴消的阶段，顺应阳长的气化趋势养阳，效果会胜过秋冬，故而强调春夏要养阳；秋冬是阴长阳消的阶段，顺应阴长的气化趋势养阴，效果会胜过春夏，故而强调秋冬要养阴。

具体分之春季应以养肝为主，夏季以养心为主，长夏以养脾为主，秋季以养肺养阴为主，冬季以养肾为主。春季肝病多发，故应注意滋阴养肝，可服用诸如枸杞子、女贞子、杭菊花之品来进行预防。夏季人体出汗较多，易伤津耗气，应注意防暑降温、养阴益气，故可常饮用生脉饮、沙参麦冬汤等方剂。秋季天气转凉，气候干燥，应服用银耳冰糖川贝汤、秋梨膏等润燥生津之品。冬季天气寒冷，应服用一些诸如人参、核桃仁、枸杞子、何首乌等具有补充元气和精血作用的药物。

谢晶日教授认为，由于"脾无正行，于四季之末各旺一十八日，以生四脏"，故而脾主四时，脾胃病随着四季气候的变化，在临床上的表现也会有所不同，故而应该随着四季气候的变化来随症加减。春季，往往多风，临床往往上会表现为风湿相搏，全身疼痛等症状，故而谢晶日教授常以补中益气汤为主方，并加升麻、防风、苍术等药物进行治疗；夏季，湿热伤气，临床上往往会表现为精神短少，四肢困倦，肢体沉痛或身热而烦等症状，故而谢晶日教授常用清暑益气汤进行治疗；秋季，燥气较多，且分为温燥和凉燥。燥气较为温和时，临床上往往会表现为肺脾两湿热少退，体重节痛，口干舌干，纳差等症状，故而谢晶日教授常用升阳益胃汤进行治疗。若秋凉偏甚，客寒犯胃，临床上往往会表现为心腹胀满，时作疼痛等症状，故而谢晶日教授喜用厚朴温中汤进行治疗；冬季，天气较为寒冷，脾胃容易受寒，若下焦阳虚，则肾俱寒，临床上常常表现为心腹疼痛、腹中雷鸣、便利无度、手足厥逆等症状，谢晶日教授常用沉香温胃丸进行治疗。

而肝病方面，谢晶日教授认为春季阳生阴长，万物复苏，欣欣向荣，故而与肝脏关系密切。若春气太过，则阳多阴少，水不涵木，容易引起风气内动，应滋阴敛之，故而谢晶日教授在临床上常用芍药甘草汤、小建中汤等方剂进行治疗。若春气不及，则阳少阴多，升发不畅通，容易造成阴凝阳郁甚至久生湿热，故而谢晶日教授临床上常用当归四逆汤、桂枝加桂汤等方剂进行治疗。其他季节，谢晶日教授也常常会根据气候的变化来调整治疗肝病以及肝脾相关疾病的药物。

5. 不拘派别，灵活运用经方、时方、验方　对于方剂的组成配伍和运用，中医学在漫长的发展过程中，通过不断的积累发展和演变，逐渐形成了系统而完善的方药理论体系，其中又以经方和时方为主，分为两大方剂流派。一般认为，经方流派是指以张仲景在《伤寒杂病论》中的方药理论为指导的流派，而时方流派一般泛指以仲景以后的历代医方为主的流派。长久以来，两个方剂流派常常在思维、理论等诸多方面具有较多分歧和争执，对此谢晶日教授认为，作为一名医者，应该博采众长，融会贯通，应该掌握中医辨证论治的精髓，视具体情况而言，具体病症具体分析，做到因证立法，法出方随，而不应该拘泥于经方和时方派别门派内部的框架来遣方用药。除此之外，谢晶日教授还在临床上经常使用一些根据自己多年临床经验总结归纳出的验方，治疗上往往精准而见效快速。对此，谢晶日教授在临床上不拘于经方与时方的流派之争，以辨证论治为基本原则，灵活运用经方、时方和验方。

谢晶日教授认为经方的药物较少，但配伍精当、疗效显著，故而对仲景十分推崇，临床上极为喜用参苓白术散、小建中汤、黄连温胆汤、柴胡疏肝散、旋覆代赭汤等经方，并且往往在深究方规的基础上加减化裁，从而更有针对性的治疗疾病，使临床效果更佳。例如，对于小建中汤的方剂配伍，谢晶日教授认为，方中白芍酸寒益肝体以缓肝急，桂枝辛温以达肝用，如此一来，肝气调达，故而不会侵犯脾土。甘草、大枣、胶饴补脾精且缓急痛，精足而养肝，则土木两调。全方共奏柔肝缓急，补脾建中之功，故而谢晶日教授在临床上常常治疗肝实犯脾之证。若见消瘦憔悴且痛经者则加当归；面黄、浮肿者，加黄芪；出血者，加阿胶、生地黄；若见疼痛剧烈者，加川芎等。

谢晶日教授认为时方多是在经方的基础上发展演变而来，具有药物繁多、功效脏腑化等特点，尽管在方剂配伍方面没有经方精准切当，但在临床方面却往往起着独到且显著的疗效。故而谢晶日教授在临床上常常使用左金丸等时方来治疗疾病，且经常根据病人的实际情况进行随症加减。例如，对于朱丹溪创制的左金丸，原方用量为吴茱萸一、黄连六，本为用来治疗肝火犯胃、吐酸吞酸之证。但谢晶日教授却不拘此法，在治疗临床上出现胃脘嘈杂、嗳气吞酸等症状的胃食管反流患者时，将用量改为吴茱萸一、黄连二，以防因黄连过多而伤及胃气，往往起到更好的治疗效果。

谢晶日教授临床上所用的验方，来源于他多年来的学术思想总结和临床经验，故而在临床上往往辨证精准而见效快速。例如，临床上使用滋阴养胃润燥的方药时，谢晶日教授往往使用自己创制的以石斛、天花粉、北沙参、白芍等中药组成的胃病一号，临床上往往疗效显著。

除此之外，谢晶日教授还经常将经方、时方和验方组合在一起使用，以治疗临床上一些病机较为复杂的疾病。例如，谢晶日教授在治疗临床上表现为性情急躁，烦躁失眠，食少纳差，大便干燥，脉细弦，舌黄薄腻等症状的疾病时，往往将小柴胡汤和温胆汤合用来治疗。温胆汤化痰清热，调和胆胃以安神，小柴胡汤疏肝理气和胃，两方相合，既能通过疏肝理气佐助化痰，又能通过清热化痰佐助疏畅气机，进而使得神安，全方共奏清胆和胃、疏肝理气之功。

（刘朝霞）

第二章

谢晶日教授临证思维经验之疾病论治精选

第一节 肝胆系统疾病

一、鼓胀

【疾病概论】鼓胀因腹部膨胀如鼓而命名，为历代中医"风、痨、鼓、膈"四大疑难症之一。本病名首见于《黄帝内经》，如《灵枢·水胀》云："鼓胀者，腹胀，身皆大，大与肤胀等也，色苍黄，腹筋起，此其候也。"提出鼓胀与肤胀的鉴别要点。《金匮要略》虽无鼓胀之名，但有气分、血分以及水饮所致的"心下坚大如盘"的证候和治法。后世亦见"膨胀""单腹胀""臌""水蛊""蜘蛛蛊"等，与本病皆有相同之处。西医学的肝硬化腹水、晚期血吸虫病形成的腹水、结核性腹膜炎、腹腔内肿瘤引起的腹水、低蛋白水肿等，都属于该病的范畴。目前中医学对该病的治疗方法较多，辨证与辨病相结合，外治与内治同用，并结合西医学的一些疗法，进一步提高了疗效。

【学术争鸣】鼓胀为内科疑难症之一，在中医学文献中，记载了众多与其相关的疾病，如《素问·腹中论》记载："心腹满，旦食则不能暮食。"以"饮食不节"为病因，认为病由"气聚于腹"，并"治之以鸡矢醴"。中医学认为，本病多为感受湿热疫毒，或先天禀赋不足，或酒食不节，或七情内伤，或感染虫毒，或劳欲过度，若治疗不当，或失治误治，使肝失疏泄，气血不行，气滞血瘀，脾失健运，湿浊内生，致气滞、瘀血、水湿形成。久病及肾，则气化失司，不得温化水液，因而气、血、水交阻腹中，酿为鼓胀。晚期水湿之邪，郁久化热，则可发生内扰或蒙蔽心神，引动肝风，迫血妄行，络伤血溢之变。其发病多由上述因素导致肝脾俱伤，气血凝滞，脉络瘀阻，升降失司，终致肝、脾、肾三脏俱病；因气滞、血瘀、水停三者相交为患乃成。《丹溪心法·鼓胀》认为，本病的病机是脾土受伤，不能运化，清浊相混，隧道壅塞，湿热相生而成。现代有学者认为，本病起于肝气郁遏，肝木乘土，或土虚木乘，肝脾同病，而致疏泄失司，运化不健，水湿内停，聚而成痰；痰气交阻，脉道壅塞，血气不畅，瘀血遂生。亦有学者认为，气虚血滞乃病变之本，湿毒热邪稽留血分是标，进而导致肝肾阴虚、阴虚血热和脾肾阳虚，痰血交凝也贯穿其中。

【谢晶日教授对鼓胀病因病机的发挥】谢晶日教授认为，鼓胀为本虚标实之证，系由酒食不节、情志失调、劳欲过度、胆汁瘀积、疫毒积滞、感染血吸虫等，致肝脾受损，脏腑失和，气机阻滞，瘀血内停，或兼痰湿凝滞而成。本病的病机，首先在于肝脾的功能失调，气滞血瘀，日久病及于肾，致肝、脾、肾及气血阴阳均受损而虚衰，此乃本病之本；虚衰所致的中焦气滞、血瘀、水停乃本病之标，故本病的病机特点为虚实夹杂、本虚标实，本愈虚则标愈实，标实更助本虚，形成恶性循环。

谢晶日教授依据传统中医基础理论以及多年的临床经验，将鼓胀的病因病机归纳如下。

1. 情志内伤 肝为藏血之脏，性喜条达，若因情志不畅，所愿不遂，肝失疏泄，气机不利，肝络郁滞。肝气郁结不舒，则横逆犯胃，克伐中土，运化失司，水液运化障碍，致水湿潴留，与瘀血蕴结，日久不化，痞塞中焦，便生本病。如《金匮翼·积聚统论》曰："凡忧思郁怒，久不得解者，多成此疾。"又如《杂病源流犀烛》中述："鼓胀……或由怒气伤肝，渐蚀其脾，脾虚之极，故阴阳不交，清浊相混，隧道不通，郁而为热，热留为湿，湿热相生，故其腹胀大。"

2. 酒食不节　嗜酒无度，饮食不节，或寒食积滞，损伤脾胃，日久正气渐衰，酒湿食积之浊气蕴而不化，清浊相混，壅塞中焦；土壅木郁，脾失健运，肝失疏泄，水谷精微失于输布，气血阻滞，水湿滞留，痰湿瘀血致肝络瘀阻而发本病。正如《素问·至真要大论》曰："诸湿肿满，皆属于脾。"

3. 劳欲过度　肾为先天之本，脾为后天之源。劳欲过度，伤及脾肾，脾伤不能运化敷布水谷精微，气血不足，水湿内生；肾伤则气化不利，不能温化水液，因而湿聚水生，气血瘀滞；精血亏耗，水不养木，肝络不荣，肝血瘀结，而成本病。《风劳鼓膈四大证治》说："劳倦所伤，脾胃不能运化而胀。"此之谓也。

4. 他病不愈　因久患肝疾失治，或因药物酒毒伤肝，或因肝内胆络受损等，或使肝胆疏泄失常，气机壅滞，生湿化热，脾失健运，久则肝郁脾虚，气滞血瘀，脉络瘀阻，水湿内聚乃成本病；或在血吸虫流行地区接触疫水，遭受血吸虫感染，又未能及时进行治疗，内伤肝脾，脉络痹阻，升降失常，清浊相混，日久乃成本病。如《诸病源候论·水肿诸候》说："此有水毒气结聚于内，令腹渐大，动摇有声。"

鼓胀之病，临证以病损至深，证型多变，一旦出现变证，又多属危重，治疗难度颇大。针对其本虚标实、虚实交错的病机特点，谢晶日教授立扶正祛邪为本病的治疗原则，将健脾疏肝、行气利水立为治疗大法。四诊合参，根据辨证论治的原则，按照病情发展的不同阶段，辨明起病的缓急，疾病变化的虚实，以及气滞、血瘀、水停的主次，全面判断病情，采取适当的治疗方案。

【谢晶日教授对鼓胀的辨证治法】

1. 气滞湿阻证

症状：腹胀按之不坚，胁下胀满或痛，食少纳呆，嗳气不爽，小便短少，大便不调，苔白腻，脉弦。

治法：除湿消满，疏肝理气。

方药：柴胡疏肝散合胃苓汤。方中以枳壳、芍药、川芎、香附疏肝理气解郁；白术、茯苓、猪苓、泽泻健脾利水；桂枝辛温通阳，助膀胱气化而增强利水之力；苍术、厚朴、陈皮健脾理气除湿。若苔腻微黄，口干口苦，脉弦数，为气郁化火，可酌加丹皮、栀子；若胁下刺痛不移，面青舌紫，脉弦涩，为气滞血瘀者，可加延胡索、丹参、莪术；若见头晕失眠，舌质红，脉弦细数者，可加制首乌、枸杞子、女贞子等。

2. 寒湿困脾证

症状：腹大胀满，按之如囊裹水，脘腹痞胀，得热稍舒，神疲乏力，下肢浮肿，面色萎黄或苍白，怯寒少动，溲少便溏，舌苔白腻，脉濡缓。

治法：温阳利水，健脾化湿。

方药：实脾饮加减。方中以干姜、白术温中健脾；木瓜、槟榔、茯苓行气利水；厚朴、木香、草果理气健脾燥湿；甘草、生姜、大枣调和胃气。水肿重者，可加桂枝、猪苓、泽泻；脘胁胀痛者，可加青皮、香附、延胡索、丹参；脘腹胀满者，可加郁金、枳壳、砂仁；气虚少气者，加黄芪、党参。

3. 湿热蕴结证

症状：腹部膨胀，腹皮绷急，撑胀拒按，烦热不安，口苦口臭，渴不欲饮，面色黄垢，肌肤目睛黄染，小便短涩，大便秘结或溏垢深黄，舌边尖红，苔黄腻或黑灰，脉弦数。

治法：清热化湿，利水消胀。

方药：中满分消丸合茵陈蒿汤、舟车丸。中满分消丸用黄芩、黄连、知母清热除湿；茯苓、猪苓、泽泻淡渗利尿；厚朴、枳壳、半夏、陈皮、砂仁理气燥湿；姜黄活血化瘀；干姜与黄芩、黄连、半夏同用，辛开苦降，除中满，祛湿热；少佐人参、白术、甘草健脾益气，补虚护脾，使水去热清而不伤正，深得治鼓胀之旨。湿热壅盛者，去人参、干姜、甘草，加栀子、虎杖。茵陈蒿汤中，茵陈清热利湿，栀子清利三焦湿热，大黄泄降肠中瘀热。攻下逐水用舟车丸，方中甘遂、大戟、芫花攻逐腹水；大黄、黑丑荡涤泻下，使水从二便分消；青皮、陈皮、槟榔、木香理气利湿；方中轻粉一味走而不守，逐水通便。

4. 肝脾血瘀证

症状：腹大坚满，脉络怒张，胸胁攻痛，痛如针刺，面色暗黑或见赤丝血缕，口唇紫暗，头颈胸部有血痣，或蜘蛛痣，口渴不欲饮水，大便色黑，舌质紫红或有瘀斑，脉细涩。

治法：化瘀行水，通络化结。

方药：调营饮加减。方中以川芎、赤芍、大黄、莪术、延胡索、当归活血化瘀、利气；瞿麦、槟榔、葶苈子、赤茯苓、桑白皮、大腹皮、陈皮行气利尿；官桂、细辛温经通阳；甘草调和诸药。大便色黑可加参三七、侧柏叶；积块甚者加穿山甲、水蛭；瘀痰互结者，加白芥子、半夏等；水停过多，胀满过甚者，可用十枣汤以攻逐水饮。

5. 肝肾阴虚证

症状：腹大胀满不舒，甚则青筋暴露，心烦失眠，齿鼻时或衄血，口燥，舌红绛少津，脉弦细数。

治法：凉血化瘀，滋养肝肾。

方药：六味地黄丸或一贯煎合膈下逐瘀汤。六味地黄丸中熟地黄、山茱萸、山药滋养肝肾，茯苓、泽泻、丹皮淡渗利湿。一贯煎中生地黄、沙参、麦冬、枸杞子滋养肝肾，当归、川楝子养血活血疏肝。膈下逐瘀汤中五灵脂、赤芍、桃仁、红花、丹皮活血化瘀，川芎、乌药、延胡索、香附、枳壳行气活血，甘草调和诸药。偏肾阴虚者以六味地黄丸为主，合用膈下逐瘀汤；偏肝阴虚者以一贯煎为主，合用膈下逐瘀汤。津伤口干者，加石斛、天花粉、芦根、知母；午后发热者，酌加银柴胡、鳖甲、地骨皮、白薇、青蒿；齿鼻出血者加栀子、芦根、藕节炭；肌肤发黄者加茵陈、黄柏；若兼面赤颧红者，可加龟板、鳖甲、牡蛎等。

6. 脾肾阳虚证

症状：腹胀大不舒，入暮尤甚，脘闷纳呆，神倦怯寒，下肢浮肿，小便短少，面色苍黄，或㿠白。舌淡胖紫，苔厚腻而滑，脉沉弦无力。

治法：化气行水，温补脾肾。

方药：附子理中丸合五苓散、济生肾气丸。偏脾阳虚者可用附子理中丸合五苓散；偏肾阳虚者用济生肾气丸，或与附子理中丸交替使用。附子理中丸，方用附子、干姜温中散寒；党参、白术、甘草补气健脾除湿。五苓散中猪苓、茯苓、泽泻淡渗利尿；白术苦温健脾燥湿；桂枝辛温通阳化气。济生肾气丸中附子、肉桂温补肾阳，化气行水；熟地黄、山茱萸、山药、牛膝滋肾填精；茯苓、泽泻、车前子利尿消肿；丹皮活血化瘀。食少腹胀，食后尤甚，可加黄芪、山药、薏苡仁、白扁豆；畏寒神疲，面色青灰，脉弱无力者，酌加仙灵脾、巴戟天、仙茅；腹筋暴露者，稍加赤芍、泽兰、三棱、莪术等。

【谢晶日教授临证思维总结】

1. 扶正祛邪为治疗原则　谢晶日教授认为，鼓胀发病，或由情志内伤，或由劳欲过度，或由饮酒过度，或为感染虫毒，或由失治误治，久病体虚，形成肝、脾、肾三脏功能障碍；另因肝郁气滞，血行不畅而致脉络瘀阻，或脾虚失运，湿聚为痰，由痰致瘀，气滞血瘀痰凝，本病乃生。而正气亏虚为发病的内在因素，如《活法机要》说："壮人无积，虚人则有之。"针对肝硬化本虚标实的病机特点，不可因气滞血瘀痰凝而一味攻削，"则病未消而元气已消，其害可胜言哉"。若单纯"补之，真气未盛，邪气交驰横掠而不可制矣"。故谢晶日教授立扶正祛邪为治疗原则，分清缓急，随证辨治。

2. 论治以肝脾为要　在本病的论治过程中，谢晶日教授强调肝脾在疾病发生、发展及治疗中的重要作用。肝与各脏腑关系极为密切，"全赖肾水以涵之，血液以濡之，肺金清肃下降之令以平之，中宫敦阜之土气以培之，则刚劲之质，得为柔和之体，遂其条达畅茂之性"，"一阳发生之气，起于厥阴，而一身上下，其气无所不乘。肝和则生气，发育万物，为诸脏之生化"。肝体阴用阳，性喜条达，如肝气郁结不舒，则横逆犯胃，克伐中土，运化失司，水液运化障碍，致水湿潴留。脾为后天之本，气血生化之源，司水谷精微敷布，"中焦亦并胃中，出上焦之后，此所受气者，泌糟粕，蒸津液，化其精微，上注于肺脉，乃化而为血，以奉生身，莫贵于此，故独得行于经隧，命曰营气"。脾胃健旺，饮食能进，气血自生；脾胃调和，气血顺行，诸邪易去。而肝脾二脏关系微妙，"脾以风木为用，肝又以湿土为化源，脾气虚则肝之化源病，而风气不达，木还乘土而郁于地藏矣"。故谢晶日教授在鼓胀的治疗中，往往肝脾同治，尤其对肝气太过的证型，多遵循"扶土抑木"的原则。

3. 重视肾脏在鼓胀治疗中的作用　肾藏精，为先天之本，主水液，且寓真阴真阳为一身阴阳之根本。《类经附翼·求正录·三焦包络命门辨》指出："命门者，为水火之府，为阴阳之宅，为精气之海，为生死之窦……此谓性命之大本。"又说："五脏之阴气非此不能滋，五脏之阳气非此不能发。"命门之火即真阳，命门之水即真阴。真阴、真阳闭藏于肾，为五脏六腑阴阳的发源地。肾的阴阳亏虚可累及五脏，五脏所伤亦"穷必及肾"。

若肾阳虚衰不能温运脾土，可致脾阳不振，出现下利清谷、五更泄泻等症；反之，脾阳不足，久必累及肾阳，终致脾肾阳虚之证。肾的气化功能是津液代谢的动力。《素问·水热穴论》曰："肾者，脏也，地气上者属于肾，而生津液也。"肾中精气虚衰，气化功能失常，不仅可影响肺、脾、三焦等脏腑的气化功能，而且可直接导致肾对津液调控功能发生障碍或紊乱，出现开合失司、水液不运，发为鼓胀。故谢晶日教授主张临症治疗鼓胀应利水兼以温肾，泄实兼以补虚，使邪气更易祛除。

【结语】谢晶日教授认为，本病为肝脾俱伤，气血凝滞，脉络瘀阻，升降失司，终致肝脾肾三脏俱病；因气滞、血瘀、水停三者相交为患乃成。治疗以扶正祛邪为原则，将疏肝健脾、理气活血立为治疗大法。详察其因证，细审其病机，明辨其虚实，慎思其攻补，随证而辨治，以消其鼓胀。加强对病毒性肝炎的早期防治，避免与血吸虫、疫水及对肝脏有毒物质的接触，及时治疗黄疸、积证患者。《杂病源流犀烛·肿胀源流》对本病的调摄也有很好的经验："先令却盐味，厚衣衾，断妄想，禁忿怒。"即注意保暖，避免反复感邪；注意劳逸结合，病情较重时应多卧床休息，腹水较多者可取半卧位，避免劳累；注意营养，避免饮酒过度，病后应忌酒及粗硬饮食，腹水期应忌盐；宜安心静养，避免郁怒伤肝。

（刘朝霞）

二、积聚

【疾病概论】积聚是由体虚复感外邪、情志饮食所伤，以及他病日久不愈等多种致病因素协同作用引起的，基本病机为正气亏虚，脏腑失和，气滞、血瘀、痰浊蕴结于腹内，临床特征以腹内结块、或胀或痛为主要表现的一类病症。积聚在临床上比较常见，涉及腹腔脏器多种疾病。中医文献中的癥瘕、肥气、息贲、伏梁等疾病，皆属积聚的范畴。根据积聚的临床表现，主要包括西医学的腹部肿瘤、肝脾大，以及胃肠功能紊乱、增生型肠结核、不完全性肠梗阻等疾病。中医学对积聚的治疗积累了丰富的临床经验，形成了具有自身特色的理论认识，最重要的是扶正祛邪、攻补兼施的治疗思想，以及有关的一系列理、法、方、药，对缓解甚至治愈积聚，具有非常重要的意义。

【学术争鸣】积聚之名，首见于《黄帝内经》，《灵枢·五变》曰："人之善肠中积聚者……皮肤薄而不泽，肉不坚而淖泽。如此，则肠胃弱，恶则邪气留止，积聚乃伤。"《素问·至真要大论》提出"坚者削之""结者散之，留者攻之"等具有一般指导作用的治疗原则。《难经》对积聚的发生与症状进行了简明扼要的辨别："积者，五脏所生；聚者，六腑所生也……"《金匮要略·疟病脉证并治》首创鳖甲煎丸，用来治疗因疟疾引起的癥瘕，并命名为疟母。《诸病源候论·积聚病诸候》曰："诸脏受邪，初未能为积聚，留滞不去，乃成积聚。"对积聚的病机有新的认识，阐明"积聚"与"虚劳"的关系。李中梓将攻补两大治疗法则应用于积聚初、中、末三期，并提出治积不能急于求成，可以"屡攻屡补，以平为期"等重要观点。《医宗必读·积聚》："积之成也，正气不足，而后邪气居之……初中末之三法不可不讲也。初者，病邪初起，正气尚强，邪气尚浅，则任受攻；中者，受病渐久，邪气较深，正气较弱，任受且攻且补；末者，病魔经久，邪气侵凌，正气消残，则任受补。盖积之为义，日积月累，非伊朝夕，所以去之亦当有渐，太亟伤正气，正气伤则不能运化也，而邪反固矣。"《景岳全书·积聚》"治积之要，在知攻补之宜，而攻补之宜，当于孰缓孰急中辨之"，将治疗原则定为攻、消、散、补四法。《医林改错·膈下逐瘀汤所治之症目》曰："无论何处，皆有气血……气无形不能结块，结块者必有形之血也。血受寒则凝结成块，血受热则煎熬成块。"强调瘀血在积聚形成中的重要作用。

【谢晶日教授对积聚病因病机的发挥】谢晶日教授非常重视七情内伤在积聚形成中的作用,认为七情内伤导致气滞,日久成瘀,终致结块成形之病。而在此过程中离不开一个"燥"字。燥邪的形成,或因感受自然界之燥邪,或为嗜食炙煿之品,或由于忧郁损伤心神,耗及真阴所致。病久则往往产生瘀血、痰饮等病理产物,形成病机复杂的积聚。

谢晶日教授依据传统中医基础理论以及多年的临床经验,将积聚的病因病机归纳如下。

1. 情志抑郁,气滞血瘀　情志致病,病及气分,致肝气不舒,脾气郁结,肝脾气机阻滞,继则由气及血,血行不畅,瘀血内停,脉络受阻,结而成块,以成积症。若偏重于影响气机的运行,则为聚。正如《济生方·积聚论治》所说:"忧、思、喜、怒之气,人之所不能无者,过则伤乎五脏……留结而为五积。"

2. 饮食内伤,酿生痰浊　酒食不节,饥饱失宜,损伤脾胃,使脾失健运,以致湿浊内停,甚至凝结成痰。痰浊阻滞之后,又会进一步影响气血的正常运行,形成气机郁滞,血脉瘀阻,气、血、痰互相搏结,而引起积聚。《太平圣惠方》曰:"夫人饮食不节,生冷过度,脾胃虚弱,不能消化,与脏气相搏,结聚成块,日渐生长,盘劳不移。"强调饮食在积聚形成过程中的作用。

3. 邪毒侵袭,胶结阻滞　寒、湿、热诸邪如果长时间作用于人体,可导致受病脏腑失和,气血运行不畅,痰浊内生,气滞、血瘀、痰凝,日久形成积聚。正如《外台秘要》所云:"夫积聚者,由寒气在内所生也,血气虚弱,风邪搏于脏腑,寒多则气涩,气涩则生积聚也。"

4. 他病转归,日久成积　黄疸虽消而余邪留恋或经久不退,湿邪留恋,阻滞气血;或久疟不愈;痰湿凝滞,脉络痹阻;或感染血吸虫,虫阻脉道,肝脾气血不畅,脉络瘀阻。以上诸疾均可转归演变为积证。

谢晶日教授治病着重探求病之本源，辨证论治，以求治疗时切中要害。正如《女科论》中所说："古人止分气病、血病，立有积聚、癥瘕等名目，并未详气血因何致病之故。过用行气破气、行血破血之品，甚至用破积攻坚之品，只会愈伤气血，导致愈治愈结，愈结愈大，致之形消腹板，成蛊成劳。"因此，对于积聚，虽为气血之病，但其发病本源多为七情内伤，而"燥"也是其重要的病机特点。在治疗这类疾病时，既要怡情静养，又要在治疗中时时兼顾阴血的不足，即必须要治病从本。古人所谓的积聚、结块、癥瘕大多是关于肿瘤的记载。纵观古代文献中对于肿瘤的认识，病因包括体质、七情、饮食、六淫、劳逸等因素；发病机制多涉及虚、痰、火、毒等相兼为患。可见肿瘤的产生是一个涉及多方面多因素的复杂过程。谢晶日教授认为其独特的视角也从另一个侧面为大家提供了一个新的思路，各位医家在临床工作中要细心体察。

【谢晶日教授对积聚的辨证治法】

『聚证』

①肝气郁滞证

症状：腹中气聚，攻窜胀痛，时聚时散，脘胁之间时或不适，病情常随情绪而起伏，苔薄，脉弦。

治法：疏肝解郁，行气消聚。

方药：木香顺气散加减。方中以木香、砂仁、苍术、厚朴、甘草（即香砂平胃散）行气温中，散寒化湿；配伍台乌药、生姜、枳壳以增强温中理气的作用；香附、青皮疏肝理气解郁。若兼有热象、口苦、舌质红者，去台乌药、苍术，加吴茱萸、黄连（即左金丸）泄肝清热；若寒甚，腹痛较剧，得温症减，肢冷者，可加高良姜、肉桂温中理气止痛；老年体虚，或兼见神疲、乏力、便溏者，可加党参、白术益气健脾。本证攻窜胀痛之症缓解后，可用疏肝理脾的逍遥散调理善后。

②食浊阻滞证

症状：腹胀或痛，便秘，纳呆，时有如条状物聚起在腹部，重按则胀痛更甚，舌苔腻，脉弦滑。

治法：理气化浊，导滞通腑。

方药：六磨汤加减。方中以沉香、木香、台乌药理气宽中，大黄、槟榔、枳壳通腑导滞。可加山楂、莱菔子以增强健胃消食的作用；痰浊中阻，呕恶苔腻者，可加半夏、陈皮、生姜化痰降逆；若因于蛔虫结聚，阻于肠道而引起者，可加服驱蛔方药及酌情配用乌梅丸。

『积证』

①气滞血阻证

症状：积证初起，积块软而不坚，固着不移，胀痛并见，舌苔薄白，脉弦。

治法：理气活血，通络消积。

方药：荆蓬煎丸。方中以木香、青皮、茴香、枳壳、槟榔理气散结，荆三棱、蓬莪术活血消积。可合用失笑散（蒲黄、五灵脂）或金铃子散（金铃子、延胡索），以增强活血化瘀、散结止痛的作用。

②气结血瘀证

症状：腹部积块渐大，按之较硬，痛处不移，饮食减少，体倦乏力，面暗消瘦，时有寒热，女子或见经闭不行，舌质青紫，或有瘀点瘀斑，脉弦滑或细涩。

治法：祛瘀软坚，补益脾胃。

方药：膈下逐瘀汤、六君子汤。方中以当归、川芎、桃仁、红花、赤芍、五灵脂、延胡索活血化瘀、通络止痛，香附、乌药、枳壳行气止痛，甘草益气缓中。可酌加丹参、莪术、三棱、鳖甲、煅瓦楞等，以增强活血消积的作用。或配合服用鳖甲煎丸、化症回生丹消癥散积。在使用膈下逐瘀汤治疗的同时，间服具有补益脾胃、扶助正气的六君子汤，以共同组成攻补兼施之法。

③正虚瘀结证

症状：积块坚硬，疼痛逐渐加剧，饮食大减，面色萎黄或黧黑，消瘦脱形，舌质色淡或紫，舌苔灰糙或舌光无苔，脉弦细或细数。

治法：补益气血，化瘀消积。

方药：八珍汤合化积丸。八珍汤为补益气血的常用效方。气虚甚者，可加黄芪、山药、薏苡仁益气健脾；舌质光红无苔、脉象细数者，为阴液大伤，可加生地黄、玄参、麦冬、玉竹等养阴生津；化积丸以三棱、莪术、香附、苏木、五灵脂、瓦楞子活血祛瘀、软坚散结，海浮石化痰软坚散结，槟榔理气泻下（便溏或腹泻者宜去）。可酌加丹参、鳖甲活血软坚散结。

【谢晶日教授临证思维总结】

1. 重视情志在疾病中的作用　孟子曰：养心莫善于寡欲。盖寡欲则心虚，虚则灵，灵则生神，神生气，气生精，精生形。吾尝见养之日久，神与形交，坎离既济，遍身骨节历历有声，百脉既通，百病自愈，一息尚存，皆可复命，不独内病全消，即外邪亦不为患。谢晶日教授在长期的医疗实践中，观察到情志致病易伤心神，而致病的关键在于气机紊乱。情志致病则破坏脏腑间的平衡协调关系，使人体代谢功能发生异常，而导致疾病的发生。因此，治疗上特别强调怡情静养以使神气来复，恢复机体的正常功能。

2. 重视"通""润"在治疗中的作用　在"通"的基础之上，强调"润"。谢晶日教授注重阴血不足在积聚发病中的重要作用。正如《医原·内伤大要论》云："初起气郁，抑者散之：谢晶日教授认为此用药之法，乃微辛以达之，如柴胡；辛润以开之，用瓜蒌皮、薤白、贝母、杏仁、柏子仁、当归、酸枣仁、远志、生谷芽等（诸仁阴中含阳，最能条畅心神）；佐咸柔以软之，如牡蛎、石决明、龟板、鳖甲；微苦以清之，如桑叶、石斛等。以流畅气血，而不伤气血。"稍久气结血亦结，宜润忌燥，谢晶日教授认为用药之法是在上述基础之上用以甘润、辛润、咸润以流畅之，不可因气结而用香附、延胡索、乌药等燥药，以免重伤气血。病久结则营卫涩滞，气不运水，生痰生饮，谢晶日教授主张用咸寒化痰饮之法，此乃因结而燥，因燥而湿，皆以养营润燥为主，佐辛润以流气，咸柔以软坚或用清润，或用温润，视其人寒热施治，自可渐化。咸软之品如龟板、鳖甲等，既能燥湿清热软坚，又能养阴。不可过用温燥之药，以免更加损伤气血。

【结语】积聚是以腹内结块，或胀或痛为主要临床特征的一类病症。主要原因为情志抑郁，酒食内伤，邪毒内侵及他病转归，病机主要为气滞、血瘀、痰结及正气亏虚。聚属无形，包块聚散无常，痛无定处，病在气分，是为腑病；积属有形，结块固定不移，痛有定处，病在血分，是为脏病。治疗聚证，以疏肝理气、行气消聚为基本原则；治疗积证，则以活血化瘀、软坚散结为基本原则，并应注意攻补兼施，治实当顾虚，补虚勿忘实。对病属积证而西医诊断为肿瘤的患者，可在辨证论治的基础上酌情选用抗肿瘤的中草药。

（刘朝霞）

三、黄疸

【疾病概论】黄疸是以目黄、身黄、小便黄为主症的一种病症，其中，目睛黄染为本病的重要特征。因肝失疏泄，胆汁外溢，或血败不华于色而成。黄疸病名首先见于《黄帝内经》。《素问·平人气象论》曰："溺黄赤，安卧者，黄疸，目黄者曰黄疸。"本病涉及西医学的肝细胞性黄疸、阻塞性黄疸和溶血性黄疸，如临床常见的急慢性肝炎、肝硬化、胆囊炎、胆结石、钩端螺旋体病及某些消化系统肿瘤等。凡出现黄疸者，均可参照本篇辨证施治。西医学的黄疸，是一种常见疾病，是由胆红素代谢障碍而引起血清内胆红素浓度升高所致。临床上表现为巩膜、黏膜、皮肤及其他组织被染成黄色。

【学术争鸣】《金匮要略》把黄疸分为黄疸、谷疸、酒疸、女劳疸、黑疸五种，并对各种黄疸的形成机制、症状特点进行探讨。张仲景创制的茵陈蒿汤成为历代治疗黄疸的重要方剂。《诸病源候论》将其分为二十八候，《圣济总录》又将其分为九疸、三十六黄，两书都记述了黄疸的危重证候——急黄，并提到了"阴黄"一证。元代罗天益在《卫生宝鉴》中又进一步把阳黄与阴黄的辨证施治加以系统化，对临床具有较大的指导意义。程钟龄在《医学心悟》中创制茵陈术附汤，至今仍为治疗阴黄的代表方剂。《景岳全书》提出了"胆黄"的病名，认为"胆伤则胆气败，而胆液泄，故为此证。"清代沈金鳌《沈氏尊生书》有"天行疫疠，以致发黄者，俗称之瘟黄，杀人最急"的记载，对黄疸可有传染性及严重的预后转归有所认识。

【谢晶日教授对黄疸病因病机的发挥】谢晶日教授总结前人经验，结合自身临床实践发现，黄疸的病位在脾胃肝胆。其基本病机为湿邪困遏，脾胃运化失健，肝胆疏泄失常，而致胆汁泛溢肌肤，发为黄疸。其病理性质又有阴阳之分。若湿热交蒸，即发为阳黄；若寒湿瘀滞，则发为阴黄。可发现其病理因素有湿邪、热邪、寒邪、疫毒、气滞、瘀血六种，但其中以湿邪为主。病理演变途径：湿热蕴结化为疫毒，疫毒炽盛，充斥于肌肤、三焦、深入营血，内陷于心肝，发为急黄；若阳黄误治失治，迁延日久，引起脾阳损伤，湿又可从寒而化，则疾病即转为阴黄；若阴黄复感外邪，湿郁久化热，又可呈现阳黄表现。

谢晶日教授总结黄疸的病因有内外两个方面，外因多由感受外邪、饮食不节所致，内因多与脾胃虚寒、内伤不足有关，内外二因又互有关联。黄疸的病机关键是湿。正如《金匮要略·黄疸病》指出："黄家所得，从湿得之。"由于湿阻中焦，脾胃升降功能失常，影响肝胆的疏泄，以致胆液不循常道，渗入血液，溢于肌肤，而发生黄疸。阳黄多因湿热蕴蒸，胆汁外溢肌肤而发黄；如湿热夹毒，热毒炽盛，迫使胆汁外溢肌肤而迅速发黄者，谓之急黄；阴黄多因寒湿阻遏，脾阳不振，胆汁外溢所致。

谢晶日教授依据传统中医基础理论以及多年的临床经验，将黄疸的病因病机归纳如下。

1. 感受外邪　外感湿热疫毒，从表入里，郁而不达，内阻中焦，脾胃运化失常，湿热交蒸于肝胆，不能泄越，以致肝失疏泄，胆汁外溢，浸淫肌肤，下流膀胱，使身目小便俱黄。若湿热夹时邪疫毒伤人者，其病势尤为暴急，具有传染性，表现出热毒炽盛，伤及营血的严重现象称急黄。如《诸病源候论·急黄候》指出："脾胃有热，谷气郁蒸，因为热毒所加，故卒然发黄，心满气喘，命在顷刻，故云急黄也。"

2. 饮食所伤　饥饱失常，或嗜酒过度，皆能损伤脾胃，以致运化功能失职，湿浊内生，郁而化热，熏蒸肝胆，胆汁不循常道，浸淫肌肤而发黄。如《金匮要略·黄疸病》说："谷气不消，胃中苦浊，浊气下流，小便不通，身体尽黄，名曰谷疸。"宋代《圣济总录·黄疸门》说："多因酒食过度，水谷相并，积于脾胃，复为风湿所搏，热气郁蒸，所以发为黄疸。"以上说明饮食不节，嗜酒过度，均可发生黄疸。

3. 脾胃虚寒　素体脾胃阳虚，或病后脾阳受伤，湿从寒化，寒湿阻滞中焦，胆液被阻，溢于肌肤而发。如《类证治裁·黄疸》说："阴黄系脾脏寒湿不运，与胆液浸淫，外渍肌肉，则发而为黄。"说明寒湿内盛亦可导致黄疸。

4. 积聚日久不消　瘀血阻滞胆道，胆汁外溢而产生黄疸。如《张氏医通·杂门》指出："有瘀血发黄，大便必黑，腹胁有块或胀，脉沉或弦，大便不利，脉稍实而不甚弱者，桃核承气汤，下尽黑物则退。"

总之，黄疸的发生，主要是湿邪为患。从脏腑来看，不外脾胃肝胆，且往往由脾胃涉及肝胆。脾主运化而恶湿，如饮食不节，嗜酒肥甘，或外感湿热之邪，均可导致脾胃功能受损，脾失健运，湿邪壅阻中焦，则脾胃升降失常，脾气不升，则肝气郁结不能疏泄，胃气不降，则胆汁的输送排泄失常，湿邪郁遏，导致胆汁浸入血液，溢于肌肤，因而发黄。阳黄和阴黄的不同点在于：阳黄之人，阳盛热重，平素胃火偏旺，湿从热化而致湿热为患。由于湿和热常有所偏盛，故阳黄在病机上有湿重于热或热重于湿之别。火热极盛谓之毒，如热毒壅盛，邪入营血，内陷心包，多为急黄；阴黄之人，阴盛寒重，平素脾阳不足，湿从寒化而致寒湿为患。同时阳黄日久，或用寒凉之药过度，损伤脾阳，湿从寒化，亦可转为阴黄。此外，常有因砂石、虫体阻滞胆道而导致胆汁外溢发黄者，病一开始即见肝胆症状，其表现也常以热证为主，属于阳黄范围。谢晶日教授根据传统理论、医经整理以及多年临床经验，指出黄疸的治疗大法，主要为化湿邪、利小便。化湿可以退黄，如属湿热，当清热化湿，必要时还应通利腑气，以使湿热下泄；如属寒湿，应予健脾温化。利小便，主要是通过淡渗利湿，达到退黄的目的。至于急黄热毒炽盛、邪入心营者，又当以清热解毒、凉营开窍为主。

【谢晶日教授对黄疸的辨证治法】

『阳黄』

①热重于湿证

症状：身目俱黄，黄色鲜明，发热口渴，或见心中懊恼，腹部胀满，口干而苦，恶心欲吐。小便短少黄赤，大便秘结，舌苔黄腻，脉象弦数。

治法：清热利湿，佐以泄下。

方药：治黄汤加减。方中以茵陈为清热利湿、除黄之要药，用量宜偏重；栀子、大黄清热泻下；加茯苓、猪苓、滑石等渗湿之品，使湿热从二便而去。如胁痛较甚，可加柴胡、郁金、川楝子等疏肝理气之品。如恶心欲吐，可加橘皮、竹茹。如心中懊恼，可加黄连、龙胆草。对苦寒药的应用，要随时注意热的程度和变化，如苦寒太过或日久失治，可转为湿重于热或寒湿偏胜，甚至成为阴黄。如因砂石阻滞胆道，而见身目黄染，右胁疼痛，牵引肩背，或有恶寒发热，大便色淡灰白，宜用大柴胡汤加茵陈、金钱草、郁金以疏肝利胆，清热退黄。如因虫体阻滞胆道，突然出现黄疸，胁痛时发时止，痛而有钻顶感，宜用乌梅丸加茵陈、栀子以安蛔止痛，利胆退黄。

②湿重于热证

症状：身目俱黄，但不如前者鲜明，头重身困，胸脘痞满，食欲减退，恶心呕吐，腹胀，或大便溏垢，舌苔厚腻微黄，脉象弦滑或濡缓。

治法：利湿化浊，佐以清热。

方药：茵陈五苓散合甘露消毒丹加减。前方以茵陈为主药，配以五苓散化气利湿，使湿从小便而去。后方用黄芩、木通等苦寒之品清热化湿及藿香、白豆蔻等芳香化浊之品宣利气机而化湿浊。本证若迁延日久，或用药过于苦寒，可转入阴黄，则按阴黄施治。阳黄初起见表证者，宜先用麻黄连翘赤小豆汤以解表清热利湿。如热留未退，乃因湿热未得透泄，可加用栀子柏皮汤以增强泄热利湿的作用。在病程中如见阳明热盛，灼伤津液，积滞成实，大便不通，宜用大黄硝石汤泄热去实，急下存阴。

『急黄』

症状：发病急骤，黄疸迅速加深，其色如金，高热烦渴，胁痛腹满，神昏谵语，或见衄血、便血，或肌肤出现瘀痕，舌质红绛，苔黄而燥，脉弦滑数或细数。

治法：清热解毒，凉营开窍。

方药：犀角散加味。方中以犀角、黄连、升麻、栀子清热凉营解毒；茵陈清热退黄。并可加生地黄、丹皮、玄参、石斛等药以增强清热凉血之力。如神昏谵语可配服安宫牛黄丸或至宝丹以凉开透窍。如衄血、便血或肌肤瘀斑重者，可加地榆炭、柏叶炭等凉血止血之品。如小便短少不利，或出现腹水者，可加木通、白茅根、车前草、大腹皮等清热利尿之品。

『阴黄』

症状：身目俱黄，黄色晦暗，或如烟熏，纳少脘闷，或见腹胀，大便不实，神疲畏寒，口淡不渴，舌淡苔腻，脉濡缓或沉迟。

治法：健脾和胃，温化寒湿。

方药：茵陈术附汤加味。方中以茵陈、附子并用，以温化寒湿、退黄。白术、干姜、甘草健脾温中。并可加郁金、川朴、茯苓等行气利湿之品。

阳黄失治，迁延日久，或过用苦寒药物，以致脾胃阳气受伤，也可转变为阴黄，其证候、病机、治法与上述相同。如见脘腹作胀，胁肋隐痛，不思饮食，肢体困倦，大便时秘时溏，脉弦细等症，系木郁脾虚，肝脾两病，治宜疏肝扶脾法，可用逍遥散。

如胁下有癥块，多因黄疸日久，气滞血瘀，湿浊残留，结于胁下，并见胸胁刺痛拒按，宜服鳖甲煎丸活血化瘀，并可配服逍遥散以疏肝扶脾。如脾虚胃弱明显者，可配服香砂六君子汤以健脾和胃。至于黄疸日久，肝脾大，湿浊蕴聚，致成积聚或鼓胀者，可参考相关。

【谢晶日教授临证思维总结】

1. 治疗阳黄不可过用苦寒　黄疸的治疗贵在辨清病机。黄疸有阳黄、阴黄与急黄之分，阳黄的病机是湿热壅阻于脾胃，熏蒸于肝胆，使胆汁不循常道反渗入血液，上注于目睛，外逆于肌肤，下渗于膀胱，引起身黄、目黄、小便黄等症状。阳黄有湿与热的不同侧重，而有湿重于热与热重于湿两种情况。对于湿热引起黄疸的治疗，治以清化湿热或清利湿热，似无非议。但谢晶日教授认为，在湿热证的病因中，虽有外邪致病的因素，然其本在于脾土不足，脾虚生湿，湿阻气机而化热，以成湿热互结之证，而脾虚之本是脾气虚、脾阳虚。湿为有形之邪，属阴，属寒；湿邪易于阻滞气机，损伤阳气；同时，湿郁又可化热，而热为无形之邪，属阳；湿与热合，而成湿热之证，湿热证又为实证，如此探求湿热证的病因病机为阴、阳、虚、实、寒、热，实质不同的病机矛盾交织蕴结在一起所致。因此，治疗阳黄热重于湿者，用药虽以清热为主，但苦寒药不可过量，过量则伤脾阳，形成热去湿重，而致湿重于热，甚者转为阴黄。湿重于热证，茵陈等苦寒药更不宜重用，以免转为阴黄、使病情缠绵难愈，甚至发为鼓胀。

2. 治疗黄疸应加理气药　在治疗湿热黄疸湿盛于热或黄疸之阴黄时，谢晶日教授在祛湿药物中喜加理气而又不过燥之品，如郁金、枳壳、乌药等。谢晶日教授指出："气行则湿行，理气不仅能够促进祛湿的功效，同时使湿祛热无所依存而易于祛除。惟阳黄尤其热重者或急黄热毒盛者，因理气药多香躁，而不宜用。"

3. 重视健脾药物的应用　"黄家所得，从湿得之"（《金匮要略·黄疸病脉证并治》）。由于黄疸的病机主要在于湿邪，而湿邪的生成多源于脾虚，故谢晶日教授在治疗黄疸，特别是阴黄时非常重视加用健脾之品，因脾主运化水湿，脾健则从根本上阻止了湿邪的再生。在湿热黄疸治疗后期热势渐清，而湿邪不能速解，加之脾气未复，往往表现为余邪缠绵不尽。脾虚不运时，旧病易于复发或使病情反复，故此时仍需注意健脾益气之药的调治，以巩固疗效。饮食亦需清淡易消化，不可饮食过多或过食生冷、膏粱厚味以加重脾胃负担，甚则损伤脾胃导致食复。此外，在治疗黄疸时，还须注意患者的不同年龄、体质和用药后的病情变化等情况，灵活调整药物以治之。恢复期的治疗，本着扶正祛邪的原则，采用健脾和胃、疏肝化瘀之法，取其标本兼顾，补中有通。故疏肝健脾和胃亦为谢晶日教授治疗黄疸的又一心得。

【结语】谢晶日教授认为，黄疸的辨证，应以阴阳为总纲。阳黄以湿热、疫毒为主，阴黄以脾虚、寒湿为主。临证应根据黄疸的色泽，结合病史、症状，区别阳黄与阴黄。黄疸病应早发现，早治疗。《金匮要略·黄疸病脉证并治》提出："黄疸之病，当以十八日为期，治之十日以上瘥，反剧为难治。"这说明黄疸病经过妥善治疗，一般在短期内，黄疸即可消退。如果正不胜邪，病情反而加剧者，则较为难治。黄疸可见于多种疾病。临床首当辨明阴阳。一般阳黄病程较短，阴黄病程较长，急黄为阳黄之重症，应及时救治。阳黄热盛于湿者易退，湿盛于热者应防其迁延转阴，缠绵难愈。黄疸消退之后，有时并不意味着痊愈，仍需注意健脾疏肝等善后调理，以防残湿余热不清，或肝脾气血损伤不复，迁延不愈，引起反复或转成"癥积""鼓胀"。萎黄多由气血亏虚所致，要注意鉴别，不可按黄疸施治。

（王静滨）

四、中风

【疾病概论】中风又名卒中，是由于正气亏虚、饮食、情志、劳倦内伤等引起气血逆乱，基本病机为产生风、火、痰、瘀，导致脑脉痹阻或血溢脑脉，以突然昏仆、半身不遂、口舌㖞斜、言语謇涩或不语、偏身麻木为主要临床表现的病症。根据脑髓神机受损程度的不同，有中经络、中脏腑之分。本病多见于中老年人，四季皆可发病，但以冬春两季最为多见，是一种发病率高、死亡率高、致残率高、严重危害人们健康的疾病。在本病的预防、治疗和康复方面，中医药具有较为显著的疗效和优势。中风是一个独立的疾病。其临床表现与西医学所称的脑血管病相似。脑血管病主要包括缺血性和出血性两大类型。无论出血性还是缺血性脑血管病均可参考本病辨证论治。

【学术争鸣】《黄帝内经》虽未有中风病名，但所记述的"大厥""薄厥""仆击""偏枯""风痱""偏风"与中风十分相似，认为其病机乃因正虚风邪入中所致，如《灵枢·刺节真邪》："虚邪偏客于身半，其入深，内居营卫，营卫稍衰，则真气去，邪气独留，发为偏枯。"此外，还认识到本病的发生与个人的体质、饮食、精神刺激等有关，如《素问·通评虚实论》明确指出："仆击、偏枯……肥贵人则膏粱之疾也。"还明确指出中风是由气血逆而不降所致，病变部位在头部。如《素问·调经论》说："血之与气，并走于上，则为大厥，厥则暴死。"

对中风的病因病机及其治法，历代医家论述颇多，从病因学的发展来看，唐宋时期是对病因重新认识的分水岭。唐宋以前认为"正虚邪中"以外风立论，治疗上一般多采用疏风祛邪、补益正气的方药。如《金匮要略》正式把本病命名为中风。认为中风之病因为络脉空虚，风邪中人，其创立的分证方法对中风的诊断、治疗、判断病情轻重和预后很有帮助。唐宋以后，对中风病因的认识有了重大突破，特别是金元时代，许多医家以"内风"立论，可谓中风病因学说理论的一大转折。其中刘河间力主"肾水不足，心火暴甚"；李东垣认为"形盛气衰，本气自病"；朱丹溪主张"湿痰化热生风"；元代王履从病因学角度将中风分为"真中""类中"。明代《景岳全书·非风》曰："非风一证，即时人所谓中风证也。此证多见卒倒，卒倒多由昏愦，本皆内伤积损颓败而然，原非外感风寒所致。"张景岳提出"非风"之说，提出"内伤积损"是导致本病的根本原因；明代李中梓又将中风明确分为闭、脱二证。清代医家叶天士、沈金鳌、尤在泾、王清任等丰富了中风的治法和方药，形成了比较完整的中风治疗法则。晚清及近代医家张伯龙、张山雷、张锡纯认识到中风是因年老体衰，阴阳失调，气血逆乱，直冲犯脑。至此，对中风病因病机的认识及其治疗日臻完善。近年来对中风的预防、诊断、治疗、康复、护理等方面逐步形成了较为统一的标准和规范，治疗方法多样化，疗效也有了较大提高。

【谢晶日教授对中风病因病机的发挥】谢晶日教授认为中风的基本病机是由于正气亏虚，饮食、情志、劳倦内伤等引起气血逆乱，产生风、火、痰、瘀、虚、实，导致脑脉痹阻或血溢脑脉之外，临床表现以突然昏仆、半身不遂、口舌㖞斜、言语謇涩或不语、偏身麻木为主。临床治疗多从"风"治。一般以"内风"立论，多以平肝潜阳、息风通络、活血化瘀、通腑泄热、化痰开窍为治疗方法。结合西医学对中风的认识，尤其是经过西医学手段的干预后，其病因病机已发生了一些不同的变化，因此治疗也应随之而变化。

谢晶日教授依据传统中医基础理论以及多年的临床经验，将中风的病因病机归纳如下。

1. 内伤机损　素体阴亏血虚，阳盛火旺，风火易灼，后年老体衰，肝肾阴虚，肝阳偏亢，复因将息失宜，致阴虚阳亢，气血上逆，上蒙神窍，突发为病。正如《景岳全书》说："卒倒多由昏愦，本皆内伤积损颓败而然。"

2. 劳欲过度　《素问·生气通天论》说："阳气者，烦劳则张。"劳烦过度，耗气伤阴，易使阳气暴涨，引动风阳上旋，气血上逆，壅阻清窍；纵欲过度，房事不节，亦能引动心火，耗伤肾水，水不制火，则阳亢风动。

3. 脾失健运　过食肥甘醇酒，致使脾胃受伤，脾失运化，痰浊内生，郁久化热，痰热互结，壅滞经脉，上蒙清窍；或素体肝旺，气机郁结，克伐脾土，痰浊内生；或肝郁化火，烁津成痰，痰郁互结，携风阳之邪，窜扰经脉，发为本病。此即《丹溪心法·中风》所谓的"湿土生痰，痰生热，热生风也"。饮食不节，脾失健运，气血生化无源，气血精微衰少，脑脉失养，再加之情志过极、劳倦过度等诱因，使气血逆乱，脑之神明不用，而发为中风。

4. 情志过极　七情所伤，肝失条达，气机郁滞，血行不畅，瘀结脑脉；暴怒伤肝，则肝阳暴涨，或心火暴盛，风火相煽，血随气逆，上冲犯脑。凡此种种，均易引起气血逆乱，上扰脑窍而发为中风。尤以暴怒引发本病者最为多见。

谢晶日教授认为中风病位在脑，与心、肾、肝、脾密切相关。病性多为本虚标实，上盛下虚。在本为肝肾阴虚，气血衰少，在标为风火相煽，痰湿壅盛，瘀血阻滞，气血逆乱。而其基本病机为气血逆乱，上犯于脑，脑之神明失用。谢晶日教授主张中风急则治其标，治疗当以祛邪为主，常用平肝息风、清化痰热、化痰通腑、活血通络、醒神开窍等治疗方法。闭、脱二证当分别治以祛邪开窍醒神和扶正固脱、救阴回阳。内闭外脱则醒神开窍与扶正固本兼用。在恢复期及后遗症期，多为虚实夹杂，邪实未清而正虚已现，治宜扶正祛邪，常用育阴息风、益气活血等法。

【谢晶日教授对中风的辨证治法】

『中经络』

①风痰瘀血，痹阻脉络证

症状：半身不遂，口舌㖞斜，舌强言謇或不语，偏身麻木，头晕目眩，舌质暗淡，舌苔薄白或白腻，脉弦滑。

治法：活血化瘀，化痰通络。

方药：桃红四物汤合涤痰汤。方中以桃红四物汤活血化瘀通络；涤痰汤涤痰开窍。瘀血症状突出，舌质紫暗或有瘀斑，可加重桃仁、红花等药物剂量，以增强活血化瘀之力。舌苔黄腻、烦躁不安等有热象者，加黄芩、栀子以清热泻火。头晕、头痛加菊花、夏枯草以平肝息风。若大便不通，可加大黄通腑泄热凉血，大黄用量宜轻，以涤除痰热积滞为度，不可过量。本型也可选用现代经验方化痰通络汤，方中半夏、茯苓、白术健脾化湿；胆南星、天竺黄清化痰热；天麻平肝息风；香附疏肝理气，调畅气机，助脾运化；配丹参活血化瘀；大黄通腑泄热凉血。

②肝阳暴亢，风火上扰证

症状：半身不遂，偏身麻木，舌强言謇或不语，或口舌㖞斜，眩晕头痛，面红目赤，口苦咽干，心烦易怒，尿赤便干，舌质红或红绛，脉弦有力。

治法：平肝息风，清热活血通络，补益肝肾。

方药：天麻钩藤饮加减。方中以天麻、钩藤平肝息风；生石决明镇肝潜阳；黄芩、栀子清热泻火；川牛膝引血下行；益母草活血利水；杜仲、桑寄生补益肝肾；夜交藤、茯神安神定志。伴头晕、头痛加菊花、桑叶，疏风清热；心烦易怒加丹皮、郁金，凉血开郁；便干便秘加生大黄。若症见神识恍惚，迷蒙者，为风火上扰清窍，由中经络向中脏腑转化，可配合灌服牛黄清心丸或安宫牛黄丸以开窍醒神。

③痰热腑实，风痰上扰证

症状：半身不遂，口舌㖞斜，言语謇涩或不语，偏身麻木，腹胀便干便秘，头晕目眩，咯痰或痰多，舌质暗红或暗淡，苔黄或黄腻，脉弦滑或偏瘫侧脉弦滑而大。

治法：通腑化痰通络。

方药：大承气汤加味。方中以生大黄荡涤肠胃，通腑泄热；芒硝咸寒软坚；枳实泄痞；厚朴宽满。可加瓜蒌、胆南星清热化痰；加丹参活血通络。热象明显者，加栀子、黄芩；年老体弱津亏者，加生地黄、麦冬、玄参。本型也可选用现代经验方星蒌承气汤，方中大黄、芒硝荡涤肠胃，通腑泄热；瓜蒌、胆南星清热化痰。若大便多日未解，痰热积滞较甚而出现躁扰不宁、时清时寐、谵妄者，此为浊气不降，携气血上逆，犯于脑窍而为中脏腑证，按中脏腑的痰热内闭清窍论治。针对本证腑气不通，而采用化痰通腑法，一可通畅腑气，祛瘀达络，敷布气血，使半身不遂等症进一步好转；二可清除阻滞于胃肠的痰热积滞，使浊邪不得上扰神明，气血逆乱得以纠正，达到防闭防脱之目的；三可急下存阴，以防阴竭于内，阳脱于外。

④气虚血瘀证

症状：半身不遂，口舌㖞斜，口角流涎，言语謇涩或不语，偏身麻木，面色㿠白，气短乏力，心悸，自汗，便溏，手足肿胀，舌质暗淡，舌苔薄白或白腻，脉沉细、细缓或细弦。

治法：益气活血通络，扶正祛邪。

方药：补阳还五汤加减。方中重用黄芪补气，配当归养血，合赤芍、川芎、桃仁、红花、地龙以活血化瘀通络。中风恢复期和后遗症期多以气虚血瘀为基本病机，故此方亦常用于恢复期和后遗症期的治疗。气虚明显者，加党参、太子参以益气通络；言语不利，加远志、石菖蒲、郁金以祛痰利窍；心悸、喘息，加桂枝、炙甘草以温经通阳；肢体麻木加木瓜、伸筋草、防己以舒筋活络；上肢偏废者，加桂枝以通络；下肢瘫软无力者，加川续断、桑寄生、杜仲、牛膝以强壮筋骨；小便失禁加桑螵蛸、益智仁以温肾固涩；血瘀重者，加莪术、水蛭、鬼箭羽、鸡血藤等破血通络之品。

⑤肝阳上亢证

症状：半身不遂，口舌㖞斜，舌强言謇或不语，偏身麻木，烦躁失眠，眩晕耳鸣，手足心热，舌质红绛或暗红，少苔或无苔，脉细弦或细弦数。

治法：滋养肝肾，潜阳息风，通络。

方药：镇肝息风汤加减。方中以怀牛膝补肝肾，并引血下行；龙骨、牡蛎、代赭石镇肝潜阳；龟板、白芍、玄参、天冬滋养阴液，以制亢阳；茵陈、麦芽、川楝子清泄肝阳，条达肝气；甘草、麦芽和胃调中；可配以钩藤、菊花息风清热。夹有痰热者，加天竺黄、竹沥、川贝母以清化痰热；心烦失眠者，加黄芩、栀子以清心除烦，加夜交藤、珍珠母以镇心安神；头痛重者，加生石决明、夏枯草以清肝息风。

『中腑脏』

①痰热内闭清窍证（阳闭）

症状：起病骤急，神昏或昏愦，半身不遂，鼻鼾痰鸣，肢体强痉拘急，项背身热，躁扰不宁，甚则手足厥冷，频繁抽搐，偶见呕血，舌质红绛，舌苔黄腻或干腻，脉弦滑数。

治法：清热化痰，醒神开窍，通络。

方药：羚角钩藤汤配合灌服或鼻饲安宫牛黄丸。方中以羚羊角为清肝息风主药；桑叶疏风清热；钩藤、菊花平肝息风；生地黄清热凉血；白芍柔肝养血；川贝母、竹茹清热化痰；茯神养心安神；甘草调和诸药。安宫牛黄丸可辛凉透窍。

②痰湿蒙塞心神证（阴闭）

症状：素体阳虚，突发神昏，半身不遂，肢体松懈，瘫软不温，甚则四肢逆冷，面白唇暗，痰涎壅盛，舌质暗淡，舌苔白腻，脉沉滑或沉缓。

治法：温阳化痰，醒神开窍，通络。

方药：涤痰汤配合灌服或鼻饲苏合香丸。方中以半夏、陈皮、茯苓健脾燥湿化痰；胆南星、竹茹清化痰热；石菖蒲化痰开窍；人参扶助正气。苏合香丸芳香化浊，开窍醒神。寒象明显，加桂枝温阳化饮；兼有风邪者，加天麻、钩藤平肝息风。

③元气败脱，神明散乱证（脱证）

症状：突然神昏或昏愦，肢体瘫软，手撒肢冷汗多，重则周身湿冷，二便失禁，舌痿，舌质紫暗，苔白腻，脉沉缓、沉微。

治法：益气回阳固脱。

方药：参附汤加减。方中以人参大补元气，附子温肾壮阳，二药合用以奏益气回阳固脱之功。汗出不止加山萸肉、黄芪、龙骨、牡蛎以敛汗固脱；兼有瘀象者加丹参。此证即为辨证要点中所提之脱证。中风属内科急症，其发病急，变化快，急性发作期尤其是中脏腑的闭证与脱证要以开闭、固脱为要。病情严重者应积极配合西医救治。

【谢晶日教授临证思维总结】

1. 络脉为中风的关键病位　清代王清任提出人身之疾病，无论外感内伤，所伤者无非气血，所以治病之要诀在明白气血，而疾病产生必定源于气血病变，疾病所在，必根于经络。因此，谢晶日教授重视络病理论，重视中风临证中对于通络法内涵与外延的探讨。认为络脉是中风的关键病位，包括脑络、体络在内，且脑络尤为重要。提出络脉不通是中风的基本病机，强调通络法在中风治疗、康复以及预防中的重要作用，通络法可用于中风的各个阶段。

2. 重视对中风后郁证的调理　谢晶日教授认为，中风在恢复期与心、肝、脾、肾脏关系密切，肾内寓元阴元阳，为五脏之本，气血生化之源，十二经络之基，生元神而藏于脉，肾藏精以化气，肾精足则髓足，髓足则脑充，脑络畅行则脑神旺盛，脏腑功能协调。又因"肝肾同源""心肾相交""脾阳根于肾阳之说"，所以中风恢复期与心、肝、脾、肾脏密切相关。根据谢晶日教授临床经验，补气药、补（肾）阳药、补血药、开窍药、平肝息风药以及归肾经中药的随症灵活应用，取得了很好的临床效果，这也体现了中医"肾生髓"的理论实质。

3. 主张痰为瘀之先、痰瘀同治　《丹溪心法》曰："百病皆有痰邪在，痰随气机而升降走窜。""痰夹瘀血，遂成窠囊。"痰瘀同属阴津为病，均为人体病理变化的产物。"手足木者有湿痰死血""气不能作块，成聚块乃有形之物，痰与食积，死血"。清代叶桂发挥痰瘀理论，创立"久病入络"学说。如《临证指南医案》云："宿病，病必在络……痰因血滞，气阻血瘀，诸脉逆乱。"久病入络,须考虑痰瘀互阻之证。谢晶日教授强调中风发生、发展过程中,存在痰瘀同病,并提出"痰为瘀之先"。痰之生,如《景岳全书》卷三十一云:"五脏之病,虽俱能生痰,然无不由乎脾肾,盖脾主湿,湿动则为痰,肾主水,水泛则为痰。故痰之化无不在脾,而痰之本无不在肾。"痰性黏滞,阻遏气机,壅塞经络,使气血运行不畅,发为血瘀,故痰为瘀之先。有瘀必有痰,痰久必见瘀。究其端由,气血流畅,津液输布,则无痰也无瘀。气机不畅,津液失于输布,则痰液聚而变生痰浊;血运迟滞,阻于脉络。湿痰瘀浊,皆为阴邪,体稠质重,易于黏结相搏,交解难释。谢晶日教授认为在中风的发生、发展过程中,痰是瘀的初期阶段,瘀是痰的进一步发展。故提出中风治疗应"痰瘀同治"。认为中风临床应重视痰浊瘀血的辨识,痰浊明显者予以瓜蒌、天南星、半夏、枳实、石菖蒲之类,瘀血较重者则加用川芎、牛膝、僵蚕、全蝎、蜈蚣之类,以化瘀、搜风、通络,有助于取得良效。

【结语】谢晶日教授认为,对中风病因病机的认识应该有一个渐进的过程。由于西医学诊断水平的不断提高以及治疗手段的早期及各期的干预,使中风病在各期呈现不同的表现。总的病机为内伤积损,脏腑功能失调,气滞血瘀、痰瘀互结,经络阻滞,或血溢脉外。但因伴随疾病的不同,西医学治疗手段的不同,故呈现出不同的辨证特点,或多夹"湿",或多为虚证,或多夹痰等。部分脑梗死的患者临床症状不典型,西医学病因为动脉粥样硬化、高血压、糖尿病等,这部分患者就要结合西医学的理论来进行辨证施治。对于中风的治疗,谢晶日教授认为各期都要尽早进行中医药的干预治疗。中医治疗强调整体观念,辨证施治,对于中风的治疗更加全面,而且是针对中风的中西医病因病机。中风急性阶段显示"风"的表现,恢复期及后遗症期尽管有摇动震颤的表现仍以正虚夹痰夹瘀为主。因此,在治疗中风时不要只强调"息风"而应针对中风的真正全面的病因病机，辨证施治。

（王静滨）

第二节　脾胃系统疾病

一、胃痛

【疾病概论】 胃痛又称胃脘痛，是指以心窝部以下脐以上的胃脘部疼痛为主症的一种病症，可伴有胃部胀闷不适、嗳气、反酸、恶心呕吐等症。《黄帝内经》中提到的"厥心痛""胃心痛"与本病联系紧密。本病多见于西医学中的急慢性胃炎，胃、十二指肠溃疡，功能性胃肠病，也见于胃下垂、胃黏膜脱落、胰腺炎和胆囊炎等疾病。然而，其他疾病引起的胃痛也可根据此病症的辨证论治加以治疗。此病为消化系统常见病、多发病，且具有反复发作性。西医在治疗上常采用促进胃肠动力、抑酸保护胃黏膜、消除致病微生物等疗法，但疗效差强人意，药物的副作用也给患者带来不同程度的影响。然而，中医药在本病的治疗方面充分发挥辨证论治，整体把握的优势，获得显著疗效的同时，大大提高了患者的生活质量，有效降低了复发率。

【学术争鸣】 古代医籍中涉及本病的论述颇多。在称谓方面，如《黄帝内经》中称为"胃心痛""胃脘痛"。《金匮要略》和《伤寒论》中称"心下痞硬""心下痛"。其他医籍中还有"心腹痛""心胃痛"等称谓。在病因病机方面，《黄帝内经》中指出胃脘痛的病因有受寒、肝气不舒及内热等。《素问·举痛论》曰："寒气客于肠胃之间、膜原之下，血不得散，小络急引故痛。"说明了寒邪犯胃，血壅滞不通，不通则痛而发胃痛的病机。《素问·六元正纪大论》曰："木郁之发，民病胃脘当心而痛。"可见肝木偏旺，郁而化火，横逆乘土，脾不健运，胃失和降，肝胃不和而致胃痛。《素问·气交变大论》曰："岁金不及，炎火迺行，复则民病口疮,甚则心痛。"《仁斋直指方》认识到胃痛的病因"有寒,有热,有死血,有食积,有痰饮,有虫"。明代张景岳不仅对胃痛和真心痛作了鉴别,结束了长期以来胃痛与心痛混为一谈的局面,而且对胃痛的病因病机作了较为详尽的总结,着重强调了"气滞"这一病理因素。在治法方面,《景岳全书·心腹痛》分析十分详尽,对临床颇有指导意义。《证治汇补·胃脘痛》提出"大率气食居多,不可骤用补剂,盖补之则气不通而痛愈甚。若曾服攻击之品,愈后复发,屡发屡攻,渐至脉来浮大而空者,又当培补"值得借鉴。《医学真传·心腹痛》曰:"调气以和血,调血以和气,通也;下逆者使之上行,中结者使之旁达,亦通也;虚者助之使通,寒者温之使通,无非通之之法也。"体现了"通则不痛"的治痛大法,同时也有助于理解胃痛治法——"胃以通为补"。

【谢晶日教授对胃痛病因病机的发挥】 胃痛以各种性状的胃脘部疼痛为主症,常兼见胃部胀闷、痞满、纳呆、嗳气、吐酸、腹胀等症。谢晶日教授认为,胃痛不仅仅是胃本身的疾病,而亦涉及脾、肝两脏。胃痛一病,病在胃腑,其性为通。胃腑为六腑之一,主受纳和腐熟水谷,以通为顺,以降为用,性喜燥而恶湿。胃腑与脾脏以膜相连,互为表里,在五行之中皆属土,胃为阳明燥土、属阳,脾脏为太阴湿土、属阴,二者在生理病理上常常互相影响。肝与脾胃无论是从五行相克的角度还是生理功能方面都休戚相关,所以肝气犯胃,肝脾同病在此病中每每遇到。

谢晶日教授依据传统中医基础理论以及其多年的临床经验,将胃痛的病因病机归纳如下。

1. **外邪犯胃** 外邪主要以寒邪为主。外感寒邪,客于胃腑,易伤阳气,阳气被遏受损,气机壅滞不畅,而致胃脘作痛。又寒主收引,胃络拘急,气血运行不畅,不通则痛,故胃痛猝发。夏暑之季，暑热、湿浊犯胃可见胃部灼痛或闷痛。正如《素问·举痛论》所说："寒气客于肠胃之间，膜原之下，血不得散，小络急引，故痛。"

2. **情志不畅**　恼怒伤肝，肝气失于条达，横犯脾胃致肝脾不和或肝胃不和而致胃痛。《素问·宝命全形论》所说的"土得木而达"即是这个意思。所以病理上就会出现木旺克土，或土虚木乘之变。情志不遂，气机郁滞，郁而不畅，气滞则血瘀，瘀则不通，不通则痛。或忧思日久而伤脾，脾伤则升降失常，运化失司，气滞不畅也可导致胃痛。

3. **饮食不节**　所谓"不节"，即无节制，包含的范围很广。如暴饮暴食，宿食停滞；过食生冷，寒积胃脘；恣食肥甘厚味，日积月累，湿热中阻；嗜食辛辣燥热，长此以往，灼伤胃阴；或饮食不规律，饥饱无常，脾失健运，均可损及脾胃，以致脾胃失和，而致胃痛。如《素问·痹论》曰："饮食自倍，肠胃乃伤。"《医学正传·胃脘痛》曰："初致病之由，多因纵恣口腹，喜好辛酸，恣饮热酒煎煿，复餐寒凉生冷，朝伤暮损，日积月深……故胃脘疼痛。"现代人嗜烟酗酒，服用伤胃的药物，长期饮用浓茶、咖啡、碳酸饮料等也属于饮食不节的范畴。应该引起注意。

4. **脾胃虚弱**　禀赋不足、身体素虚，或久病伤脾，或大病过后，或劳倦太过，均可导致脾胃虚弱，或为中焦虚寒，胃失温养，或为胃阴不足，胃失濡润，而致胃痛隐隐。若有中气下陷者，病情可进一步加重。

综上所述，胃痛初起病位主要在胃，可旁及肝，病久则涉脾，或脾胃同病，肝脾同病。胃痛虽病因各异，病理也有虚实寒热、在气在血之别，但其发病机制不外两条：一为"不通则痛"，二为"不荣则痛"。实性疼痛即为"不通则痛"，多由于感受外邪，气滞血瘀、痰浊凝滞等阻滞脏腑经络，气血运行不畅，不通则痛。虚性疼痛即为"不荣则痛"，多由阳气亏虚，阴精不足，脏腑经脉失于濡养而致痛，虚实常常相互转化，相互影响。

胃痛的治疗，以理气和胃止痛为基本原则。旨在疏通气机，恢复胃腑和顺通降之性，通则不痛，从而达到止痛的目的。胃痛属实者，治以祛邪为主，根据寒凝、食停、气滞、郁热、血瘀、湿热之不同，分别用温胃散寒、消食导滞、疏肝理气、泄热和胃、活血化瘀、清热化湿诸法；属虚者，治以扶正为主，根据虚寒、阴虚之异，分别用温中益气、养阴益胃之法。虚实并见者，则扶正祛邪之法兼而用之。

【谢晶日教授对胃痛的辨证治法】

1. 胃中蕴热证

症状：胃脘灼热，得凉则减，得热加重；伴有口干或口臭、口舌生疮，甚至大便不通；舌红苔黄少津，脉滑数。

治法：泻火和中止痛。

方药：金铃子散合泻心汤加减。方中以黄芩、黄连清泻胃火，延胡索、川楝子行气止痛。气机不畅者加郁金、绿萼梅、佛手等调理气血以止疼痛；大便溏泄者加牡蛎，甚者加乌梅；心烦寐差者则加合欢花、夜交藤等。邪热蕴久成毒者可加蒲公英、连翘、金银花、虎杖等清热解毒。

2. 胃气壅滞证

症状：胃脘胀痛，食后加重，嗳气；伴有嗳腐，纳呆，或有伤食病史，或有外感表证史；舌质淡，苔白厚腻，或薄白或薄黄，滑脉多见。

治法：理气和胃止痛。

方药：香苏散加减。方中以苏梗、香附、陈皮、香橼皮、佛手等理气和胃；若为风寒直中，加葱白、高良姜散寒止痛；若为伤食所致可加焦三仙，焦槟榔消食导滞。

3. 肝胃不和证

症状：胃脘、胁肋胀痛，走窜不定，每因情志不遂而加重；伴有嗳气、呃逆、善太息、不思饮食等；舌淡红，苔薄白，脉弦。

治法：疏肝和胃止痛。

方药：柴胡疏肝散加减。方中以柴胡、川芎、枳实、香附、陈皮、青皮等疏肝理气止痛；疼痛严重者加延胡索、川楝子止痛；气郁化火者加丹皮、栀子、蒲公英泄热。

4. 胃阴不足证

症状：胃脘隐痛或灼痛。伴胃中嘈杂，饥不欲食，口燥咽干，大便干结；舌体瘦小，色红少苔或无苔，脉细数。

治法：养阴清热止痛。

方药：益胃汤加减。方中以沙参、石斛、麦冬、玉竹、芍药等养阴清热；气滞者加香橼、玫瑰花、佛手；便秘者加火麻仁、郁李仁；津伤明显者加乌梅、芦根、天花粉生津养液。

5. 瘀血阻滞证

症状：胃痛如针刺或刀割，拒按，痛处定不移；伴面色晦暗无华，唇紫，女子月事不调等；舌质紫暗，或有瘀斑瘀点，脉弦涩。

治法：活血祛瘀止痛。

方药：失笑散加减。方中以当归、赤芍、蒲黄、五灵脂活血祛瘀；若气滞明显者加理气之品；兼有脾虚者加党参、白术健脾益气；若瘀血日久而有出血者要按血证处理。

6. 脾胃虚寒证

症状：胃脘隐痛，喜温喜按，遇寒遇饥加重，遇温进食则缓；伴四肢不温，面白无华，神疲乏力，食少便溏，嗜睡等；舌质淡胖，边有齿痕，苔薄白，脉沉细无力。

治法：温中健脾止痛。

方药：黄芪建中汤加减。方中以桂枝、黄芪温中益气，芍药、饴糖、甘草缓急止痛；有反酸者加瓦楞子、浙贝母、海螵蛸等制酸之品。

【谢晶日教授临证思维总结】

1. 注重调脾　谢晶日教授认为，胃痛与脾胃关系最为密切，因此调脾和胃是治疗胃痛的关键。首先，两者在经络上，互为表里，相互络属。《素问·太阴阳明论》云："脾与胃以膜连。"在生理功能上，两者同为后天之本，完成对水谷的消化，精微的吸收与输布，以营养全身。在病理上，脾病与胃病在临床表现上虽有区别，但两者往往相互影响。调脾包括健脾与悦脾，健脾即脾脏不足而给予补益脾气之药，如党参、白术等。悦脾即在治疗主病之时，给予芳香行气醒脾快膈之药，如砂仁、佛手、陈皮、木香之类，故治疗胃痛一病，无论何种证型，稍佐以健脾与悦脾之药，更有利于疾病的恢复。

2. 重视调肝助脾　肝属木，喜条达而恶抑郁。肝主疏泄的生理功能能促进脾胃运化。肝气疏泄正常，才能使全身的气机条畅，使脾气升胃气降，脾胃升清降浊运化有常。若肝失疏泄，影响到脾之升清，可表现为脘腹胀满、肠鸣、腹泻等；影响到胃之降浊，症见嗳气、恶心、食欲不振等。此外，从五行关系讲，生理情况下，肝脏对脾胃有克罚之用，病理情况下，木旺乘土，肝病及脾。所谓"见肝之病，知肝传脾"，可见一斑。因此，在治疗脾胃病中，调肝助脾极为关键。如在健脾和胃的同时，佐以疏肝理气的柴胡、香附、香橼、佛手等。

3. 注重气血兼顾　谢晶日教授认为，胃痛者应注意气血同治。正是因为气血的阻滞才导致"不通则痛"，所以"调气以和血，调血以和气"的应用是通的体现。气为血之帅，血为气之母，两者关系的紧密程度不必赘言。《景岳全书》云："凡人之气血尤如源泉也，盛则流畅，少则壅滞，故气血不虚不滞，虚则无有不滞者。"《丹溪心法·六郁》曰："然六郁之中，气郁为先，气郁又极易转化为血郁，而血郁为血瘀之先导。肝郁不舒，气机不利，不能运血，气滞则血瘀，轻则为郁，重则为瘀。"由此可见，气虚、气滞日久均可导致血运受阻，血行不畅。另外，胃痛反复发作日久，则入血分，出现胃部刺痛、肌肤甲错、骨蒸、舌紫暗、脉涩等血瘀之象。因此，在选用调气药的同时，常选用五灵脂、丹参、桃仁、莪术等活血化瘀药。

4. 重视通腑止痛　通过大量的临床观察发现，不少患者因大便不通畅而致胃脘胀痛，胃与肠相通，六腑以通为用，通则不痛，故治胃痛勿忘通降之法。根据证型的不同，适当加入通便的药物，可起到事半功倍的作用。

【结语】胃痛病因错综复杂，常由外感寒邪、饮食伤胃、情志不遂、脾胃虚弱，以及气滞、瘀血、痰饮等病因所致。病情因病因及个人禀赋不同而变化多端，轻重、深浅不一，症状表现亦有差异。但总的来说，病变部位主要在胃，与肝脾密切相关。基本病机为胃气阻滞、胃失所养、胃络瘀阻等导致"不通"或"不荣"则痛。对于此病的患者，要重视生活调摄，尤其是饮食与精神方面的调摄，这是治疗及预防不可或缺的措施。饮食以少食多餐、营养丰富、清淡易消化为原则，不宜吸烟，饮酒及过食生冷、辛辣食物。切忌暴饮暴食、粗硬饮食，或饥饱无常；应保持精神愉快，避免忧思恼怒及情绪紧张；注意劳逸结合，避免劳累，病情较重时，需适当休息，这样可减轻胃痛和减少胃痛发作，进而达到预防胃痛的目的。本病预后一般较好，转归主要有胃脘积块和吐血、便血等。

（王静滨）

二、腹痛

【疾病概论】腹痛是指胃脘以下、耻骨毛际以上的部位发生疼痛为主要表现的一种病症，多由脏腑气机不利、经脉失养而成。文献中的"脐腹痛""小腹痛""少腹痛""环脐而痛""绕脐痛"等，均属本病范畴。早在《黄帝内经》中即有腹痛病名的记载，并有腹痛的病因病机、症状表现等的论述。腹痛可以是一种独立的病症，也可以作为一个症状见于多种疾病。从相关文献记载来看，腹痛在最初是作为一个临床症状被记载，其后逐渐演变为一个独立的病。《症因脉治》明确了腹痛的病位并沿用至今，"痛在胃之下，脐之四旁，毛际之上，名曰腹痛"。腹痛为临床常见症状，可见于西医学的急慢性胰腺炎、不完全性肠梗阻、肠粘连、消化不良性腹痛、结核性腹膜炎、肠易激综合征、胃肠痉挛、腹型过敏性紫癜、输尿管结石等疾病。腹痛各地皆有，四季皆可发生。

【学术争鸣】《黄帝内经》最早提出腹痛的病名，并认为腹痛由寒、热邪气客于胃肠引起。《素问·举痛论》认为腹痛的发生是由于"寒气客于肠胃之间，膜原之下，血不得散，小络急引故痛。"《金匮要略》将腹痛分为实寒、阳虚、实热、血虚等不同证型进行辨证施治，并拟定附子粳米汤、厚朴三物汤等方剂进行治疗。如"病者腹满，按之不痛为虚，痛者为实，可下之。舌黄未下者，下之黄自去。""腹满时减，复如故，此为寒，当与温药。"前条还明确指出了攻下后"黄苔"消退与否是验证肠胃积滞是否清除的标志。同时，《金匮要略》还创立了许多行之有效的治法方剂，如治疗"腹中寒气，雷鸣切痛，胸胁逆满，呕吐"的附子粳米汤，治疗"心胸中大寒痛，呕不能食，腹中寒，上冲皮起，出见有头足，上下痛而不可触近"的大建中汤等。《诸病源候论·腹痛病诸候》首次将腹痛作为单独证候进行论述，并有急慢腹痛之论。《医学发明·泻可去闭葶苈大黄之属》明确提出了"痛则不通"的病理学说，并在治疗上确立了"痛随利减，当通其经络，则疼痛去矣"的治疗大法，对后世产生很大影响。

【谢晶日教授对腹痛病因病机的发挥】谢晶日教授认为，腹内有肝、胆、脾、肾、大肠、小肠、膀胱等诸多脏腑，且为足三阴、足少阳、手阳明、足阳明、冲、任、带等诸多经脉循行之处，因此，腹痛的病因病机也比较复杂。外邪入侵、饮食所伤、情志失调、跌仆损伤、气血不足、阳气虚弱等原因，引起腹部脏腑气机不利，气血阻滞，或脏腑经络失养，均可发生腹痛。

谢晶日教授依据传统中医基础理论以及其多年的临床经验，将腹痛的病因病机归纳如下。

1. 外感六淫　外感六淫之邪，可引起腹痛。其中寒邪为患最易引起腹痛。因伤于风寒，寒凝气滞，导致脏腑经脉气机阻滞；又寒性收引，而致筋脉拘急，故寒邪外袭，不通则痛。如《素问·举痛论》曰："寒气客于肠胃，厥逆上出，故痛而呕也。寒气客于小肠，小肠不得成聚，故后泄腹痛矣。"若伤于暑热，外感湿热，或寒邪不解，郁久化热，热结于肠，腑气不通，气机阻滞，也可发为腹痛。

2. 情志失调　抑郁恼怒，肝失条达，气机不畅；或忧思伤脾，或肝郁克脾，肝脾不和，气机不利，均可引起脏腑经络气血郁滞，引起腹痛。如《证治汇补·腹痛》谓："暴触怒气，则两胁先痛而后入腹。"若气滞日久，还可致血行不畅，形成气滞血瘀腹痛。

3. 饮食所伤　饮食不节或暴饮暴食，损伤脾胃，饮食停滞误食馊腐，饮食不洁，或过食生冷，致寒湿内停；恣食肥甘厚腻辛辣，酿生湿热，蕴蓄肠胃等均可损伤脾胃，腑气通降不利，气机阻滞，而发生腹痛。如《素问·痹论》曰："饮食自倍，肠胃乃伤。"

4. 阳气虚弱　素体脾阳不足，或过服寒凉，损伤脾阳，内寒自生，渐至脾阳虚衰，气血不足，或肾阳素虚，或久病伤及肾阳，而致肾阳虚衰，均可致脏腑经络失养，阴寒内生，寒阻气滞而生腹痛。正如《诸病源候论·久腹痛》所说："久腹痛者，脏腑虚而有寒，客于腹内，连滞不歇，发作有时。发则肠鸣而腹绞痛，谓之寒中。"

5. 瘀血内阻　跌仆损伤，络脉瘀阻，或腹部手术，血络受损，或气滞日久，血行不畅，或腹部脏腑经络疾病迁延不愈，久病入络，皆可导致瘀血内阻，而成腹痛。《血证论·瘀血》云："瘀血在中焦，则腹痛胁痛；瘀血在下焦，则季胁、少腹胀满刺痛，大便色黑。"

综上所述，腹痛的病因病机，不外寒、热、虚、实、气滞、血瘀等六个方面，但其间常相互联系，相互影响，相因为病，或相兼为病。如寒邪客久，郁而化热，可致热邪内结而成郁热腹痛；气滞日久，气滞则血瘀可形成血瘀腹痛等。腹痛的病位虽在腹部，但落实到具体的脏腑则病位就各有不同。通过具体的病情才能辨别是在脾在肠，还是在气在血，或在经脉。总而言之，形成本病的基本病机是脏腑气机不利，气血阻滞而形成的"不通则痛"，和中脏虚寒或疾病日久，脏腑经络失养而导致的"不荣则痛"。

【谢晶日教授对腹痛的辨证治法】腹痛的治疗以"通"为大法，但应进行辨证论治。实则泻之，虚则补之，热者寒之，寒者热之，滞者通之，瘀者散之。腹痛以"通"为治疗大法，系据"痛则不通，通则不痛"的病理生理而制定的。如肠腑以通为顺、以降为和，肠腑病变而用通利，因势利导，使邪有出路，腑气得通，腹痛自止。但通常所说的治疗腹痛的通法，属广义的"通"，并非单指攻下通利，而是在辨明寒热虚实而辨证用药的基础上适当辅以理气、活血、通阳等疏导之法，标本兼治。如《医学真传·腹痛》谓："夫通则不痛，理也。但通之之法，各有不同，调气以和血，调血以和气通也；下逆者使之上行，中结者使之旁达，亦通也；虚者助之使通，寒者温之使通，无非通之之法也。若必以下泄为通，则妄矣。"《景岳全书·心腹痛》曰："凡治心腹痛证，古云痛随利减，又曰通则不痛，此以闭结坚实者为言。若腹无坚满，痛无结聚，则此说不可用也。其有因虚而作痛者，则此说更如冰炭。"

1. 寒邪内阻证

症状：腹痛急起，剧烈拘急，得温痛减，遇寒尤甚，口淡不渴，手足不温，小便清长，大便尚可，苔薄白，脉沉紧。

治法：温里散寒，理气止痛。

方药：良附丸合正气天香散加减。方中以高良姜、干姜、紫苏温中散寒，乌药、香附、陈皮理气止痛。若少腹拘急冷痛，寒滞肝脉者，用暖肝煎暖肝散寒；若腹中冷痛，周身疼痛，内外皆寒者，用乌头桂枝汤温里散寒；若腹痛拘急，大便不通，寒实积聚者，用大黄附子汤以泻寒积；若腹中雷鸣切痛，呕吐，胸胁胀满，为寒气上逆者，用附子粳米汤温中降逆；若脐中痛不可忍，喜温喜按者，为寒邪内侵，肾阳不足，用通脉四逆汤温通肾阳。

2. 湿热积滞证

症状：腹部胀痛，痞满拒按，得热痛增，遇冷则减，胸闷不舒，烦渴喜冷饮，大便秘结，或溏滞不爽，身热自汗，小便短赤，苔黄燥或黄腻，脉滑数。

治法：通腑泄热，行气导滞。

方药：大承气汤加减。方中以大黄苦寒泄热，攻下燥屎；芒硝咸寒润燥，软坚散结；厚朴、枳实破气导滞，消痞除满。本方适宜热结肠中，或热偏盛者。若燥结不甚，大便溏滞不爽，苔黄腻，湿象较显者，可去芒硝，加栀子、黄芩、黄柏苦寒清热燥湿；若少阳阳明合病，两胁胀痛，大便秘结者，可用大柴胡汤；若兼食积者，可加莱菔子、山楂以消食导滞；病程迁延者，可加桃仁、赤芍以活血化瘀。

3. 饮食停滞证

症状：脘腹胀痛，疼痛拒按，嗳腐吞酸，厌食，痛而欲泻，泻后痛减，粪便腐臭，或大便秘结，舌苔厚腻，脉滑。多有伤食史。

治法：消食导滞。

方药：枳实导滞丸加减。方中以大黄、枳实泄热通便；黄芩、黄连清热泻火；泽泻、白术、茯苓、神曲健脾消食；木香、莱菔子、槟榔行气导滞。若食滞较轻，脘腹胀闷者，可用保和丸消食化滞。若食积较重，也可用枳实导滞丸合保和丸化裁。

4. 气机郁滞证

症状：脘腹疼痛，痛引两胁，胀满不舒，时聚时散，攻窜不定，得嗳气矢气则舒，遇忧思恼怒则剧，苔薄白，脉弦。

治法：疏肝解郁，理气止痛。

方药：柴胡疏肝散加减。方中以柴胡、枳壳、香附、陈皮疏肝理气，芍药、甘草缓急止痛，川芎行气活血。若腹痛肠鸣，气滞腹泻者，可用痛泻要方以疏肝调脾，理气止痛；若痛引少腹睾丸者，加橘核、川楝子以理气散结止痛；若气滞较重，胁肋胀痛者，加川楝子、郁金以助疏肝理气止痛之功；若少腹绞痛，阴囊寒疝者，可用天台乌药散以暖肝温经，理气止痛；若肠胃气滞，腹胀肠鸣较著，矢气即减者，可用四逆散合五磨饮子疏肝理气，调中止痛。

5. 中虚脏寒证

症状：腹痛绵绵，痛时喜按，时作时止，喜热恶冷，得温则舒，饥饿劳累后加重，得食或休息后减轻，神疲乏力，形寒肢冷，大便溏薄，胃纳不佳，面色不华，舌质淡，苔薄白，脉沉细。

治法：温中补虚，缓急止痛。

方药：小建中汤加减。方中以桂枝、生姜温中散寒，芍药、饴糖缓解止痛。尚可加黄芪、茯苓、人参、白术等助益气健脾之力，加吴茱萸、干姜、川椒、乌药等助散寒理气之功。食少，饭后腹胀者，可加谷麦芽、鸡内金健胃消食；大便溏薄者，可加芡实、山药健脾止泻；若寒偏重，症见形寒肢冷，肠鸣便稀，手足不温者，则用附子理中汤温中散寒止痛；若腹中大寒痛，呕吐肢冷者可用大建中汤温中散寒；腰酸膝软，夜尿频多者，加补骨脂、肉桂温补肾阳。

6. 瘀血阻滞证

症状：腹痛如锥如刺，痛势较剧，腹内或有结块，痛处固定而拒按，经久不愈，舌质紫暗或有瘀斑，脉细涩。

治法：活血化瘀，理气止痛。

方药：少腹逐瘀汤加减。方中以当归、川芎、赤芍等养血活血；蒲黄、五灵脂、没药、延胡索化瘀止痛；小茴、肉桂、干姜温经止痛。若腹痛气滞明显者，加香附、柴胡以行气解郁；若瘀热互结者，可去肉桂、干姜，加丹参、赤芍、丹皮等化瘀清热；若腹部术后作痛，可加泽兰、红花、三棱、莪术，并合用四逆散以增破气化瘀之力；若跌仆损伤作痛，可加丹参、王不留行，或吞服三七粉、云南白药以活血化瘀；若少腹胀满刺痛，大便色黑，属下焦蓄血者，可用桃核承气汤活血化瘀，通腑泄热。

【谢晶日教授临床思维总结】

1. 重视"不通则痛""不荣则痛"两大病机　寒邪内阻，湿热中阻，气机郁滞，饮食停滞，瘀血阻滞均可导致"不通"的结果，最终引起腹痛。但凡疼痛都离不开"不通"二字，腹痛也不例外。中脏虚寒或疾病日久致气血具虚的阶段，则出现"不荣则痛"，疼痛隐隐，绵绵作痛，缠绵不愈，此时采用补法，温中补虚，补益气血，缓急止痛。

2. 注意辨别疼痛的性质　导致腹痛的病因病机千差万别，所以疼痛的性质也各有不同。临床上，应注意疼痛的特点，有利于疾病的分型与治疗。如走窜痛，痛处不定，攻撑走窜，得嗳气、矢气痛减，提示气机郁滞为患。气窜则痛窜。刺痛、疼痛固定不移、入夜尤甚、痛处拒按，提示瘀血阻滞为患。冷痛，疼痛得温则减，遇寒加重，提示寒邪为患或中脏虚寒。热痛，疼痛得热痛增，遇冷则减，提示湿热内阻。另外，痛势绵绵，喜揉喜按，痛而无形，饥则痛增，得食痛减者，为虚痛；痛势急剧，痛时拒按，痛而有形，疼痛持续不减，得食则甚者，为实痛。

【结语】腹痛可由多种病因引起，且相互兼杂，互为因果，共同致病。腹痛病位在腹，诊断时应注意与胃痛，尤其是外科腹痛、妇科腹痛等相鉴别。腹有大腹、胁腹、少腹、小腹之分，病变涉及脾、大小肠、肝胆、肾、膀胱等多脏腑，并涉及多经脉，在辨证时应综合考虑。腹痛的治疗以"通"为大法，进行辨证论治。实则泻之，虚则补之，热者寒之，寒者热之，滞者通之，瘀者散之，不得认为"通"即是单纯攻下。腹痛预防与调摄的大要是节饮食，适寒温，调情志。寒痛者要注意保温，虚痛者宜进食易消化食物。腹痛的转归及预后取决于其所属疾病的性质和患者的体质。一般来说体质好，病程短，正气尚足者预后良好；体质较差，病程较长，正气不足者预后较差；身体日渐消瘦，正气日衰者难治。若腹痛急暴，伴大汗淋漓，四肢厥冷，脉微欲绝者为虚脱之象，如不及时抢救则危殆立至。热痛者忌食肥甘厚味和醇酒辛辣，食积者注意节制饮食，气滞者要保持心情舒畅。

（王静滨）

三、痞满

【疾病概论】痞满是由于饮食不节、湿热所侵、表邪内陷、痰气搏结、情志不和等导致中焦气机不利，升降失常而出现胸腹痞闷满胀不舒的病症，以心下胸膈满闷不舒、胃脘痞塞不通、触之无形、按之柔软、压之不痛等为主要特点。本病首见于《黄帝内经》，称为"否""痞""满""痞满""痞塞"。张仲景明确指出："但满而不痛者，此为痞。"痞满在西医学中可见于功能性消化不良、慢性胃炎、胃下垂、脂肪肝、慢性胆囊炎、慢性肠炎、肿瘤化疗后引起的消化道反应等疾病。西医治疗方面，只有部分胃肠动力药可供选择，但对于老年患者，有些胃肠动力药应用后可导致腹泻、肠鸣等不良反应。近年来中医中药对痞满的治疗优势逐渐体现，为患者带来了福音。

【学术争鸣】中医学对痞满的认识历史悠久，源远流长。《素问·五常政大论》云："备化之纪……其病否。""卑监之纪……—其病留满否塞。"《素问·异法方宜论》云："脏寒生满病。"《素问·六元正纪大论》云："太阴所至，为积饮否隔。"《素问·至真要大论》云："太阳之复，厥气上行……心胃生寒，胸膈不利，心痛否满。"至东汉时期仲景特别强调"满而不痛，触之无形"是痞证的主要鉴别要点，如《伤寒论》曰："但满而不痛者此为痞，柴胡不中与之，半夏泻心汤主之。""心下痞，按之濡。""按之自濡，但气痞耳。"隋代巢元方《诸病源候论》虽有"八否候""诸否候"的记载，但未明确说明八否之名，只是重在探讨痞的病因病机。《丹溪心法》中"月真满痞塞者，皆土之病也，与胀满有轻重之分，痞则自觉痞闷，而外无胀急之形"，进一步论述了胀满和痞满的区别。《景岳全书·痞满》提出应分虚实论治："所以痞满一证，大有疑辨，则在虚实二字。凡有邪有滞而痞者，实痞也；无邪无滞而痞者，虚痞也；有胀有痛而满者，实满也；无胀无痛而满者，虚满也；实痞实满者，可散可消；虚痞虚满者，非大加温补不可。此而错用，多致误之。"《医学正传·痞满》曰："故胸中之气，因虚而下陷于心之分野，故心下痞。宜升胃气，以血药兼之。若全用利气之药导之，则痞尤甚。痞甚而复下之，气愈下降，必变为中满鼓胀，皆非其治也。"《证治汇补·痞满》曰："大抵心下痞闷，必是脾胃受亏，浊气夹痰，不能运化为患。初宜舒郁化痰降火，二陈、越鞠、芩连之类；久之固中气，参、术、苓、草之类，佐以他药。有痰治痰，有火治火，郁则兼化。若妄用克伐，祸不旋踵。又痞同湿治，惟宜上下分消其气，如果有内实之症，庶可疏导。"《类证治裁·痞满》曰："伤寒之痞，从外之内，故宜苦泄；杂病之痞，从内之外，故宜辛散……痞虽虚邪，然表气入里，热郁于心胸之分，必用苦寒为泻，辛甘为散，诸泻心汤所以寒热互用也。杂病痞满，亦有寒热虚实之不同。"

【谢晶日教授对痞满病因病机的发挥】 谢晶日教授认为，痞满是指以自觉心下痞塞、胸脘胀满、触之无形、压之无痛为主要症状的病症。根据部位的不同，痞满可分为胸痞和胃痞两类。脾胃同居中焦，脾主升清，胃主降浊，共司水谷的纳运和吸收，清升浊降，纳运如常，则胃气条畅。若因表邪内陷入里，饮食不节，痰湿阻滞，情志失调，或脾胃虚弱等各种原因导致脾胃损伤，升降失司，胃气壅塞，即可发生痞满。治疗一般以理气和胃导滞、疏肝行气调中为原则，但须仔细审证，灵活立法处方，才能取效。脾胃同居中焦，脾主升清，胃主降浊，共司水谷的纳运和吸收，清升浊降，纳运如常，则胃气条畅。若因表邪内陷入里，饮食不节，痰湿阻滞，情志失调，或脾胃虚弱等各种原因导致脾胃损伤，升降失司，胃气壅塞，即可发生痞满。

谢晶日教授依据传统中医基础理论以及多年的临床经验，将痞满的病因病机归纳如下：

1. 表邪入里 外邪侵袭肌表，因治疗不当误用攻下之法，使脾胃受损，外邪乘虚而入，结于心下，阻滞中焦气机，遂成痞满。如《伤寒论》所云："太阳病，医发汗，遂发热恶寒，因复下之，心下痞。""脉浮而紧，而复下之，紧反入里，则作痞，按之自濡，但气痞耳。"

2. 痰气壅滞 因脾胃运化失健，不能运化水湿，湿蕴成痰，痰凝气滞，痰气交阻，使清阳不得升，浊阴不得降，而为心下痞。如《兰室秘藏·中满腹胀》曰："脾湿有余，腹满食不化。"

3. **饮食中阻** 饮食不节，或暴饮暴食，或者恣食油腻生冷等均可引起损伤脾胃，影响脾胃功能而引发痞满。《伤寒论》曰："胃中不和，心下痞硬，干噫食臭。"

4. **脾胃虚弱** 素体脾虚，中气不足；劳倦过度，饥饱失常；久病大病后胃气未复；或误进攻下克伐之剂，戕伤中气，皆可致脾胃虚弱，运化升降失司而成气滞痞满。《兰室秘藏·中满腹胀》曰："或多食寒凉，及脾胃久虚之人，胃中寒则胀满，或脏寒生满病。"

5. **情志不调** 情志不舒，气机郁滞，或暴怒伤肝，气机逆乱，或忧思太过伤脾，使肝脾气机郁滞，升降失常，气不布津而生痰，肝胃气滞痰郁而成痞满。如《景岳全书·痞满》所谓："怒气暴伤，肝气未平而痞。"

故痞满的病因可概括为内因与外因两个方面。内因包括暴饮暴食、过食肥甘、嗜酒无度、肝气郁滞、忧思伤脾等，外因包括感受外邪、邪盛入里等。痞满的基本病机为中焦气机不利、脾胃升降失职。

谢晶日教授在总结先贤经验的基础上结合自身多年临床经验认为，本病病因病机复杂，而脾胃虚弱为致病根本。由于现代人生活及饮食习惯的改变，过食生冷、肥甘、辛辣，纵嗜烟酒的人越来越多，脾胃受损而致病的患者也越来越多见；加上现代社会竞争激烈、生活节奏快，来自各方面的压力都很大，人们常出现精神、情志改变而致病，故饮食不节及情志不畅成为痞满的常见病因。谢晶日教授认为，脾虚是发病的基础。本病从虚实辨证看，虚多于实，因虚致实，因实致虚，虚证可贯穿疾病始终。脾胃虚弱，运化无力，水湿聚而生痰，阻滞气机，升降不利而出现痞满。实邪内阻或饮食停留，日久均可导致脾胃虚弱。可见痞满病程长时，常常虚实转换，虚实夹杂，且以虚为多。所以患者会出现病程长，病情时轻时重，反复发作的情况。

痞满的基本病机是脾胃功能失调、升降失司、胃气壅塞。因此，其治疗原则是调理脾胃，理气消痞。实者分别施以泄热、消食、化痰、理气，虚者则重在补益脾胃。对于虚实并见之候，治疗宜攻补兼施，补消并用。治疗中应注意理气不可过用香燥，以免耗津伤液，对于虚证，尤当慎重。

【谢晶日教授对痞满的辨证治法】

1. 邪热内陷证

症状：胃脘痞满，灼热急迫；伴心中烦热，身热汗出，渴喜冷饮，大便干结，小便短赤。舌红苔黄，脉数。

治法：和胃开结，泄热消痞。

方药：大黄黄连泻心汤加减。方中以大黄泄热消痞开结，黄连清泻胃火，使邪热得除，痞气自消；可酌加金银花、蒲公英以助泄热，加枳实、厚朴、木香等以助行气消痞之力。若便秘心烦者，可加瓜蒌、栀子以宽中开结，清心除烦；口渴欲饮者，可加天花粉、连翘以清热生津。

2. 痰湿阻滞证

症状：脘腹痞塞，胸膈满闷，头晕目眩，身重困倦，呕恶纳呆，口淡不渴，小便不利，舌苔白厚腻，脉沉滑。

治法：燥湿化痰，顺气消痞。

方药：二陈汤合平胃散加减。方中以陈皮、半夏燥湿化痰，厚朴顺气消痞；可加前胡、桔梗、枳实以助其化痰理气。若气逆不降，嗳气不除者，可加旋覆花、代赭石以化痰降逆；胸膈满闷较甚者，可加薤白、菖蒲、枳实、瓜蒌以理气宽中；咯痰黄稠，心烦口干者，可加黄芩、栀子以清热化痰。

3. 脾胃虚弱证

症状：痞满纳胀，胸闷嗳气，体倦食少，脉虚大便不调；舌淡苔白，脉沉弱。

治法：补气健脾，升清降浊。

方药：补中益气汤加减。方中以人参、黄芪、白术补气健脾，柴胡、升麻升清降浊。若畏寒怕冷者加干姜、附子、吴茱萸以温中散寒；若气虚失运加木香、佛手以行气消痞；若脾失健运加神曲、麦芽、山楂等健脾消食；若病程日久，气虚血瘀者加乳香、没药、莪术等行气消郁。

4. 饮食积滞证

症状：脘痞胀满，嗳腐吞酸，伴不思饮食，恶心呕吐，大便不调；舌苔厚腻，脉弦滑。

治法：消食导滞，行气除痞。

方药：保和丸加减。方中以山楂、神曲、莱菔子消食导滞，半夏、陈皮行气开结，茯苓健脾利湿，连翘清热散结，全方共奏消食导滞，行气消痞之效。若食积较重，脘腹胀满者，可加枳实、厚朴以行气消积；若食积化热，大便秘结者，可加大黄、槟榔以清热导滞通便；若脾虚食积，大便溏薄者，可加白术、黄芪以健脾益气。

5. 肝郁气滞证

症状：痞满胁胀，嗳气呕恶，伴善太息，心烦易怒，苔腻脉弦。

治法：疏肝降逆，化痰和胃。

方药：四逆散合越鞠丸加减。方中以柴胡、香附疏肝降逆，苍术化湿和胃。若气郁化火，口干口苦者加川楝子、黄芩、龙胆草来清泻肝火；舌苔厚腻者加茯苓、白术、薏苡仁来健脾渗湿。

【谢晶日教授临床思维总结】

1. 重视调畅气机，使升降协调　谢晶日教授认为痞满一证主要是由于气机不利、脾胃升降失常所致。《素问·阴阳应象大论》曰："清气在下，则生飧泄；浊气在上，则生膜胀。"《临证指南医案》有云："脾胃之病……其于升降二字，尤为紧要。"故谢晶日教授提出：调畅气机，使脾胃升降协调，是解决痞满的关键所在。协调的本质在于调和脾胃的升与降，纳与运，燥与湿，从而达到脾胃生化有源、健运不息的目的。

2. 善用经方，博采创新　谢晶日教授擅用经方治疗痞满。《伤寒论》曰："但满而不痛者此为痞，柴胡不中与之，半夏泻心汤主之。"临床上治疗寒热错杂者，用半夏泻心汤，以辛开苦降。但在其他变证及兼证的治疗上，谢晶日教授博采创新，总结了一些经验。如肝气犯胃者，用四逆散以疏肝理脾；脾胃虚弱者，用黄芪建中汤以温中健脾和胃；胃阴不足施以沙参、麦冬；气郁化火可用左金丸；寒兼嗳气者用旋覆代赭汤；兼吐酸者投以煅瓦楞子、海螵蛸、浙贝母等；湿热重者予苍术、蒲公英等；脾阳不振酌加桂枝、高良姜、干姜。

3. 四诊合参，整体论治　谢晶日教授治疗痞满多从病因病机、症状体征、病史等诸多方面进行全面衡量、综合分析，从不只看局部而注重整体。无论是中医的望、闻、问、切，还是西医的视、触、叩、听，谢晶日教授均能灵活组合运用，为疾病的诊断、辨证及治疗提供有力保障。

4. 未病先防，既病防变　对于痞满的预防，生活方面的调护最为重要。饮食方面，要做到有所节制，坚决不可暴饮暴食。每日三餐要按时进餐，避免饥饱失常。另外，饮食清淡为宜，不宜嗜食肥甘、恣食生冷。烟酒适度。情志方面，保持心情愉快，不生闷气，不发脾气。起居方面，适当参加体育锻炼、有氧运动，但不宜过于剧烈，以身体微微出汗为最佳。

【结语】痞满是由表邪内陷、饮食不节、痰湿阻滞、情志失调、脾胃虚弱等，导致脾胃功能失调、升降失司、胃气壅塞而成的，以胸脘痞塞、满闷不舒、按之柔软、压之不痛、视之无胀大之形为主要临床特征的一种脾胃病症。中医药在治疗各种原因所致的痞满方面，疗效都比较突出，在促进胃肠蠕动、增强胃动力方面有明显优势，解决了很多西医学无法解决的问题。加之中药的副作用少，又可以长期间断服药，具有巩固疗效、防止复发以及全身调整等作用。痞满一般预后良好。要重视生活调摄，尤其是饮食与精神方面的调摄。饮食以少食多餐、营养丰富、清淡易消化为原则，不宜饮酒及过食生冷、辛辣食物，切忌粗硬饮食、暴饮暴食，或饥饱无常；应保持精神愉快，避免忧思恼怒及情绪紧张；注意劳逸结合，避免劳累，病情较重时，需适当休息。

（王静滨）

四、泄泻

【疾病概论】泄泻是一种常见的脾胃肠病症，一年四季均可发生，但以夏秋两季较为多见。泄泻是以大便次数增多，粪质稀薄，甚至泻出如水样便为临床特征的一种病症。《黄帝内经》称本病为"濡泄""洞泄""鹜溏""飧泄""注下""后泄"等，且对本病的病机有较全面的论述，如《素问·生气通天论》曰："因于露风，乃生寒热，是以春伤于风，邪气流连，乃为洞泄。"本病可见于西医学的多种疾病，如急慢性肠炎、肠易激综合征、肠结核、吸收不良综合征等，当这些疾病出现泄泻的表现时，均可参考本节辨证论治。应注意的是，本病与西医学腹泻的含义不完全相同。中医药治疗本病有较好的疗效。

【学术争鸣】《素问·阴阳应象大论》曰："清气在下，则生飧泄。""湿胜则濡泄。"《素问·举痛论》曰："寒气客于小肠，小肠不得成聚，故后泄腹痛矣。"《素问·至真要大论》曰："诸呕吐酸，暴注下迫，皆属于热。"说明风、寒、热、湿均可引起泄泻。《素问·太阴阳明论》指出："饮食不节，起居不时者，阴受之……阴受之则入五脏……下为飧泄。"《素问·举痛论》指出："怒则气逆，甚则呕血及飧泄。"说明饮食、起居、情志失宜，亦可发生泄泻。另外，《素问·脉要精微论》曰："胃脉实则胀，虚则泄。"《素问·脏气法时论》曰："脾病者……虚则腹满肠鸣，飧泄食不化。"《素问·宣明五气》谓："五气所病……大肠小肠为泄。"说明泄泻的病变脏腑与脾胃大小肠有关。《黄帝内经》关于泄泻的理论体系,为后世奠定了基础。张仲景将泄泻和痢疾统称为下利。《金匮要略·呕吐哕下利病脉证治》中将本病分为虚寒、实热积滞和湿阻气滞三型,并且提出了具体的证治。如"下利清谷,里寒外热,汗出而厥者,通脉四逆汤主之""气利,诃梨勒散主之",指出了虚寒下利的症状,以及治疗当遵温阳和固涩两法。又说:"下利三部脉皆平,按之心下坚者,急下之,宜大承气汤。""下利谵语,有燥屎也,小承气汤主之。"提出对实热积滞所致的下利,采取攻下通便法,即所谓"通因通用"法。《金匮要略·呕吐哕下利病脉证治》还对湿邪内盛,阻滞气机,不得宣畅,水气并下而致的"下利气者",提出"当利其小便",以分利肠中湿邪,即所谓"急开支河"之法。张仲景为后世泄泻的辨证论治奠定了基础。《三因极一病症方论·泄泻叙论》从三因学说的角度全面地分析了泄泻的病因病机,认为不仅外邪可导致泄泻,情志失调亦可引起泄泻。《医宗必读·泄泻》在总结前人治泄经验的基础上,提出了著名的治泄九法,即淡渗、固涩、升提、疏利、清凉、甘缓、燥脾、酸收、温肾,其实用价值在临床方面已经得到证实,并因其论述全面而系统,亦成为泄泻治疗学上发展的一大进步。

【谢晶日教授对泄泻病因病机的发挥】谢晶日教授认为,致泻的病因是多方面的,主要有感受外邪、饮食所伤、情志失调、脾胃虚弱、命门火衰等。这些病因导致脾虚湿盛,脾失健运,大小肠传化失常,升降失调,清浊不分,而成泄泻。

谢晶日教授依据传统中医基础理论以及其多年的临床经验,将泄泻的病因病机归纳如下。

1. 饮食所伤　饮食过量,停滞肠胃;或过食生冷,寒邪伤中;或恣食肥甘,湿热内生;或误食腐馁不洁,食伤脾、胃、肠,化生食滞、寒湿、湿热之邪,致升降失调,运化失职,清浊不分，而发生泄泻。正如《景岳全书·泄泻》所说："若饮食失节，起居不时，以致脾胃受伤，则水反为湿，谷反为滞，精华之气不能输化，乃至合污下降而泻痢作矣。"

2. 感受外邪　引起泄泻的外邪以暑、湿、寒、热较为常见，其中又以感受湿邪致泄者最多。素来就有"湿多成五泄"之说，因脾喜燥而恶湿，所以湿邪最易困阻脾土。湿邪困脾导致中焦气机升降失调，脾胃清浊不分，水谷杂下而发生泄泻。《杂病源流犀烛·泄泻源流》说："湿盛则飧泄，乃独由于湿耳。不知风寒热虚，虽皆能为病，苟脾强无湿，四者均不得而干之，何自成泄？是泄虽有风寒热虚之不同，未有不源于湿者也。"故寒邪和暑热之邪，虽然除了侵袭皮毛肺卫之外，亦能直接损伤脾、胃、肠，使其功能障碍，但若引起泄泻，必夹湿邪才能为患，正所谓"无湿不成泄"。

3. 情志失调　平日思虑过度，脾气不运，土虚木乘；或抑郁恼怒，肝气不疏，横逆犯脾；或素体脾虚，逢怒进食，更伤脾土，以上三种情况均能引起脾的健运失司，升降失常，清浊不分，而成泄泻。故《景岳全书·泄泻》曰："凡遇怒气便作泄泻者，必先以怒时夹食，致伤脾胃，故但有所犯，即随触而发，此肝脾二脏之病也。盖以肝木克土，脾气受伤而然。"

4. 脾胃虚弱　素体脾、胃、肠虚弱，先天禀赋不足；或长期饮食不节，暴饮暴食、过食生冷、嗜食肥甘以及饥饱失常；或久病体虚，劳倦内伤，损伤脾胃，使胃受纳水谷、脾运化精微的功能皆处于失常状态，进而积谷为滞，聚水成湿，致脾胃升降失司，清浊不分，混杂而下，遂成泄泻。如《景岳全书·泄泻》曰："泄泻之本，无不由于脾胃。"

5. 肾阳虚衰　命门之火，助脾胃之运化以腐熟水谷。若年老体弱，肾气不足；或久病肾阳受损；或房室无度，命门火衰，致脾失温煦，运化失职，水谷不化，升降失调，清浊不分，而成泄泻。且肾为胃之关，主司二便，若肾气不足，关门不利，则可发生大便滑泄、洞泄。如《景岳全书·泄泻》曰："肾为胃关，开窍于二阴，所以二便之开闭，皆肾脏之所主，今肾中阳气不足，则命门火衰，而阴寒独盛，故于子丑五更之后，当阳气未复，阴气盛极之时，即令人洞泄不止也。"

泄泻的病因有外感、内伤之分，而外感之中湿邪最易致病。由于脾喜燥恶湿，外来湿邪，最易困阻脾土，致脾失健运，升降失调，水谷不化，清浊不分，混杂而下，形成泄泻。其他诸多外邪只有与湿邪相兼，方能致泻。内伤当中脾虚最为关键。泄泻的病位在脾、胃、肠，脾胃为泄泻之本，脾胃当中又以脾为主，脾主运化水湿。脾病脾虚，健运失职，清气不升，清浊不分，自可成泻。其他诸如寒、热、湿、食等内、外之邪，以及肝肾等脏腑所致的泄泻，都只有在伤脾的基础上，导致脾失健运时才能引起泄泻。同时，在发病和病变过程中外邪与内伤，外湿与内湿之间常相互影响，外湿最易伤脾，脾虚又易生湿，互为因果。本病的基本病机是脾虚湿盛致使脾失健运，大小肠传化失常，升降失调，清浊不分。脾虚湿盛是导致本病发生的关键因素。

根据泄泻脾虚湿盛、脾失健运的病机特点，治疗应以运脾祛湿为原则。急性泄泻以湿盛为主，重用祛湿，辅以健脾，再依寒湿、湿热的不同，分别采用温化寒湿与清化湿热之法。兼夹表邪、暑邪、食滞者，又应分别佐以疏表、清暑、消导之剂。慢性泄泻以脾虚为主，当予运脾补虚，辅以祛湿，并根据不同证候，分别施以益气健脾升提、温肾健脾、抑肝扶脾之法，久泻不止者，尚宜固涩。同时，还应注意急性泄泻不可骤用补涩，以免闭留邪气；慢性泄泻不可分利太过，以防耗其津气；清热不可过用苦寒，以免损伤脾阳；补虚不可纯用甘温，以免助湿。若病情处于寒热虚实兼夹或互相转化时，当随证而施治。

【谢晶日教授对泄泻的辨证治法】

『急性泄泻』

①湿热泄泻证

症状：泻下急迫，泄泻腹痛，或泻而不爽，肛门灼热，里急后重，粪色黄褐，气味臭秽，或身热口渴，小便短黄，苔黄腻，脉滑数或濡数。

治法：利湿，清肠，止泻。

方药：葛根黄芩黄连汤加减。方中以葛根、黄芩、黄连、甘草等清肠利湿，若湿重于热者，症见胸脘满闷、口不渴、苔微黄厚腻者，可加薏苡仁、茯苓、泽泻、车前子以增清热利湿之力；若热重于湿者，可加金银花、马齿苋以增清热解毒之力；伴有消化不良者可加神曲、麦芽、山楂；如有发热头痛、脉浮等风热表证，可加金银花、连翘、薄荷疏风清热；若在夏暑期间，症见烦渴自汗、头重发热、小便短赤、脉濡数等，为暑湿侵袭，表里同病，可用新加香薷饮合六一散以清热解暑，利湿止泻。

②寒湿泄泻证

症状：泄泻清稀，甚则如水样，腹痛肠鸣，苔白腻，脉濡缓；若兼外感风寒，则有肢体酸痛、恶寒、发热、头痛等，苔薄白，脉浮。

治法：散寒，化湿，止泻。

方药：藿香正气散加减。方中以藿香芳香化湿，半夏、白术、茯苓、陈皮健脾除湿，厚朴、大腹皮疏利气机，紫苏、白芷解表散寒；若表邪偏重，寒热身痛，可加荆芥、防风，或用荆防败毒散；若寒重于湿，腹胀冷痛者，可用理中丸加味；若湿重于寒，或寒湿在里，腹胀肠鸣、小便不利、苔白厚腻，可用胃苓汤健脾燥湿、化湿止泻。

③伤食泄泻证

症状：泻下稀便，臭如败卵，伴有不消化食物，即完谷不化，脘腹胀满，腹痛肠鸣，泻后痛减；伴有嗳腐酸臭，不思饮食，苔垢浊或厚腻，脉滑。

治法：消食，导滞，止泻。

方药：保和丸加减。方中以神曲、山楂、莱菔子消食导滞；茯苓、陈皮、半夏化湿和胃；连翘消食滞郁热。若食滞较重，脘腹胀满，可加大黄、厚朴、枳实、槟榔等下气除满。

『慢性泄泻』

①脾虚泄泻证

症状：稍进食油腻或饮食稍多大便次数即明显增多，大便泻溏，迁延反复，面色萎黄，神疲倦怠，舌淡苔白，脉细弱。

治法：健脾，益气，渗湿，止泻。

方药：参苓白术散加减。方中以白术、茯苓、薏苡仁、山药、扁豆、莲子肉、人参健脾渗湿，砂仁芳香醒脾。若脾阳虚衰、阴寒内盛，症见腹中冷痛、大便腥秽、手足不温、喜温喜按者，可用附子理中丸以温中散寒；若久泻不愈、中气下陷，症见气短肛坠、时时欲便、解时快利，甚则脱肛者，可用补中益气汤健脾益气止泻。

②肝郁泄泻证

症状：每逢抑郁恼怒，或情绪紧张之时，即发生腹痛泄泻，攻窜作痛，腹中雷鸣，腹痛即泻，泻后痛减，矢气频作，胸胁胀闷，嗳气食少，舌淡，脉弦。

治法：抑肝，扶脾，止泻。

方药：痛泻要方加减。方中以白芍、白术、陈皮、防风等扶脾抑肝，若肝郁气滞、胸胁脘腹胀痛，可加柴胡、枳壳、香附；若脾虚明显，神疲食少者，加黄芪、党参、扁豆；若久泻不止，可加乌梅、五倍子、石榴皮等涩肠止泻。

③肾虚泄泻证

症状：黎明之前脐腹作痛，肠鸣即泻，泻下完谷，泻后即安，小腹冷痛，形寒肢冷，腰膝酸软，舌淡苔白，脉细弱。

治法：温补，固涩，止泻。

方药：四神丸加减。方中以补骨脂、吴茱萸、肉豆蔻、五味子温肾助阳、收涩止泻，可加附子、炮姜，或合金匮肾气丸温补脾肾；若年老体弱，久泻不止，中气下陷，加黄芪、党参、白术益气升阳健脾，亦可合桃花汤固涩止泻。

【谢晶日教授临床思维总结】

1. 重视温肾助阳　脾胃病日久，久病及肾，脾肾同病。脾肾亏虚时注意应用四神丸加减变化。这个阶段患者可出现久泻久痢，迁延反复，五更泄泻或完谷不化，饮食减少，食后脘闷不舒，形寒肢冷，腰膝酸软，舌质淡胖，边有齿痕，苔白滑，脉沉迟。

2. 重视顾护脾胃　谢晶日教授认为，治疗过程中应随时顾护脾胃，脾虚更易受邪侵袭，以致疾病反复发作甚至难愈，因此脾胃功能正常，才能起到免疫防护作用，正所谓"正气存内，邪不可干"。

3. 重视饮食调护对本病的辅助作用　谢晶日教授认为，在治疗本病的同时还应注意饮食调护。《素问·太阴阳明论》曰："食饮不节，起居不时者，阴受之……阴受之则入五脏……入五脏，则膜满闭塞，下为飧泄，久为肠澼。"《景岳全书·泄泻》云："饮食自倍，肠胃乃伤。"恣食肥甘厚味可致脾胃运化失常，蕴生湿热。对此类病人的诊疗过程中，谢晶日教授会向患者明述利弊，纠正病人的不良饮食习惯，通过饮食的调护，再配合中药治疗，往往会起到事半功倍的作用。

【结语】 泄泻是以大便次数增多、粪质稀薄，甚至泻出如水样为临床特征的一种脾胃肠病症。临床上应注意与痢疾、霍乱相鉴别。对于经常泄泻的患者，平时要养成良好的卫生习惯，忌食腐馊变质的饮食，不饮生水，少食生冷；阳虚较重的泄泻患者要避免受寒，居住环境的温度要适中，同时可食用健脾益胃的食物或药膳；一些急性泄泻病人应暂禁食，以利于病情的恢复；对重度泄泻者，应注意防止津液亏损，及时补充体液。一般情况下可给予流质或半流质饮食。急性泄泻经过恰当治疗，绝大多数病人能够治愈；只有少数病人因失治误治，或反复发作，导致病程迁延，日久不愈，由实转虚，变为慢性泄泻；亦有极少数病人因暴泻无度，耗气伤津，会造成亡阴亡阳之变。慢性泄泻一般经正确治疗，亦能获愈。少数患者预后不良。

（王静滨）

第三节　其他疾病

一、不寐

【疾病概论】不寐是由于情志、饮食内伤、病后或年迈、禀赋不足、心虚胆怯等病因，引起心神失养或心神不安，从而导致经常不能获得正常睡眠，睡眠时间、深度及消除疲劳作用不足为特征的一类病症。主要表现为睡眠时间、深度的不足，轻者入睡困难，或寐而不酣，时寐时醒，或醒后不能再寐，重则彻夜不寐。不寐是临床常见病症之一，虽不属于危重疾病，但常妨碍人们正常的生活、工作、学习和健康，并能加重或诱发心悸、胸痹、眩晕、头痛、中风等疾病。顽固性的不寐，给病人带来长期的痛苦，甚至形成对安眠药物的依赖，而长期服用安眠药物又可引起医源性疾病。中医药通过调整人体脏腑气血阴阳的功能，常能明显改善睡眠状况，且不会引起药物依赖及医源性疾患。西医学的神经官能症、更年期综合征、慢性消化不良、贫血、动脉粥样硬化症等以不寐为主要临床表现时，可参考本病辨证论治。

【学术争鸣】《黄帝内经》将不寐称为"目不瞑""不得眠""不得卧"，并认为不寐的原因主要有两种，一是其他病症影响，如咳嗽、呕吐、腹满等，使人不得安卧；二是气血阴阳失和，使人不能入寐，如《素问·病能论》曰："人有卧而有所不安者，何也……脏有所伤，及精有所之寄则安，故人不能悬其病也。"《素问·逆调论》曰："胃不和则卧不安。""阳明逆不得从其道。"《难经》最早提出"不寐"这一病名，《难经·四十六难》认为老人不寐的病机为"血气衰，肌肉不滑，荣卫之道涩，故昼日不能精，夜不得寐也"。汉代张仲景在《伤寒论》及《金匮要略》中记载的用黄连阿胶汤和酸枣仁汤治疗不寐，至今临床仍有应用价值。《古今医统大全·不得卧》较详细地分析了不寐的病因病机，并对其临床表现及治疗原则作了较为详细的论述。张景岳《景岳全书·不寐》曰："不寐证虽病有不一，然唯知邪正二字则尽之矣。盖寐本乎阴，神其主也，神安则寐，神不安则不寐。其所以不安者，一由邪气之扰，一由营气不足耳。有邪者多实证，无邪者皆虚证。"在治疗上则提出："有邪而不寐者，去其邪而神自安也。"将不寐的病机概括为有邪、无邪两种类型。明代李中梓结合自己的临床经验对不寐的病因及治疗提出了卓有见识的论述："不寐之故，大约有五：一曰气虚，六君子汤加酸枣仁、黄芪；一曰阴虚，血少心烦，酸枣仁一两，生地黄五钱，米二合，煮粥食之；一曰痰滞，温胆汤加南星、酸枣仁、雄黄末；一曰水停，轻者六君子汤加菖蒲、远志、苍术，重者控涎丹；一曰胃不和，橘红、甘草、石斛、茯苓、半夏、神曲、山楂之类。大端虽五，虚实寒热，互有不齐，神而明之，存乎其人耳。"《医效秘传·不得眠》将不寐的病机分析为"夜以阴为主，阴气盛则目闭而安卧，若阴虚为阳所胜，则终夜烦扰而不眠也。心藏神，大汗后则阳气虚，故不眠。心主血，大下后则阴气弱，故不眠，热病邪热盛，神不精，故不眠。新瘥后，阴气未复，故不眠。若汗出鼻干而不得眠者，又为邪入表也。"

【谢晶日教授对不寐病因病机的发挥】谢晶日教授认为，人体睡眠正常的基本条件是脏腑阴阳协调、气血调和,而肝主疏泄、主藏血的功能与之有着密切的关系。不寐最常见的原因是精神兴奋、紧张、忧郁、焦虑等精神因素所致,而肝对情志活动的调节有重要作用。谢晶日教授认为肝的功能失调是不寐产生的根本,故在临床对于不寐的治疗,应从肝论治,注重条达肝气。只有肝的疏泄和藏血功能正常,才能达到脏腑协调,神魂自安。

谢晶日教授依据传统中医基础理论以及其多年的临床经验,将不寐的病因病机归纳如下。

1. 情志所伤　情志不遂,肝气郁结,肝郁化火,邪火扰动心神,心神不安而不寐;或由五志过极,心火内炽,心神扰动而不寐;或由思虑太过,损伤心脾,心血暗耗,神不守舍,脾虚生化乏源,营血亏虚,不能奉养心神,即《类证治裁·不寐》曰:"思虑伤脾,脾血亏损,经年不寐。"

2. 饮食不节　脾胃受损,宿食停滞,壅遏于中,胃气失和,阳气浮越于外而卧寐不安,如《张氏医通·不得卧》云:"脉滑数有力不得卧者,中有宿滞痰火,此为胃不和则卧不安也。"或由过食肥甘厚味,酿生痰热,扰动心神而不眠;或由饮食不节,脾胃受伤,脾失健运,气血生化不足,心血不足,心失所养而不寐。

3. 心血不荣　病后、年迈久病血虚,产后失血,年迈血少等,引起心血不足,心失所养,心神不安而不寐。正如《景岳全书·不寐》所说:"无邪而不寐者,必营气之不足也,营主血,血虚则无以养心,心虚则神不守舍。"

4. 禀赋不足　心虚胆怯、素体阴盛,兼因房劳过度,肾阴耗伤,不能上奉于心,水火不济,心火独亢;或肝肾阴虚,肝阳偏亢,火盛神动,心肾失交而神志不宁。如《景岳全书·不寐》所说:"真阴精血不足,阴阳不交,而神有不安其室耳。"亦有因心虚胆怯,暴受惊恐,神魂不安,以致夜不能寐或寐而不酣,如

《杂病源流犀烛·不寐多寐源流》所说："有心胆惧怯，触事易惊，梦多不祥，虚烦不寐者。"

综上所述，引起不寐的原因繁多，谢晶日教授认为，随着竞争愈来愈激烈，人们的生活、学习、工作压力增大，人际关系复杂，情志因素也逐渐成为不寐的主要原因。七情失调引起阴阳失调、气血不和、脏腑功能失常而产生不寐。不寐实证则多由肝郁化火、心火炽盛、痰热内扰，引起心神不安所致；而不寐虚证多由心虚胆怯、心脾两虚、阴虚火旺、引起心神失养所致。但不寐久病可表现为虚实兼夹，或为瘀血所致，故清代王清任用血府逐瘀汤治疗。

【谢晶日教授对不寐的辨证治法】

1. 心火偏亢证

症状：心烦不寐，躁扰不宁，怔忡，口干舌燥，小便短赤，口舌生疮，舌尖红，苔薄黄，脉细数。

治法：清心泻火，宁心安神。

方药：朱砂安神丸加减。方中以朱砂性寒可胜热以重镇安神，黄连清心泻火除烦，生地黄、当归滋阴养血，养阴以配阳。本方可加黄芩、栀子、连翘以加强清心泻火之功。本方宜改丸为汤，朱砂用少量冲服。若胸中懊恼，胸闷泛恶，加豆豉、竹茹，宜通胸中郁火；若便秘溲赤，加大黄、淡竹叶、琥珀，引火下行，以安心神。

2. 肝郁化火证

症状：急躁易怒，不寐多梦，甚至彻夜不眠，伴有头晕头胀，目赤耳鸣，口干而苦，便秘溲赤，舌红苔黄，脉弦而数。

治法：清肝泻火，镇心安神。

方药：龙胆泻肝汤加减。方中以龙胆草、黄芩、栀子清肝泻火，木通、车前子利小便而清热，柴胡疏肝解郁，当归、生地黄养血滋阴柔肝，甘草和中；可加朱茯神、生龙骨、生牡蛎镇心安神；若胸闷胁胀，善太息者，加香附、郁金以疏肝解郁。

3. 痰热内扰证

症状：不寐，胸闷心烦，泛恶，嗳气，伴有头重目眩，口苦，舌红苔黄腻，脉滑数。

治法：清化痰热，和中安神。

方药：黄连温胆汤加减。方中以半夏、陈皮、竹茹化痰降逆，茯苓健脾化痰，枳实理气和胃降逆，黄连清心泻火；若心悸动甚，惊惕不安，加珍珠母、朱砂以镇惊安神定志；若实热顽痰内扰，经久不寐，或彻夜不寐，大便秘结者，可用礞石滚痰丸降火泄热，逐痰安神。

4. 胃气失和证

症状：不寐，脘腹胀满，胸闷嗳气，嗳腐吞酸，或见恶心呕吐，大便不爽，舌苔腻，脉滑。

治法：和胃化滞，宁心安神。

方药：保和丸加减。方中以山楂、神曲助消化，消食滞；半夏、陈皮、茯苓降逆和胃；莱菔子消食导滞；连翘散食滞所致的郁热。本方可加远志、柏子仁、夜交藤以宁心安神。

5. 阴虚火旺证

症状：心烦不寐，心悸不安，腰酸足软，伴头晕、耳鸣、健忘、遗精、口干津少、五心烦热，舌红少苔，脉细而数。

治法：滋阴降火，清心安神。

方药：六味地黄丸合黄连阿胶汤加减。方中以六味地黄丸滋补肾阴；黄连、黄芩直折心火；芍药、阿胶、鸡子黄滋养阴血；两方共奏滋阴降火之效。若心烦心悸、梦遗失精，可加肉桂引火归元，与黄连共用即为交泰丸以交通心肾，则心神可安。

6. 心脾两虚证

症状：多梦易醒，心悸健忘，神疲食少，头晕目眩，伴有四肢倦怠，面色少华，舌淡苔薄，脉细无力。

治法：补益心脾，养心安神。

方药：归脾汤加减。方中以人参、白术、黄芪、甘草益气健脾；当归补血；远志、酸枣仁、茯神、龙眼肉补心益脾，安神定志；木香行气健脾，使全方补而不滞。若心血不足，加熟地黄、芍药、阿胶以养心血；不寐较重，加五味子、柏子仁有助养心宁神，或加夜交藤、合欢皮、龙骨、牡蛎以镇静安神。若脘闷、纳呆、苔腻，加半夏、陈皮、茯苓、厚朴以健脾理气化痰。若产后虚烦不寐，形体消瘦，面色㿠白，易疲劳，舌淡，脉细弱，或老人夜寐早醒而无虚烦之证，多属气血不足，治宜养血安神，亦可用归脾汤合酸枣仁汤。

7. 心胆气虚证

症状：心烦不寐，多梦易醒，胆怯心悸，触事易惊，伴有气短自汗、倦怠乏力，舌淡，脉弦细。

治法：益气镇惊，安神定志。

方药：安神定志丸合酸枣仁汤加减。前方重于镇惊安神，后方偏于养血清热除烦，合用则益心胆之气，清心胆之虚热而定惊，安神宁心。方中人参益心胆之气，茯苓、茯神、远志化痰宁心，龙齿、石菖蒲镇惊开窍宁神，酸枣仁养肝、安神、宁心，知母泄热除烦，川芎调血安神；若心悸甚，惊惕不安者，加生龙骨、生牡蛎、朱砂。

【谢晶日教授临证思维总结】

1. 重视养心，动静结合，阴阳平秘　谢晶日教授认为现代人工作生活压力大，且久坐少动，忧思多虑，日久暗耗心、肝、肾之阴精。因此治疗不寐患者宜顺应天时，天人合一。这样才能达到精神自生，神明自主，阴阳平衡，形体自盛，骨肉健壮的目的。如可以通过静坐、冥想等自我控制调节等，达到"内无思想之患，外不劳形于事"，抛弃一切恩怨慕恋，以一念代万念，《素问·上古天真论》曰："无恚嗔之心……外不劳形于事，内无思想之患，以恬愉为务，以自得为功，形体不敝，精神不散，亦可以百数。"要豁达大度，进入恬淡虚无的境界，要有一颗平常心。《素问·上古天真论》云："恬淡虚无，真气从之，精气内守，病安从来。"强调要保持七情的平稳，使之不过度。在遭遇困难和变故时，要泰然处之。

2. 阴阳平衡失调是不寐的根本病机　谢晶日教授认为不寐之根本在于阴阳失调，阴虚为主，因此，调节阴阳平衡是治疗的根本。阳入于阴则寐，阳出于阴则寤。阳气偏旺，可化火动风，灼伤阴津炼液而内生痰热，导致睡眠时好时坏，缠绵难治；阴亏，阳气不能潜入于阴，则阳气浮越，阳主动，扰动心神导致不寐。《景岳全书》云："盖寐本乎阴，神其主也。"不寐与阴亏关系密切。脏腑辨证以心阴虚、肝阴虚、脾血虚、肾精亏虚相关。心为君主之官，心受外邪侵袭，脏腑、经络机能紊乱，心阴不足，心神失养导致不寐。肝阴不足则郁热内生，心血不足则心神不安，所以虚烦不得眠。思虑劳倦太过，必致血液耗亡，神魂无所主，脾胃与心络相通，血液充盈则心有所主，若脾胃虚弱化源不足，子病及母，心失所养，则不寐。肾精亏虚，不能上滋于心，心肾不交，心火独亢于上导致不寐，所以谢晶日教授治疗不寐以补阴为主，平调阴阳，补虚泻实，以使水火相济，阳与阴交，不寐获愈。

【结语】不寐多为情志所伤、久病体虚、饮食不节、劳逸失度等引起阴阳失调，阳不入阴而发病。病位主要在心，涉及肝、胆、脾、胃、肾。病性有虚实之分，且虚多实少。谢晶日教授认为，不寐的患者首先应注意精神调摄，保持心情愉快，消除忧虑，避免激动。另外，适当参加体育锻炼，养成作息有序的生活习惯。最后治病宜早不宜晚，配合医生按时服药，适当可辅以心理治疗。

（王海强）

二、痹证

【疾病概论】痹证指正气不足，风、寒、湿、热等外邪侵袭人体，痹阻经络，气血运行不畅所导致的，以肌肉、筋骨、关节发生疼痛、麻木、重着、屈伸不利，甚至关节肿大变形为主要临床表现的病症。痹证的含义有广义、狭义之分。痹者，闭也，广义的痹证，泛指机体正气不足，卫外不固，邪气乘虚而入，脏腑经络气血为之痹阻而引起的疾病，包括《黄帝内经》所指的肺痹、心痹等脏腑痹及肉痹、筋痹等肢体经络痹。狭义的痹证，即指肢体经络痹。肢体经络痹证，为常见病，发病率甚高，有些甚为难治，求治于中医者多，疗效较好。西医学的风湿性关节炎、类风湿关节炎、强直性脊柱炎、骨性关节炎、坐骨神经痛等疾病以肢体痹阻为临床特征者，可参照本节辨证论治。

【学术争鸣】痹证在古代文献中有许多名称，或以病因，或以症状，或病因与症状结合命名，如风痹、寒痹、风湿、行痹、痛痹、着痹、历节、白虎历节、痛风等。《黄帝内经》最早提出了痹的病名，并专辟"痹论"篇，对其病因、发病、证候分类及演变均有记载，为后世认识痹证奠定了基础。如论病因说："所谓痹者，各以其时，重感于风寒湿之气也。"论证候分类说："其风气甚者为行痹；寒气甚者为痛痹；湿气甚者为着痹也。"仲景在《伤寒论》里对太阳风湿进行辨治，在《金匮要略》里对湿痹、历节风进行辨证论治，所创立的桂枝附子汤、桂枝芍药知母汤、乌头汤等至今仍为治痹的常用效方。隋代《诸病源候论》不仅对痹病的多种临床表现进行了描述，而且在病因学上提出"由血气虚，则受风湿，而成此病"的观点。唐代《千金要方》已认识到有些痹病后期可引起骨节变形，收集了许多治痹方剂，而且有药酒、膏摩等治法。金元时期，《儒门事亲》对相类似的风、痹、痿、厥、脚气等病症进行了鉴别。《丹溪心法》提出了"风湿与痰饮流注经络而痛"的观点，丰富了痹证的病机制论。明清时期，痹证的理论有较大发展，并日臻完善。《医门法律》对痹证日久的治疗，主张应"先养血气"。清代温病学派的形成，对热痹的病因、症状和治疗有了更充分的论述。痹证久病入络在这一时期受到重视。《医宗必读》对痹证的治疗原则做了很好的概括，主张分清主次，采用祛风、除湿、散寒，行痹应参以补血，痛痹应参以补火，着痹应参以补脾补气。《医学心悟》《类证治裁》等医籍也赞同这一观点。

【谢晶日教授对痹证病因病机的发挥】痹证有广义、狭义之分。本节主要讨论肢体经络痹证，术语狭义痹证的范畴。肢体经络痹病，为常见病，发病率甚高，有些甚为难治，求治于中医者多，疗效亦佳。谢晶日教授不仅擅长脾胃系统疾病的治疗，对于此病也有一定的建树，多年来总结了不少宝贵经验。

谢晶日教授依据传统中医基础理论以及其多年的临床经验，将痹证的病因病机归纳如下。

1. 正气不足　正气不足是痹证的内在因素和病变基础。体虚腠理空疏，营卫不固，为感邪创造了条件，故《诸病源候论·风病·风湿痹候》说："由血气虚，则受风湿"。《济生方·痹》也说："皆因体虚，腠理空疏，受风寒湿气而成痹也。"正气不足，无力驱邪外出，病邪稽留而病势缠绵。

2. 外邪入侵　外邪有风寒湿邪和风湿热邪两大类。外感风寒湿邪，多因居处潮湿，冒雨涉水，或睡卧当风，或冒雾露，气候变化，冷热交错等原因，以致风寒湿邪乘虚侵袭人体所致。正如《素问·痹论》说："风寒湿三气杂至，合而为痹也。"感受风湿热邪，可因工作环境湿热所致，处于天暑地蒸之中，或处于较高湿度、温度的作坊、车间、实验室里进行农田作业、野外施工或做工、做实验等活动，天长日久风湿热邪乘虚而入。亦可因阳热之体、阴虚之躯，素有内热，复感风寒湿邪，邪从热化，或因风寒湿郁久化热，而为风湿热之邪。风、寒、湿、热之邪往往相互为虐，方能成病。风为阳邪开发腠理，又具穿透之力，寒借此力内犯，风又借寒凝之积，使邪附病位，而成伤人致病之基。湿邪借风邪的疏泄之力、寒邪的收引之能，而入侵筋骨肌肉，风寒又借湿邪之性，黏着、胶固于肢体而不去。风、热均为阳邪，风胜则化热，热胜则生风，狼狈相因，开泄腠理而让湿入，又因湿而胶固不解。

痹证日久不愈，气血津液运行不畅之病变日甚，血脉瘀阻，津液凝聚，痰瘀互结，闭阻经络，深入骨骱，出现皮肤瘀斑、关节肿胀畸形等症，甚至深入脏腑，出现脏腑的痹证。

风、寒、湿、热病邪留注肌肉、筋骨、关节，造成经络壅塞，气血运行不畅，肢体筋脉拘急、失养为本病的基本病机。但风寒湿热病邪为患，各有侧重。风邪甚者，病邪流窜，病变游走不定；寒邪甚者，肃杀阳气，疼痛剧烈；湿邪甚者，黏着胶固，病变沉着不移；热邪甚者，煎灼阴液，热痛而红肿。初病属实，久病必耗伤正气而虚实夹杂，伴见气血亏虚、肝肾不足的证候。因邪气杂至，祛风、散寒、除湿、清热、祛痰、化瘀通络等治法应相互兼顾，因邪气有偏胜，祛邪通络又各有重点。正气不足是本病的重要病因，久病耗伤正气而虚实夹杂者，应扶正祛邪，且扶正有助祛邪。谢晶日教授认为，风邪胜者或久病入络者，应佐养血之品，正所谓"治风先治血，血行风自灭"也；寒邪胜者，应佐助阳之品，使其阳气旺盛，则寒散络通；湿邪胜者，佐以健脾益气之品，使其脾旺能胜湿；热邪胜者，佐以凉血养阴之品，以防热灼营阴而病深难解。益气养血、滋补肝肾是虚证、顽痹的重要治法。

【谢晶日教授对痹证的辨证治法】

1. 行痹证

症状：肢体关节、肌肉酸痛，疼痛游走不定，但以上肢为多见，以寒痛为多，亦可轻微热痛，或见恶风寒，舌苔薄白或薄腻，脉多浮或浮紧。

治法：祛风通络，散寒除湿。

方药；宣痹达经汤加减。方中以蜂房、乌梢蛇、土鳖虫、螳螂通经活络以宣痹；威灵仙、羌活、防风、秦艽、稀莶草、青风藤疏风祛邪；当归养血活血；穿山甲搜剔络脉瘀滞。若疼痛以肩肘等上肢关节为主者，为风胜于上，可选加羌活、白芷、桑枝、威灵仙、姜黄、川芎祛风通络止痛；若疼痛以下肢关节为主者，为湿胜于下，选加独活、牛膝、防己、萆薢、松节等祛湿止痛；以腰背关节疼痛为主者，多与肾气不足有关，酌加杜仲、桑寄生、淫羊藿、巴戟天、续断等温补肾气。

2. 痛痹证

症状：肢体关节疼痛较剧，甚至关节不可屈伸，遇冷痛甚，得热则减，痛处多固定不移，亦可游走，皮色不红，触之不热，苔薄白，脉弦紧。

治法：温经散寒，祛风除湿。

方药：乌头汤加减。方中以制川乌、麻黄温经散寒，宣痹止痛；芍药、甘草缓急止痛；黄芪益气固表，并能利血通痹；蜂蜜甘缓，益血养筋，制乌头燥热之毒。本方可选加羌活、独活、防风、秦艽、威灵仙等祛风除湿；加姜黄、当归活血通络；寒甚者可加制附片、桂枝、细辛温经散寒。或予验方温经通痹汤，方以附子、干姜、炒川椒温阳以祛寒；乌梢蛇、蜂房、土鳖虫活络通经；当归、丹参入血和营，活血通络；稀莶草、羌活祛风除湿，共奏散寒通络，宣痹止痛之功。

3. 着痹证

症状：肢体关节疼痛、重着、酸楚，或有肿胀，痛有定处，肌肤麻木，手足困重，活动不便，苔白腻，脉濡缓。

治法：除湿通络，祛风散寒。

方药：薏苡仁汤加减。方中以薏苡仁、苍术健脾渗湿；羌活、独活、防风祛风胜湿；川乌、麻黄、桂枝温经散寒；当归、川芎养血活血；生姜、甘草健脾和中。关节肿胀者，加秦艽、萆薢、防己、木通、姜黄除湿通络；肌肤不仁，加海桐皮、稀莶草祛风通络，或加黄芪、红花益气通痹；若痛甚者，可用《医学心悟》蠲痹汤治之。

4. 热痹证

症状：肢体关节疼痛，痛处焮红灼热，肿胀疼痛剧烈，得冷则舒，得热加剧，筋脉拘急，日轻夜重，多兼有发热、口渴、烦闷不安，舌质红，苔黄腻或黄燥，脉滑数。

治法：清热通络，祛风除湿。

方药：白虎加桂枝汤加减。方中以白虎汤清热除烦；桂枝疏风通络。本方可加忍冬藤、连翘、黄柏清热解毒；海桐皮、姜黄、木防己、威灵仙等活血通络、祛风除湿。若皮肤有瘀斑者，酌加丹皮、生地黄、地肤子清热凉血散瘀；湿热胜者亦可选用《温病条辨·中焦》宣痹汤加减治疗；热痹化火伤津，症见关节红肿，疼痛剧烈，入夜尤甚，壮热烦渴，舌红少津，脉弦数者，治以清热解毒，凉血止痛，可用犀角散加减。

5. 尪痹证

症状：肢体关节疼痛，屈伸不利，关节僵硬、肿大、变形，甚则肌肉萎缩，筋脉拘急，肘膝不得伸，舌质暗红，脉细涩。

治法：补肾祛寒，活血通络。

方药：独活寄生汤加减。方中以杜仲、熟地黄、桑寄生、牛膝补肝肾，强筋骨；人参、茯苓、甘草益气健脾；当归、川芎等养血和营。瘀血严重者加血竭、皂刺、乳香、没药活血化瘀；骨节变形严重者，可加透骨草、寻骨风、自然铜、骨碎补、补骨脂搜风壮骨；兼有低热，或自觉关节发热，去淫羊藿，加黄柏、地骨皮退虚热；脊柱僵化变形者，可加金毛狗脊、鹿角胶、羌活补肾壮筋骨。

【谢晶日教授临证思维总结】

1. 重视化痰祛瘀在治疗痹证中的应用　痹证日久，缠绵难愈，导致脏腑功能失调，正气不足，气血阴阳失调，由此而产生痰饮与瘀血。明代龚延贤《万病回春》曰："周身四时骨节走注疼痛，牵引胸背，亦作寒热喘咳烦闷，或作肿块，痛难转侧，或四时麻痹不仁，或背心一点如冰冷，脉滑，乃是湿痰流注经络关节不利故也。"《类证治裁·痹论》云："痹者……必有湿痰败血瘀血滞经络"。《医林改错》有"瘀血致痹"之说。无论是外感六淫、饮食不节、跌仆外伤，还是内伤七情，内因外因相互作用，加之正气不足，外来风寒湿之邪乘虚侵袭肢节关节肌肉，使经脉闭阻不通，痰浊瘀血停滞，而发为顽痹，谢晶日教授对此多以化痰祛湿、活血化瘀之品为治。

2. 痹阻为标，阳虚为本　谢晶日教授认为，人身卫气乃拒邪之藩篱，其源于阳气，阳气旺盛，则内能养脏腑，外能拒虚邪贼风入侵肌体，虽感受风寒也不会形成痹证。若阳气内虚，风、寒、湿气乘虚而入，导致气血阻滞，脉络痹塞，痹证方可形成。因此，阳气内虚是形成痹证的根本原因。阳虚使风、寒、湿气乘虚而入，阻痹脉络而产生顽麻、不仁、疼痛、肿胀等症；而脉络阻痹，气血郁滞又可影响阳气的化生及运行，形成恶性循环，使痹证逐渐加重，缠绵难愈。因而治疗痹证的关键在于振奋和固护机体的阳气。

3. 冬病夏治预防痹病　谢晶日教授针对痹证病程日久、缠绵难愈、证候复杂的特点，辨证、辨体质论治，根据风寒湿热诸邪杂至为痹的病机，总结出夏季三伏天内服外治相结合的治疗方法，即按"天人相应"人与自然相统一的整体观念和"春夏养阳"的特点，顺应夏季自然界阳气最旺盛的优势，运用平和药物如生姜、白芥子、南星、细辛等敷贴于相应穴位，借助药物的刺激，通经达络，直达病所，内服中药辨证调治，补益虚弱，平衡阴阳，两者结合，达到温经散寒、疏通经络、活血通脉、调节脏腑的目的，既能改善临床症状，又可提高机体免疫力，扶正补虚，鼓舞正气，驱邪外出。

【结语】痹证是因正气不足，感受外在的风寒湿热之邪而成。因此，平时应注意调摄、增强体质以防病，病后加强调摄护理。预防方面，改善阴冷潮湿等不良的工作、生活环境，避免外邪入侵；锻炼身体，增强机体御邪能力；一旦受寒、冒雨等应及时应对，如服用姜汤等措施都有助于预防痹病的发生。病后调摄护理方面，更需做好防寒保暖等预防工作；应保护病变肢体，提防跌仆等以免受伤；视病情适当对患处进行热熨、冷敷等，可配合针灸、推拿等进行治疗；鼓励和帮助患者对病变肢体进行功能锻炼，有助康复。

（王海强）

三、消渴

【疾病概论】消渴是指因禀赋不足、饮食失节、情志失调及劳欲过度等导致肺、胃（脾）、肾功能失调，出现阴虚燥热，久则气阴、阴阳两虚或兼血瘀所引起的，以多饮、多食、多尿、形体消瘦，或尿有甜味为特征的病症。消渴是一种发病率高、病程长、并发症多、严重危害人类健康的病症，近年来发病率升高的趋势。中医药在对本病改善症状、防治并发症等方面均有较好的疗效。从西医学的角度看，中医学的消渴与西医学糖尿病的特点基本一致。糖尿病是终身性疾病，并发症多，致残率、病死率高，已成为严重威胁人类健康的世界公共卫生问题之一。临床上，治疗糖尿病时可参考中医的消渴来辨证论治。

【学术争鸣】消渴病名最早见于《黄帝内经》："此人必数食甘美而多肥也，肥者令人内热，甘者令人中满，故其气上溢，转为消渴。"《黄帝内经》认为五脏虚弱、过食肥甘、情志失调是引起消渴的原因，而内热是其主要病机。《金匮要略》立消渴专篇，创白虎加人参汤、肾气丸。《诸病源候论·消渴候》曰："先行一百二百步，多者千步，然后食之。""其病变多发痈疽。"《外台秘要·消中消暑肾消》引《古今录验》说："渴而饮水多，小便数……甜者，皆是消渴病也。""每发即小便至甜。""焦枯消瘦。"对消渴的临床特点作了明确的论述。刘河间对其并发症作了进一步论述，《宣明论方·消渴总论》说："消渴一证，可变为雀目或内障。"《儒门事亲·三消论》说："夫消渴者，多变聋盲、疮癣、痤疿之类。""或蒸热虚汗，肺痿劳嗽。"《证治准绳·消瘅》在前人论述的基础上，对三消的临床分类作了规范，"渴而多饮为上消，消谷善饥为中消，渴而便数有膏为下消"。明清及之后，对消渴的治疗原则及方药，有了更为广泛深入的研究。

【谢晶日教授对消渴病因病机的发挥】谢晶日教授认为恣食肥甘为消渴发病最重要的原因。过食肥甘、嗜酒、服燥热助阳之品，脾胃津液亏损，胃火积热而胃火盛，消化水谷过强，水谷精微生成过多，久之脾气损伤，水谷精微输布失调，五脏六腑得不到脾之精气的营养，人气血、阴阳平衡失调，津枯血燥而发为消渴。《丹溪心法·消渴》曰："酒面无节，酷嗜炙爆糟藏咸酸酢醃甘肥腥膻之属，复以丹砂玉石济其私，于是炎火上熏，脏腑生热，燥炽盛津液干，焦渴饮水浆而不能自禁。"胃热脾虚是消渴的基本病机，五脏阴虚燥热，瘀血内阻为消渴病理改变。

谢晶日教授根据传统中医基础理论以及其多年的临床经验，将消渴的病因病机归纳如下。

1. 禀赋不足　早在春秋战国时代，即已认识到先天禀赋不足，是引起消渴病的重要内在因素。《灵枢·五变》说："五脏皆柔弱者，善病消瘅。"其中尤以阴虚体质最易罹患。中医学所说的先天因素相当于西医学中的遗传因素，而糖尿病发生的机制虽然尚未完全明了，但是可以肯定遗传因素是导致糖尿病的重要因素之一。消渴的病变关系到肺、胃、肾、脾等，但以脾、肾不足为基础。现代医家多从脾、肾两脏论治消渴。

2. 饮食失节　长期过食肥甘，醇酒厚味，辛辣香燥，损伤脾胃，致脾胃运化失职，积热内蕴，化燥伤津，发为消渴。《素问·通评虚实论》曰："凡治消瘅、仆击、偏枯、痿厥、气满发逆，甘肥贵人，则高粱之疾也。"指出消渴多发于富贵之人。《素问·奇病论》亦云："此肥美之所发也，此人必数食甘美而多肥也，肥者令人内热，甘者令人中满，故其气上溢，转为消渴。"说明长期过食肥甘厚味在消渴致病中的作用。唐代孙思邈《备急千金要方》卷二十一曰："凡积久饮酒，未有不成消渴……遂使三焦猛热，五脏干燥。木石犹且焦枯，在人何能不渴？"明确地指出饮酒的危害性，既因酒性酷热，又因饮酒后饮者不能控制自己，饮啖无度，蕴生湿热，热久而转为消渴。

3. 情志失调　肝主疏泄，调理气机。若长期过度的精神刺激，七情内伤使气机逆乱，影响肝主疏泄之功能，肝郁而气滞，气滞而血瘀，瘀郁而化火，热消成疾。如《灵枢·五变》云："其心刚，刚则多怒，怒则气逆，胸中蓄积，血气逆留，髋皮充肌，血脉不行，转而为热，热则消肌肤，故为消瘅。"

4. 劳欲过度　房事不节，劳欲过度，肾精亏损，虚火内生，则火因水竭益烈，水因火烈而益干，终致肾虚肺燥胃热俱现，发为消渴。如《外台秘要·消中消渴肾消方》说："房劳过度，致令肾气虚耗，下焦生热，热则肾燥，肾燥则渴。"

消渴的病因病机、发生发展均极为复杂，亦可受到遗传，以及生活方式如饮食、起居、运动、情志等的影响。临床上当注重调补脏腑之虚弱，尤以脾肾为要；时刻调理气机，使气血通畅，气化正常；同时也根据病理产物的不同，而选择相应的治疗方法。更重要的是，患者应改变生活方式，控制饮食、调理情志、适当运动及休息，方可救治，如孙思邈所言："方书医药，实多有效，其如不慎者何？其所慎者有三：一饮酒，二房室，三咸食及面。能慎此者,虽不服药而自可。"

【谢晶日教授对消渴的辨证治法】

『上消　肺热津伤证』

症状:烦渴多饮,口干舌燥,尿频量多,舌边尖红,苔薄黄,脉洪数。

治法:清热润肺,生津止渴。

方药:消渴方。方中重用天花粉以生津清热,佐黄连清热降火,生地黄、藕汁等养阴增液,尚可酌加葛根、麦冬以加强生津止渴的作用。若烦渴不止,小便频数,而脉数乏力者,为肺热津亏、气阴两伤,可选用玉泉丸或二冬汤。玉泉丸中,以人参、黄芪、茯苓益气,天花粉、葛根、麦冬、乌梅、甘草等清热生津止渴。二冬汤中,重用人参益气生津,天冬、麦冬、天花粉、黄芩、知母清热生津止渴。二方同中有异,前者益气作用较强,而后者清热作用较强,可根据临床需要加以选用。

『中消　胃热炽盛证』

症状:多食易饥,口渴,尿多,形体消瘦,大便干燥,苔黄,脉滑实有力。

治法:清胃泻火,养阴增液。

方药:玉女煎。方中以生石膏、知母清肺胃之热,生地黄、麦冬滋肺胃之阴,川牛膝活血化瘀,引热下行。本方可加黄连、栀子清热泻火;大便秘结不行,可用增液承气汤润燥通腑、"增水行舟",待大便通后,再转上方治疗;本证亦可选用白虎加人参汤,方中以生石膏、知母清肺胃、除烦热,人参益气扶正,甘草、粳米益胃护津,共奏益气养胃、清热生津之效。

对于病程较久,以及过用寒凉而致脾胃气虚,表现口渴引饮,能食与便溏并见,或饮食减少,精神不振,四肢乏力,舌淡,苔白而干,脉弱者,治宜健脾益气、生津止渴,可用七味白术散。方中用四君子汤健脾益气,木香、藿香醒脾行气散津,葛根升清生津止渴。《医宗金鉴》等书将本方列为治消渴病的常用方之一。

『下消』

①肾阴亏虚证

症状：尿频量多，混浊如脂膏，或尿甜，腰膝酸软，乏力，头晕耳鸣，口干唇燥，皮肤干燥、瘙痒，舌红苔少，脉细数。

治法：滋阴补肾，润燥止渴。

方药：六味地黄丸。方中以熟地黄滋肾填精为主药；山萸肉固肾益精，山药滋补脾阴、固摄精微，两药在治疗时用量可稍大；茯苓健脾渗湿，泽泻、丹皮清泄肝肾火热，诸药滋阴补肾，补而不腻。阴虚火旺而烦躁，五心烦热，盗汗，失眠者，可加知母、黄柏滋阴泻火；尿量多而混浊者，加益智仁、桑螵蛸、五味子等益肾缩泉；气阴两虚而伴困倦，气短乏力，舌质淡红者，可加党参、黄芪、黄精补益正气。

②阴阳两虚证

症状：小便频数，混浊如膏，甚至饮一溲一，面容憔悴，耳轮干枯，腰膝酸软，四肢欠温，畏寒肢冷，阳痿或月经不调，舌苔淡白而干，脉沉细无力。

治法：温阳滋阴，补肾固摄。

方药：金匮肾气丸。方中以六味地黄丸滋阴补肾，并用附子、肉桂以温补肾阳。本方以温阳药和滋阴药并用，正如《景岳全书·新方八略》所说："善补阳者，必于阴中求阳，则阳得阴助，生化无穷；善补阴者，必于阳中求阴，则阴得阳长，而泉源不竭。"而《医贯·消渴论》对本方在消渴病中的应用作了较详细的阐述："盖因命门火衰，不能蒸腐水谷，水谷之气，不能熏蒸上润乎肺，如釜底无薪，锅盖干燥，故渴。至于肺亦无所禀，不能四布水津，并行五经，其所饮之水，未经火化，直入膀胱，正谓饮一升溲一升，饮一斗溲一斗，试尝其味，甘而不咸可知矣。故用附子、肉桂之辛热，壮其少火，灶底加薪，枯笼蒸溽，稿禾得雨，生意维新。"对消渴而症见阳虚畏寒的患者，可酌加鹿茸粉，以启动元阳，助全身阳气之气化。本证若见阴阳气血俱虚者，则可选用鹿茸丸以温肾滋阴、补益气血。上述两方均可酌加覆盆子、桑螵蛸、金樱子等以补肾固摄。消渴多伴有瘀血的病变，故对于上述各种证型，尤其是对于舌质紫暗或有瘀点瘀斑、脉涩或结或代，或兼见其他瘀血证候者，均可酌加活血化瘀的方药，如丹参、川芎、郁金、红花、山楂等，或配用降糖活血方。方中用丹参、川芎、益母草活血化瘀，当归、赤白芍养血活血，木香行气导滞，葛根生津止渴。

消渴容易发生多种并发症，在治疗本病的同时，应积极治疗并发症，如白内障、雀盲、耳聋，主要病机为肝肾精血不足，不能上承耳目所致，宜滋补肝肾，益精补血；对于并发疮毒痈疽者，则治宜清热解毒。

【谢晶日教授临证思维总结】

1. 情志是消渴病的一大致病因素　谢晶日教授结合现代人的生活方式及工作特点，提出消渴主要是由于长期过食肥甘、醇酒厚味，损伤脾胃，脾胃运化失司，积热内蕴，消谷耗液，损耗阴津而发生。《素问·奇病论》曰："此肥美之所发也，此人必数食甘美而多肥也。肥者令人内热，甘者令人中满，故其气上溢，转为消渴。"唐代孙思邈《备急千金要方·消渴》曰："凡积久饮酒，未有不成消渴，然则大寒凝海而酒不冻，明其酒性酷热，物无以加，脯炙盐咸，酒客耽嗜，不离其口，三觞之后，制不由己，饮啖无度，咀嚼酢酱，不择酸咸，积年长夜，酣兴不解，遂使三焦猛热，五脏干燥，木石犹且焦枯，在人何能不渴。"此外，谢晶日教授还认为现今社会的工作、生活压力大，人们长期情志不舒可导致肝失条达，肝气郁滞，郁而化热，热耗津液，发为消渴。《灵枢·五变》曰："怒则气上逆，胸中蓄积，血气逆留。皮充肌，血脉不行转而为热，热则消肌肤，故为消瘅。"说明五志过极，肝气郁结，情志失调是亦消渴发病的重要因素。

2. 治疗消渴适当应用活血化瘀　谢晶日教授认为，治疗消渴，既要遵古法"损其有余，补其不足"，纠正机体阴阳的失衡，又要认识到"瘀血"也是本病发生发展过程中的一大特点，所以应注意活血化瘀药物的使用。消渴多为阴虚内热，燥热伤津，津伤血枯，血行黏滞而致瘀血；阴损及阳，阴阳两虚，阳虚则无力鼓动血运，血行不畅，日久成瘀，血瘀脉络；阳虚寒凝，也可导致血瘀。血瘀之证一旦形成，又可引起气滞、痰邪互结互生，经络不通，气血运行受限，水谷精微失于敷布，直出下焦，又导致病情进一步加重。若迁延日久，常可累及五脏六腑，致津血枯竭，燥热内蕴而并发多种兼证。所以治疗消渴时，早期虽无瘀血之证，在辨证论治组方的基础上适当加入活血化瘀药物，不仅疗效甚佳，未病先防的理念更是蕴含其中。

3. 化痰除湿、调理体质贯穿始终　谢晶日教授认为痰湿既是消渴的发病因素，又是疾病的病理产物，与病情演变关系密切。诸多致病因素均可损伤脾胃，脾主运化的功能失调，痰湿之邪内生。消渴多发于肥胖患者，嗜食肥甘厚味，痰湿体质居多。因此，化痰除湿应始终贯穿消渴的治疗中。脾为生痰之源，"治痰不理脾胃，非其治也"。故去痰湿之法，正本清源，健脾为要。《素问·奇病论》曰："治之以兰，除陈气也。"提出消渴的治疗原则。根据谢晶日教授经验，治痰湿应注意结合消渴的特点，治疗痰湿多需温燥，然而消渴多为阴伤，湿燥之品不可过用而伤阴液，须掌握痰湿与阴伤之度，灵活施治。另外，应审查痰湿兼夹而随证遣药，痰湿最易兼夹他邪，祛其兼夹则可孤立其势来祛除病邪：兼热者宜清化，兼寒者须温化，夹风者疏散，兼郁者开达，燥化者须用润剂。

【结语】谢晶日教授临证严谨认真，在消渴的治疗方面，既有继承又有发挥，形成了自身的特色。消渴的治疗以清热润燥、养阴生津为基本原则，对上、中、下消有侧重润肺、养胃（脾）、益肾之别。但上、中、下三消之间有着十分密切的内在联系，其病机性质一致，正如《圣济总录·消渴门》所说："原其本贝卜，推其标有三。"由于消渴易发生血脉瘀滞、阴损及阳的病变，并发症多，故应及时发现、诊断和治疗。

（王海强）

四、胸痹

【疾病概论】 胸痹是由正气亏虚、饮食、情志、寒邪等原因引起气滞、瘀血、痰浊、寒凝痹阻心脉，以胸部闷痛，甚则胸痛彻背、喘息不得卧为主要表现的一种疾病。轻者感觉胸闷、呼吸欠畅，重者则有胸痛，严重者心痛彻背、背痛彻心。胸痹的主要病机为心脉痹阻，病位在心，涉及肝、脾、肾、肺等脏。心、肝、脾、肾、肺气血阴阳不足，心脉失养，不荣则痛，气滞、血瘀、寒凝、痰湿等痹阻心脉，不通则痛。本病常由情志刺激、饮食过饱、感受寒冷、劳倦过度而诱发，亦可在安静时或夜间无明显诱因而发病。本病表现为本虚标实，临床表现及病理变化复杂，中医药从整体出发，标本兼治，效果明显。胸痹病相当于西医学的缺血性心脏病心绞痛；胸痹心痛重症即真心痛，相当于西医学的缺血性心脏病心肌梗死；其他疾病表现为膻中及左胸部发作性憋闷疼痛为主症时也可参照本病辨证论治。

【学术争鸣】 "胸痹"之名首见于《灵枢·本脏》，载曰："肺小则少饮……肺大则多饮，善病胸痹喉痹逆气。"《素问·缪刺论》又有"卒心痛"之称；《灵枢·厥病》把心痛严重，并迅速造成死亡者称为"真心痛"。汉代张仲景《金医要略·胸痹心痛短气病脉证治》曰："胸痹之病，喘息咳唾，胸痛短气，寸口脉沉而迟，关上小紧数。"提出胸痹的主证与脉象。宋代陈无择《三因极一病症方论·九痛叙论》曰："心痛……以其痛在中脘，故总而言之曰心痛，其实非心痛也……方中所载者，乃心主包络经也。"认为心痛在中脘，而病位在心，主心包经。病因方面，《黄帝内经》认为风寒湿燥热诸淫所胜皆能病心痛，并提出本病与寒邪、热邪内犯心脉有很大关系。如《素问·至真要大论》曰："病者，先不乐，数日乃热，热争则卒心痛。"沈金鳌《杂病源流犀烛·心病源流》认为七情除"喜之气能散外，余皆足令心气郁结而为痛也"。指出七情内伤，五志化火，逆犯心包，可致心痛，严重者甚至可以发展为真心痛。金元时期已经认识到酒食所伤是胸痹的诱因。《儒门事亲·酒食所伤》即有"夫膏粱之人，酒食所伤，胸闷痞隔，醉心"之记载。明代戴元礼说："卒心痛者，本于脏腑虚弱，寒气卒然客之。""虚极之人，为寒邪所客，气上奔迫，痹而不通，故为胸痹。"说明内伤劳役也是胸痹心痛发病原因之一，这也是胸痹心痛多发生于中老年人及久劳体虚之人原因之所在。病机方面，《黄帝内经》认为经脉闭阻、血行不畅、寒凝、气滞、血瘀、痰饮阻痹胸中，是胸痹病机之关键。如《素问·举痛论》云："经脉流行不止，环周不休。寒气入经而稽迟，泣而不行。客于脉外则血少，客于脉中则气不通。故卒然而痛。"陈言在《三因极一病症方论》中说："真心痛皆脏气不平，喜怒忧思所致，属内所因。"从情志发病的角度，进一步发展了对本病病因病机的认识。杨仁斋在《仁斋直指方附遗·方论》中说："心之正经，果为风冷邪气所干，果为气血痰水所犯，则其痛掣背。"说明气血痰水生变为患，亦是导致胸痹发生的重要因素。

【谢晶日教授对胸痹病因病机的发挥】 谢晶日教授在治疗本病时非常注重脾胃。脾胃为水谷之海，气血化生之源，心血的运行不仅依赖于心气的推动，更有赖于脾胃的气化，故脾胃运化正常，则气血生化有源，心有所主。脾胃运化失司致气血乏源，脉中营血亏虚，归心之营血减少，则心无所主，心失所养，不荣则痛而致胸痹；或脾胃运化失常，脾气不升，胃气不降，失于和降，运化失常，痰湿内阻血脉，心胸气血不畅，影响心血运行，出现胃脘痛、胸痹、心痛等症。

谢晶日教授依据传统中医基础理论以及其多年的临床经验，将胸痹的病因病机归纳如下。

1. 年老肾虚　本病多发于中老年人，年过半百，肾气渐衰。肾阳虚衰则不能鼓动五脏之阳，引起心气不足或心阳不振，血脉失于阳之温煦、气之鼓动，则气血运行滞涩不畅，发为心痛；若肾阴亏虚，则不能滋养五脏之阴，阴亏则火旺，灼津为痰，痰热上犯于心，心脉痹阻，则为心痛。

2. 饮食不当　恣食肥甘厚味或经常饱餐无度，日久损伤脾胃，运化失司，酿湿生痰，上犯心胸，清阳不展，气机不畅，心脉痹阻，遂成本病；或痰郁化火，火热又可炼液为痰，灼血为瘀，痰瘀交阻，痹阻心脉而成心痛。

3. 情志失调　忧思伤脾，脾虚气结，运化失司，津液不能输布，聚而为痰，痰阻气机，气血运行不畅，心脉痹阻，发为胸痹心痛；或郁怒伤肝，肝郁气滞，郁久化火，灼津成痰，气滞痰浊痹阻心脉，而成胸痹心痛。沈金鳌《杂病源流犀烛·心病源流》认为七情除"喜之气能散外，余皆足令心气郁结而为痛也"。由于肝气通于心气，肝气滞则心气涩，所以七情太过，是引发本病的常见原因。

4. 寒邪内侵　素体阳虚，胸阳不振，阴寒之邪乘虚而入，寒凝气滞，胸阳不展，血行不畅，而发本病。《素问·举痛论》曰："寒气入经而稽迟，泣而不行，客于脉外则血少，客于脉中则气不通，故卒然而痛。"《诸病源候论·心腹痛病诸候》曰："心腹痛者，由腑脏虚弱，风寒客于其间故也。"《医门法律·中寒门》云："胸痹心痛，然总因阳虚，故阴得乘之。"阐述了本病由阳虚感寒而发作，故天气变化、骤遇寒凉而诱发胸痹心痛。

谢晶日教授认为，本病病机特点是发作期以标实为主，缓解期以本虚为主。本虚宜补，权衡是否兼见肝、脾、肾脏之亏虚，调阴阳补气血，查脏腑之偏衰，其中尤应重视补心气、温心阳；标实当泻，理气、活血、温通、化痰，尤重活血通络、理气化痰。故其治疗应补其不足、泻其有余。补虚与祛邪的目的均为使心脉气血通畅，通则不痛。谢晶日教授认为本病多为虚实夹杂，故补虚勿忘泻实，祛实勿忘本虚，权衡标本虚实之程度，调整补泻法度之适宜。在胸痹的治疗中，尤其在治疗真心痛时，应警惕并预防脱证的发生，辨证候之顺逆，一旦发现脱证先兆，如疼痛剧烈、持续不解、自汗淋漓、四肢厥冷，脉或结、或代、或微欲绝时，尽早使用益气固脱之品，中西医结合救治。

【谢晶日教授对胸痹的辨证治法】

1. 寒凝心脉证

症状：卒然心痛如绞，或心痛彻背、背痛彻心，或感寒痛甚，心悸气短，形寒肢冷，冷汗自出，苔薄白，脉沉紧或促；多因气候骤冷或感寒而发病或加重。

治法：温经散寒，活血通痹。

方药：当归四逆汤加减。方中以桂枝、细辛温散寒邪，通阳止痛；当归、芍药养血活血；芍药、甘草缓急止痛；通草通利血脉；大枣健脾益气。全方共奏温经散寒、活血通痹之效。本方可加瓜蒌、薤白，通阳开痹。疼痛较著者，可加延胡索、郁金活血理气定痛。若疼痛剧烈，心痛彻背，背痛彻心，痛无休止，伴有身寒肢冷、气短喘息、脉沉紧或沉微者，为阴寒极盛，胸痹心痛重证，治以温阳逐寒止痛，方用乌头赤石脂丸，苏合香丸或冠心苏合香丸芳香化浊、理气温通开窍，发作时含化可即速止痛。阳虚之人，虚寒内生，同气相召而易感寒邪，而寒邪又可进一步耗伤阳气，故寒凝心脉时常伴阳虚之象，宜配合温补阳气之剂，以温阳散寒，不可一味用辛散寒邪之法，以免耗伤阳气。

2. 气滞心胸证

症状：心胸满闷不适，隐痛阵发，痛无定处，时欲太息，遇情志不遂时容易诱发或加重，或兼有脘腹胀闷，得嗳气或矢气则舒，苔薄或薄腻，脉细弦。

治法：疏调气机，和血疏脉。

方药：柴胡疏肝散加减。方中以四逆散（枳实改枳壳）加香附、川芎、陈皮组成，四逆散能疏肝理气，其中柴胡与枳壳相配可升降气机，白芍与甘草同用可缓急疏脉止痛，加香附、陈皮以增强理气解郁之功，香附为气中血药，川芎为血中气药，故可活血且能调畅气机。全方共奏疏调气机、和血疏脉之功效。若兼有脘胀、嗳气、纳少等脾虚气滞的表现，可用逍遥散疏肝行气、理脾和血；若气郁日久化热，心烦易怒，口干，便秘，舌红苔黄，脉数者，用丹栀逍遥散疏肝清热；如胸闷心痛明显，为气滞血瘀之象，可合用失笑散，以增强活血行瘀、散结止痛之作用。

气滞心胸之胸痹心痛，可根据病情需要，选用木香、沉香、降香、檀香、延胡索、厚朴、枳实等芳香理气及破气之品，但不宜久用，以免耗散正气。如气滞兼见阴虚者可选用佛手、香橼等理气而不伤阴之品。

3. 痰浊闭阻证

症状：胸闷重而心痛轻，形体肥胖，痰多气短，遇阴雨天而易发作或加重，伴有倦怠乏力，纳呆便溏，口黏，恶心，咯吐痰涎，苔白腻或白滑，脉滑。

治法：通阳泄浊，豁痰开结。

方药：瓜蒌薤白半夏汤加减。方中以瓜蒌、薤白化痰通阳，行气止痛；半夏理气化痰。本方常加枳实、陈皮行气滞，破痰结；加石菖蒲化浊开窍；加桂枝温阳化气通脉；加干姜、细辛温阳化饮，散寒止痛。全方加味后共奏通阳化饮，泄浊化痰，散结止痛功效。若患者痰黏稠，色黄，大便干，苔黄腻，脉滑数，为痰浊郁而化热之象，用黄连温胆汤清热化痰，因痰阻气机，可引起气滞血瘀；痰热与瘀血往往互结为患，故要考虑到血脉滞涩的可能，常配伍郁金、川芎理气活血，化瘀通脉。若痰浊闭塞心脉，卒然剧痛，可用苏合香丸芳香温通止痛；因于痰热闭塞心脉者用猴枣散，清热化痰、开窍镇惊止痛。胸痹心痛，痰浊闭阻可酌情选用天竺黄、天南星、半夏、瓜蒌、竹茹、苍术、桔梗、莱菔子、浙贝母等化痰散结之品，但由于脾为生痰之源，临床应适当配合健脾化湿之品。

4. 瘀血痹阻证

症状：心胸疼痛剧烈，如刺如绞，痛有定处，甚则心痛彻背、背痛彻心，或痛引肩背，伴有胸闷，日久不愈，可因暴怒而加重，舌质暗红，或紫暗，有瘀斑，舌下瘀筋，苔薄，脉涩或结、代、促。

治法：活血化瘀，通脉止痛。

方药：血府逐瘀汤加减。方由桃红四物汤合四逆散加牛膝、桔梗组成。以桃仁、红花、川芎、赤芍、牛膝活血祛瘀而通血脉；柴胡、桔梗、枳壳、甘草调气疏肝；当归、生地黄补血调肝，活血而不耗血，理气而不伤阴。寒（外感寒邪或阳虚生内寒）则收引、气滞血瘀、气虚血行滞涩等都可引起血瘀，故本型在临床最常见，以血瘀为主症的同时会出现相应的兼症：兼寒者，可加细辛、桂枝等温通散寒之品；兼气滞者，可加沉香、檀香辛香理气止痛之品；兼气虚者，加黄芪、党参、白术等补中益气之品。瘀血痹阻重证，胸痛剧烈，可加乳香、没药、郁金、延胡索、降香、丹参等加强活血理气止痛的作用。活血化瘀法是胸痹心痛常用的治法，可选用三七、川芎、丹参、当归、红花、苏木、赤芍、泽兰、牛膝、桃仁、鸡血藤、益母草、水蛭、王不留行、丹皮、山楂等活血化瘀药物，但必须在辨证的基础上配伍使用，才能获得良效。另外，使用活血化瘀法时要注意种类、剂量，并注意有无出血倾向或征象，一旦发现，立即停用，并予以相应处理。

5. 心气不足证

症状：心胸阵阵隐痛，胸闷气短，动则益甚，心中动悸，倦怠乏力，神疲懒言，面色㿠白，或易出汗，舌质淡红，舌体胖且边有齿痕，苔薄白，脉细缓或结代。

治法：补养心气，鼓动心脉。

方药：保元汤加减。方中以人参、黄芪大补元气，扶助心气；甘草炙用，甘温益气，通经利脉，行血气；肉桂辛热补阳，温通血脉；或以桂枝易肉桂，有通阳、行瘀之功；生姜温中。可加丹参或当归，养血活血。若兼见心悸气短、头昏乏力、胸闷隐痛、口燥咽干、心烦失眠、舌红或有齿痕者，为气阴两虚，可用养心汤，养心宁神，方中当归、生地黄、熟地黄、麦冬滋阴补血；人参、五味子、炙甘草补益心气；酸枣仁、柏子仁、茯神养心安神。补心气常用人参、党参、黄芪、大枣、太子参等，如气虚显著可少佐肉桂，补少火而生气。亦可加用麦冬、玉竹、黄精等益气养阴之品。

6. 心阴亏损证

症状：心胸疼痛时作，或灼痛，或隐痛，心悸怔忡，五心烦热，口燥咽干，潮热盗汗，舌红少泽，苔薄或剥，脉细数或结代。

治法：滋阴清热，养心安神。

方药：天王补心丹加减。方中以生地黄、玄参、天冬、麦冬、丹参、当归滋阴养血而泻虚火；人参、茯苓、柏子仁、酸枣仁、五味子、远志补心气，养心神；朱砂重镇安神；桔梗载药上行，直达病所。若阴不敛阳，虚火内扰心神，心烦不寐，舌尖红少津者，可用酸枣仁汤清热除烦安神；如不效者，再予黄连阿胶汤，滋阴清火，宁心安神。若阴虚导致阴阳气血失和，心悸怔忡症状明显，脉结代者，用炙甘草汤，方中重用生地黄，配以阿胶、麦冬、麻仁滋阴补血，以养心阴；人参、大枣补气益胃，资

脉之本源；桂枝、生姜以行心阳。诸药同用，使阴血得充，阴阳
调和，心脉通畅。若心肾阴虚，兼见头晕、耳鸣、口干、烦热、
心悸不宁、腰膝酸软，用左归饮补益肾阴，或河车大造丸滋肾养
阴清热。若阴虚阳亢，风阳上扰，加珍珠母、磁石、石决明等重
镇潜阳之品，或用羚角钩藤汤加减。如心肾真阴欲竭，当用大剂
西洋参、鲜地黄、石斛、麦冬、山萸肉等急救真阴，并佐用生牡
蛎、乌梅肉、五味子、甘草等酸甘化阴且敛其阴。

7. 心阳不振证

症状：胸闷或心痛较著，气短，心悸怔忡，自汗，动则更
甚，神倦怯寒，面色㿠白，四肢欠温或肿胀，舌质淡胖，苔白
腻，脉沉细迟。

治法：补益阳气，温振心阳。

方药：参附汤合桂枝甘草汤。方中以人参、附子大补元气，
温补真阳；桂枝、甘草温阳化气，振奋心阳，两方共奏补益阳
气、温振心阳之功。若阳虚寒凝心脉，心痛较剧者，可酌加鹿角
片、川椒、吴茱萸、荜茇、高良姜、细辛、川乌、赤石脂；若阳
虚寒凝而兼气滞血瘀者，可选用薤白、沉香、降香、檀香、焦延
胡索、乳香、没药等偏于温性的理气活血药物；若心肾阳虚，可
合肾气丸治疗，方以附子、桂枝（或肉桂）补水中之火，用六味
地黄丸壮水之主，从阴引阳，合为温补心肾而消阴翳，心肾阳虚
兼见水饮凌心射肺，而出现水肿、喘促、心悸，用真武汤温阳化
气行水，以附子补肾阳而祛寒邪，与芍药合用，能入阴破结，敛
阴和阳，茯苓、白术健脾利水，生姜温散水气；若心肾阳虚，虚
阳欲脱厥逆者，用四逆加人参汤，温阳益气，回阳救逆；若见大
汗淋漓、脉微欲绝等亡阳证，应用参附龙牡汤，并加用大剂山萸
肉，以温阳益气，回阳固脱。

【谢晶日教授临证思维总结】

1. 治疗胸痹须顾护脾胃之气　谢晶日教授认为，脾胃之气

的盛衰存亡影响胸痹心痛的预后，治疗胸痹时时顾护胃气是关键。脾胃气复则正气复，病情向愈；脾胃气衰则正气衰，预后较差，即所谓"有胃气则生，无胃气则死"。唐代孙思邈在《备急千金要方》中说："心劳病者，补脾气以益之，脾旺则感于心矣。"谢晶日教授通过多年临床经验反复辨析以测定脾胃之气的盛衰，强调脾胃为人之本，治疗胸痹要时时顾护脾胃之气。

2. 衷中参西，联合治疗胸痹　谢晶日教授衷中参西，融会贯通，认为治疗胸痹既要基于"心主神明，脑为精明之府"的中医学理论，又要联系西医学心脑血管疾病的生理病理知识，借心电图及脉象变化，以心电图诊断为依据，对各种常见的心律失常参考脉象印证。《濒湖脉学》曰："迟来一息至惟三，阳不胜阴气血寒。""结脉皆因气血凝。""代则气衰。"故胸痹的发病多为气虚。本病常伴有不同程度的胸闷、心悸、气短、畏寒肢冷等本虚症状，又有气滞血瘀、肝阳上亢等标实症状，谢晶日教授根据多年临床经验，多采用补气养血、活血通络治疗脑血管疾病，疗效较好。

【结语】谢晶日教授认为，情志异常可导致脏腑失调、气血紊乱，尤其与心病关系较为密切。《灵枢·口问》云："悲哀愁忧则心动。"后世进而认为"七情之由作心痛"，故防治本病必须高度重视精神调摄，避免过于激动或喜怒忧思无度，保持心情平静愉快。气候的寒暑晴雨变化对本病的发病亦有明显影响，《诸病源候论·心痛病诸候》记载："心痛者，风凉邪气乘于心也。"故本病患者应慎起居、适寒温，居处必须保持安静、通风。饮食调摄方面，不宜过食肥甘，应戒烟、少饮酒、低盐饮食，多吃水果及富含纤维食物，保持大便通畅，饮食宜清淡，食勿过饱。发作期患者应立即卧床休息，缓解期要注意适当休息，坚持力所能及的活动，做到动中有静，保证充足的睡眠。

（王海强）

第三章

谢晶日教授方、药心得

第一节　临床常用单味药阐微

一、白术

【本草来源】本品为菊科植物白术的根茎，主产于浙江、湖北、湖南等地，以浙江于潜产者最佳，称为"于术"；冬季采收，烘干或晒干，除去须根，切厚片，生用或土炒、麸炒用。

【记忆歌诀】白术甘温，健脾强胃，止泻除湿，兼祛痰痞。

【性味探究】白术味甘苦，性微温。甘温补气，苦燥湿浊，具有这些性味的药物有补益脾胃之气、燥湿化浊止泻的作用，可用于脾胃虚弱不能运化水湿而引起的泄泻、水肿，以及痰湿停留而致的胸腹胀满的"痰痞"证。此外，本品补脾胃、实肌腠，还有固表止汗的作用，用于卫气虚、肌表不固的自汗证；又能健脾和胃安胎，用于脾胃虚弱、水湿内停引起的痰饮水肿、眩晕心悸，以及两足浮肿的妊娠呕吐、胎气不和等证。

【临床应用】用治脾虚食少便溏、脘腹胀满、倦怠无力等症，常与党参、茯苓、炙甘草同用；若为脾胃虚寒、脘腹冷痛者，可加干姜、附子等温里散寒；兼积滞者，可加枳实、炒神曲、鸡内金等消积导滞。白术用治脾不健运、痰饮水肿，多与桂枝、茯苓、猪苓、泽泻等同用；用治脾肺气虚，卫气不固，表虚自汗，易感风邪者，多与黄芪、浮小麦、麻黄根、防风同用；治疗脾虚胎儿失养者，宜与人参、阿胶配伍；治疗脾虚失运，湿浊中阻之妊娠恶阻，呕恶不食，四肢沉重者，宜与人参、茯苓、陈皮等配伍；用治妊娠脾虚气弱，胎动不安，兼内热者，常与黄芩同用；兼气滞胸腹胀满者，可配苏梗、砂仁、陈皮、大腹皮等；兼恶心呕吐者，可配半夏、生姜等药；兼胎元不固，腰酸腹痛者，可配杜仲、阿胶、川续断、艾叶等药；兼血虚头晕心慌者，可配熟地黄、当归、白芍等药；若为气虚重证而见少气无力者，又当与党参、炙甘草等补气药同用。

【用量用法】煎服，10~15g。炒焦者名焦白术，土炒者名土炒白术，均可加强燥湿作用。补气健脾止泻宜炒用，燥湿利水宜生用。

【临床禁忌】本品性偏温燥，热病伤津及阴虚燥渴者不宜，内有实邪壅滞者禁服。

【现代研究】本品含挥发油，其中主要包括苍术酮、苍术醇、苍术醚、杜松脑、苍术内脂等；并含有果糖、菊糖、白术多糖、多种氨基酸及维生素A类成分等。白术对肠管活动有双向调节作用，当肠管兴奋时呈抑制作用，而肠管抑制时则呈兴奋作用；有防治实验性胃溃疡的作用；有强壮作用，能促进小鼠体重的增加；能明显促进小肠蛋白质的合成；能促进细胞免疫功能；有一定的提升白细胞的作用；能保护肝脏，防止四氯化碳所致的肝糖原减少，还能利胆、利尿、降血糖、抗血凝、抗菌、抗肿瘤。此外，白术挥发油有镇静作用。

【经典附方】

1. 四君子汤　人参、白术、茯苓、甘草，用于脾虚脘满、食少便溏。

2. 参苓白术散　人参、白术、白茯苓、甘草、山药、莲子肉、白扁豆、缩砂仁、薏苡仁、桔梗、大枣，用于脾胃气虚、湿盛泄泻。

3. 附子理中汤　附子、干姜、党参、白术、甘草，用于脾胃虚寒、脘腹冷痛。

4. 枳术丸　枳实、白术，用于脾胃虚弱、饮食积滞。

5. 五苓散　茯苓、猪苓、白术、泽泻、桂枝，用于痰饮水肿。

6. 玉屏风散　黄芪、白术、防风，用于虚人易感、表虚自汗。

7. 当归散　白术、当归、芍药、川芎、黄芩，用于怀胎蕴热、胎动不安证。

【医家摘录】

1.《本草通玄》：“补脾胃之药，更无出其右者。土旺则能健运，故不能食者，食停滞者，有痞积者，皆用之也。土旺则能胜湿，故患痰饮者，肿满者，湿痹者，皆赖之也。土旺则清气善升，而精微上奉，浊气善除，而糟粕下输，故吐泻者，不可阙也。”

2.《本经疏证》：“术气温，味甘苦而辛，甘能补中，苦能降泄，辛能升散，于人身脾与胃具稼穑作甘之德。脾主升举清阳，胃主通降浊阴，皆属土而畏湿。术之为物，开花于初夏，结实于伏时，偏于湿气弥漫之际，显其有游有为，确可知其入脾胃，能内固中气，外御湿侮矣。风寒湿痹死肌痉疽，不得尽谓脾病，而以术为主剂者，则以湿为脾所主，湿能为患，固属脾气不治，一也；脾主肌肉，介在皮毛筋骨中，痹与痉病在肌肉内，死肌及疽，病在肌肉外，旁病则当取中，二也；筋骨皮毛均非驻湿之所，惟肌肉间为可驻湿，三也，知此则凡痹死肌痉疽之系乎风寒湿者，皆术主之矣。”

3.《本草汇言》：“白术，乃扶植脾胃，散湿除痹，消食除痞之要药也。脾虚不健,术能补之;胃虚不纳,术能助之。是故劳力内伤,四肢困倦,饮食不纳,此中气不足之证也;痼冷虚寒,泄泻下利,滑脱不禁,此脾阳乘陷之证也;或久疟经年不愈,或久痢累月不除,此胃虚失治,脾虚下脱之证也;或痰涎呕吐,眩晕昏眩,或腹满肢肿,面色萎黄,此胃虚不运,脾虚蕴湿之证也;以上诸疾,用白术总能治之。又如血虚而漏下不止,白术可以统血而收阴;阳虚而汗液不收,白术可以回阳而敛汗。大抵此剂能健脾和胃,运气利血。"

4.《本经逢原》:"白术甘温味厚,阳中之阴,可升可降,入脾、胃二经。生用则有除湿益燥,消痰利水,治风寒湿痹,死肌痉疸,散腰脐间血,及冲脉为病,逆气里急之功。制熟则有和中补气,止渴生津,止汗除热,进饮食安胎之效。"

【谢晶日教授临床经验发挥】谢晶日教授在临床上特别注重对白术"健脾益气燥湿"这一功效的运用。谢晶日教授认为脾为阴土,性恶湿,其气以升为健,主运化水湿。脾病脾虚,运化功能受到影响,胃肠功能减退,不能受纳水谷,也不能运化精微,反聚水成湿,积谷为滞,致脾胃升降失司,清浊不分。运化水湿之力不足,不仅滋生内湿,亦能招致外湿侵袭,内外合邪而使体内正津不布,水湿外溢肌腠导致身体沉重。故而,谢晶日教授认为,有效地运用健脾益气燥湿法在临床上尤为重要。此外,白术不仅能够健脾和胃,还可以固表止汗,故而谢晶日教授常喜用之。

谢晶日教授在临床上治疗脾虚湿盛之证,惯用参苓白术散,该方以人参、白术、茯苓共为君,主益气健脾渗湿;山药、莲子肉、薏苡仁、白扁豆共为臣,助君药健脾益气,兼能渗湿止泻;佐以砂仁醒脾和胃,行气化滞;桔梗宣肺利气,通调水道,引脾气上升;炒甘草健脾和中,调和诸药,以上诸药相合,共奏益气健脾渗湿之功。白术在此方中,既能补益脾胃之气,又能燥湿化浊止泻，对于因脾胃虚弱不能运化水湿所导致的泄泻、水肿，以及痰湿停留而致的胸腹胀满等症极为受用，临床上往往起到明显疗效。

（王海强）

二、白芷

【本草来源】本品为伞形科植物白芷或杭白芷的干燥根。白芷产于河南长葛、禹县者习称"禹白芷"，产于河北安国者习称"祁白芷"。此外，陕西和东北亦产。杭白芷产于浙江、福建、四川等省，习称"杭白芷"和"川白芷"。夏、秋间叶黄时采挖，除去须根及泥沙，晒干或低温干燥。切片，生用。

【记忆歌诀】白芷辛温，阳明头痛，风热瘙痒，排脓通用。

【性味探究】白芷味辛，性温；辛温燥散，芳香走窜，其性上达，能解表散寒、祛风止痛、宣通鼻窍，善治风寒侵犯阳明经引起的头额作痛及鼻渊头痛，是风寒感冒的常用药；又能祛风除湿止痒，治皮肤风湿瘙痒；并能燥湿止带，治带下过多等症；此外，白芷还有活血排脓作用，所以又是痈疽疮毒、乳痈肿痛等症的常用药。

【临床应用】用治风寒感冒，恶寒发热，头身疼痛，鼻塞流涕者，常与紫苏、细辛、荆芥等同用；若治风热感冒，头额作痛，多与金银花、连翘、葛根等同用；若治风寒感冒夹湿，恶寒发热、头额作痛、肢体酸重者，又常与防风、羌活、独活等配伍使用；如治表证已罢，头痛时作，缠绵日久的头风头痛，常配川芎、荆芥穗、细辛、蔓荆子等药；治疗阳明头痛，眉棱骨痛，头风痛等症，属外感风寒者，可单用，或与防风、细辛、川芎等同用；属外感风热者，可配伍薄荷、菊花、蔓荆子等药；治疗风冷牙痛，可与细辛、蔓荆子、露蜂房同用；治疗风热牙痛，则配石膏、黄连、升麻等；治疗风寒湿痹、关节疼痛、屈伸不利者，常与威灵仙、细辛、独活等同用；用治鼻渊，又多与辛夷、苍耳子、薄荷等合用；治疗寒湿下注，白带过多者，可与鹿角霜、白术、山药等同用；若湿热下注，带下黄赤者，宜与车前子、黄柏等同用；用于风湿疹痒，多与地肤子、苦参、白鲜皮等配合应用；用治痈疽疮毒初起表证未罢者，常与荆芥、防风、金银花等同用；若为脓成未溃者，又常配伍蒲公英、穿山甲、贝母、天花粉等药。

【用量用法】煎服，3~10g。外用适量，研末敷。

【临床禁忌】本品辛散温燥，耗散气血，阴虚血热者忌服。痈疽溃后宜渐减去。

【现代研究】本品含白芷素、白芷醚、白芷毒素等。小量白芷毒素有兴奋中枢神经、升高血压的作用，并能引起流涎呕吐；量大则能引起强直性痉挛，继以全身麻痹。白芷能对抗蛇毒所致的中枢神经系统抑制；水煎剂对大肠杆菌、痢疾杆菌、伤寒杆菌、绿脓杆菌、变形杆菌有一定抑制作用；水浸剂对奥杜盎小芽孢癣菌等致病真菌有一定抑制作用；此外，白芷还有解热、抗炎、镇痛、解痉和抗癌作用。

【经典附方】

1. 九味羌活汤　羌活、防风、生地黄、细辛、苍术、白芷、黄芩、川芎、甘草，用于外感风寒，内兼里热。

2. 川芎茶调散　川芎、荆芥、防风、薄荷、辛夷、白芷、羌活、甘草、清茶，用于风寒感冒，头额作痛。

3. 苍耳子散　苍耳子、辛夷、白芷、薄荷，用于鼻渊。

4. 仙方活命饮　金银花、生甘草、赤芍、穿山甲、皂角刺、白芷、贝母、防风、当归尾、天花粉、乳香、没药、陈皮，用于痈疽疮毒初起。

【医家摘录】

1.《神农本草经》："主女人漏下赤白，血闭阴肿，寒热，风头侵目泪出，长肌肤，润泽。"

2.《滇南本草》："祛皮肤游走之风，止胃冷腹痛寒痛，周身寒湿疼痛。"

3.《本草纲目》："白芷，色白味辛，行手阳明；性温气厚，行足阳明；芳香上达，入手太阴肺经。如头、目、眉、齿诸病，三经之风热也；如漏、带、痈疽诸病，三经之湿热也；风热者辛以散之，湿热者温以除之。为阳明主药，故又能治血病、胎病，而排脓生肌止痛。治鼻渊、鼻衄、齿痛、眉棱骨痛，大肠风秘，小便出血，妇人血风眩晕，反胃吐食；解砒毒，蛇伤，刀箭金疮。"

4.《本草经疏》："白芷，味辛气温无毒，其香气烈，亦芳草也；入手足阳明、足太阴，走气分，亦走血分，升多于降，阳也。性善祛风，能蚀脓，故主妇人漏下赤白；辛以散之，温以和之，香气入脾，故主血闭阴肿，寒热，头风侵目泪出；辛香散结而入血止痛，故长肌肤。芬芳而辛，故能润泽。辛香温散，故疗风邪久泻，风能胜湿也。香入脾，所以止呕吐；疗两胁风痛，头眩目痒，祛风之效也。"

5.《本草汇言》："白芷，上行头目，下抵肠胃，中达肢体，遍通肌肤以至毛窍，而利泄邪气。如头风头痛，目眩目昏；如四肢麻痛，脚弱痿痹；如疮溃糜烂，排脓长肉；如两目作障，痛痒赤涩；如女人血闭，阴肿漏带；如小儿痘疮，行浆作痒，白芷皆能治之。"

【谢晶日教授经验发挥】谢晶日教授在临床上特别注重对白芷"活血通络"这一功效的运用，谢晶日教授认为，人身气血的运行有赖于阳气的温煦推动，若寒邪侵入人体，经脉气血失于阳气温煦，气血凝结阻滞，涩滞不通，不通则痛。湿邪侵及人体，留滞脏腑经络，最易阻滞气机，从而使气机升降失常。外邪由表入里，损及脏腑，则导致脏腑功能失调。因此，谢晶日教授认为，有效运用活血通络法尤为重要，而白芷不仅能够活血通络，还可以活血止血、止痛，故而谢晶日教授常喜用之。

谢晶日教授治疗风寒湿邪侵入肌肤、经络，致血脉不通、气血运行不畅之证，惯用九味羌活汤，该方以羌活为君药，上行发散表寒，除肌表之风寒湿邪；防风、苍术为臣药，主祛风散寒、除湿止痛；并佐以细辛、白芷、川芎，祛风散寒、理气行血、宣痹止痛，生地黄、黄芩既清在里之热，又防诸药辛温燥烈伤津；甘草调和诸药为使。以上诸药相合，既能统治风寒湿邪，又能兼顾协调表里。此方既能宣散风寒、祛风止痛，又能宣通脉络而达活血通络之功，对于因风寒湿邪外侵所导致的痹证、泄泻、便血等症极为受用，临床上往往起到较为明显的疗效。

（王海强）

三、苍术

【本草来源】本品为菊科植物茅苍术或北苍术的干燥根茎；前者主产于江苏、湖北、河南等地，以产于江苏茅山一带者质量最好，故名茅苍术。后者主产于内蒙古、山西、辽宁等地。春、秋二季采挖，晒干。切片，生用、麸炒或米泔水炒用。

【记忆歌诀】苍术苦温，健脾燥湿，发汗宽中，祛瘴疫。

【性味探究】苍术味苦辛，性温。辛散发汗，苦温燥湿健脾，既能祛外来的风湿，又善化内停之湿滞。所以，苍术对湿邪困扰所致的胃脘胀闷不舒之呕吐、水泻，能燥湿宽中、健脾止泻；且对外感风湿的身重疼痛和风寒湿痹、关节酸痛亦有良效。其气味芳香，长于化浊辟秽，更能治因感受山岚瘴气而发生的传染病。此外，本品善于燥湿化浊，还适用于湿浊下注所致的足膝肿痛或痿软无力，以及妇女带下等症。苍术尚能明目，可治夜盲症及眼目昏涩。

【临床应用】苍术用治湿阻中焦，脾失健运而致的脘腹胀闷、呕恶、吐泻、乏力、苔白腻之症，常与厚朴、陈皮、半夏、茯苓同用；若脾虚湿聚，水湿内停的痰饮或外溢的水肿，则同茯苓、泽泻、猪苓等同用；用治外感风寒湿，身重疼痛，恶寒发热者，常与羌活、独活、防风、紫苏同用；用治风寒湿痹，关节酸痛，常与防风、桂枝、威灵仙、羌活、独活同用；若湿热痹痛，可配石膏、知母等；若为湿热下注，足膝肿痛或痿软无力，常与黄柏、牛膝、薏苡仁等同用；治下部湿浊带下、湿疮、湿疹等，与龙胆草、黄芩、栀子同用。

【用量用法】煎服，5～10g。米泔水制可减缓辛燥。

【临床禁忌】本品苦温燥烈，故阴虚内热、气虚多汗者忌用。

【现代研究】本品含挥发油，主要成分为苍术醇和茅术醇的混合结晶物，其他尚含少量苍术酮、维生素 A 样物质、维生素 B 及菊糖。其挥发油有抑制副交感神经介质乙酰胆碱引起的肠痉挛的作用；对交感神经介质肾上腺素引起的肠肌松弛，苍术制剂能促进肾上腺抑制作用的振幅恢复。苍术醇有促进胃肠运动作用，对胃平滑肌也有微弱的收缩作用。苍术挥发油对于中枢神经系统，小剂量是镇静作用，同时使脊髓反射亢进；大剂量则呈抑制作用，且使血压下降。其挥发油体外还有杀菌作用。苍术煎剂有降血糖、排钠、排钾作用；其维生素 A 样物质可治疗夜盲及角膜软化症。

【经典附方】

1. 苍术汤　苍术、防风、黄柏、柴胡，用于湿热下注，腰腿疼痛。

2. 神术散　苍术、陈皮、厚朴、藿香、砂仁、甘草，用于风寒湿侵袭，身重疼痛。

3. 四妙丸　苍术、牛膝、黄柏、薏苡仁，用于湿热下注，足膝痿软。

【医家摘录】

1.《神农本草经》："主风寒湿痹，死肌痉疸。作煎饵久服，轻身延年不饥。"

2.《名医别录》："主头痛，消痰水，逐皮间风水结肿，除心下急满及霍乱吐下不止，暖胃消谷嗜食。"

3.《本草纲目》："治湿痰留饮，或夹瘀血成窠囊，及脾湿下流，浊沥带下，滑泻肠风。"

4.《本草通玄》："苍术，宽中发汗，其功胜于白术，补中除湿，其力不及白术。大抵卑监之土，宜与白术以培之，敦阜之土，宜与苍术以平之。"

5.《药品化义》："苍术，味辛主散，性温而燥，燥可祛湿，专入脾胃，主治风寒湿痹，山岚瘴气，皮肤水肿，皆辛烈逐邪之功也。统治三部之湿，若湿在上焦，易生湿痰，以此燥湿行痰；湿在中焦，滞气作泻，以此宽中健脾；湿在下部，足膝痿软，以此同黄柏治痿，能令足膝有力；取其辛散气雄，用之散邪发汗，极其畅快。"

6.《本草正义》："苍术，气味雄厚，较白术愈猛，能彻上彻下，燥湿而宣化痰饮，芳香辟秽，胜四时不正之气；故时疫之病多用之。最能驱除秽浊恶气，阴霾之域，久旷之屋，宜焚此物而后居人，亦此意也。凡湿困脾阳，倦怠嗜卧，肢体酸软，胸膈满闷，甚至膜胀而舌浊厚腻者，非茅术芳香猛烈，不能开泄，而痰饮弥漫，亦非此不化。夏秋之交，暑湿交蒸，湿温病寒热头胀如裹，或胸痞呕恶，皆须茅术、藿香、佩兰叶等香燥醒脾，其应如响。而脾家郁湿，或为膜胀，或为肿满，或为泻泄疟痢，或下流而足重跗肿，或积滞而二便不利，及湿热郁蒸，发为疮疡流注，或寒湿互结，发为阴疽酸痛，但有舌浊不渴见证，茅术一味，最为必需之品。是合内外各病，皆有大用者。"

【谢晶日教授经验发挥】谢晶日教授在临床上特别注重对苍术"健脾燥湿"功效的运用，谢晶日教授认为，脾为太阴湿土，居中州而主运化，其性喜燥恶湿，其气以升为健，主运化水湿；若湿邪滞于中焦，湿盛困脾，则脾运不健。脾病脾虚，运化功能受到影响，胃肠功能减退，不能受纳水谷，也不能运化精微，反聚水成湿，积谷为滞，致脾胃升降失司，清浊不分。运化水湿之力不足，不仅滋生内湿，亦能招致外湿侵袭，内外合邪而使体内正津不布，水湿外溢肌腠导致身体沉重。因此，谢晶日教授认为在临床上有效地运用健脾燥湿法尤为重要，而苍术不仅能够健脾燥湿，还可以祛风湿，故谢晶日教授常喜用之。

谢晶日教授治疗湿滞脾胃之证，惯用平胃散一方，该方以苍术为君药，主燥湿强脾；厚朴为臣药，主散满消胀祛湿；并佐以陈皮理气和胃；甘草调和诸药，且能益气健脾和中为使药；生姜温散水湿，和胃降逆，大枣补脾益气，调和脾胃为引。以上诸药相合，共奏燥湿健脾、行气和胃之功。此方既能祛除中焦湿邪，又能健脾助运，对于因湿滞中焦所致的呕吐、泄泻、脘腹胀满等症状极为受用，临床上往往起到较为明显的疗效。

（王海强）

四、草豆蔻

【本草来源】本品为姜科植物草豆蔻的干燥近成熟的种子，主产于广西、广东等地；夏、秋二季采收，晒至九成干，或用水略烫，晒至半干，除去果皮，取出种子团，晒干。

【记忆歌诀】草豆蔻辛温，治寒犯胃，作痛呕吐，不食能食。

【性味探究】草豆蔻味辛，性温；有温胃止呕、散寒止痛、健脾燥湿的作用，可治胃部受寒作痛，胀满呕吐，以及寒湿内停的胃口不开、不思饮食等症。

【临床应用】用治脾胃虚弱、寒湿郁滞、不思饮食等，常与白术、砂仁、陈皮等同用。如治胃痛，可与木香、香附、延胡索等药同用。用于寒湿阻胃，气逆作呕，常与肉桂、吴茱萸、半夏、生姜等同用。用于寒湿内盛、清浊不分而腹痛泻痢者，可与苍术、厚朴、木香等同用。

【用量用法】煎服，5～10g。入散剂较佳，入汤剂宜后下。

【临床禁忌】阴虚有热者忌用。

【现代研究】含挥发油和黄酮类物质。草豆蔻煎剂对金黄色葡萄球菌、痢疾杆菌及大肠杆菌有抑制作用，低浓度时对离体肠管呈兴奋作用，高浓度时对离体肠管则为抑制作用。挥发油对离体肠管为抑制作用。

【经典附方】

1. 厚朴温中汤　厚朴、干姜、茯苓、木香、草豆蔻、陈皮、甘草，用于寒湿伤中、不思饮食。

2. 草豆蔻散　草豆蔻、生姜、甘草，用于脾胃不调，饮食不化，呕逆恶心。

【医家摘录】

1.《本草纲目》："豆蔻治病，取其辛热浮散，能入太阴、阳明，除寒燥湿，开郁化食之力而已。南地卑下，山岚烟瘴，饮啖酸咸，脾胃常多寒湿郁滞之病，故食料必用，与之相宜。然过多亦能助脾热，伤肺损目……治瘴疠寒疟，伤暑吐下泄痢，噎膈反胃，痞满吐酸，痰饮积聚，妇人恶阻带下，除寒燥湿，开郁破气，杀鱼肉毒。"

2.《本草经疏》："豆蔻，辛能破滞，香能入脾，温热能祛寒燥湿，故主温中及寒客中焦、心腹痛、中寒呕吐也。脾开窍于口，脾家有积滞，则瘀而为热，故发口臭，醒脾导滞，则口气不臭矣。辛散温行，故下气。寒客中焦，饮食不消，气因闭滞则霍乱。又散一切冷气、消酒毒者，亦燥湿破滞、行气健脾开胃之功也。"

3.《本草求真》："草豆蔻，辛热香散，功与肉蔻相似，但此辛热燥湿除寒，性兼有涩，不似肉蔻涩性居多，能止大肠滑脱不休也。又功与草果相同，但此止逐风寒客在胃口之上，症见当心疼痛，不似草果辛热浮散，专治瘴疠寒疟也。故凡湿郁成病，而见胃脘作疼，服之最为有效。若使郁热内成，及阴虚血燥者，服之为大忌耳。"

4.《名医别录》："主温中，心腹痛，呕吐，去口臭气。"

5.《开宝本草》："下气，止霍乱。"

6.《珍珠囊》："益脾胃，去寒，又治客寒心胃痛。"

7.《本草原始》："补脾胃，磨积滞，调散冷气甚速，虚弱不能饮食者最宜，兼解酒毒。"

【谢晶日教授经验发挥】谢晶日教授在临床上特别注重对草豆蔻"温中散寒，健脾燥湿"功效的运用。谢晶日教授认为，脾胃位于中焦，主受纳、腐熟与运化水谷。若脾胃伤于寒湿，则气机壅滞；寒性凝滞，湿性黏腻，又易阻气机，则脾胃运化功能受到影响，胃失受纳，脾失运化，运化水湿之力不足，导致寒湿蕴结于中焦。长此以往，阳气日益虚弱，不能上升，而脾胃之气下流，并于肝肾，如此便会损及其他脏腑。因此，谢晶日教授认为，临床上有效运用温中散寒、健脾燥湿法在尤为重要，而草豆蔻性温燥，长于温脾燥湿，温胃散寒，故谢晶日教授常喜用之。

谢晶日教授临床上治疗脾胃气滞寒湿之证，惯用厚朴温中汤一方，该方以厚朴为君药，主温中益气、理气燥湿、消胀除满；草豆蔻燥湿行气、温中散寒，木香、陈皮行气宽中散寒共为臣药；并佐以干姜、生姜温中散寒；茯苓、炙甘草健脾渗湿和中；炙甘草兼调和诸药为使药。以上诸药相合，共奏温中理气、燥湿除满之功。此方既能燥湿行气，又能温中散寒，对于因寒湿中阻所导致的呕吐、泄泻、腹痛腹胀等症状极为受用，临床上往往起到较为明显的疗效。

（王海强）

五、柴胡

【本草来源】本品为伞形科植物柴胡或狭叶柴胡的干燥根；按性状不同，分别习称"北柴胡"和"南柴胡"，北柴胡主产于河北、河南、辽宁、湖北、陕西等省，南柴胡主产于湖北、四川、安徽、黑龙江、吉林等省；春、秋二季采挖，除去茎叶及泥沙，干燥，切段，生用或醋炙用。

【记忆歌诀】柴胡味苦，能泻肝火，寒热往来，疟疾均可。

【性味探究】柴胡味苦，性微寒，疏肝解郁，使郁开火泻，而有泻肝火和解肌热的作用；可治由肝胆郁热引起的头晕、口苦、呕吐、两胁作痛等症；并为治邪在半表半里（少阳胆经）出现寒热往来的主要药物。由于它有和解表里的功能，因此又可治疗疟疾。此外，本品能升提中气，疏肝解郁，又常用于气虚下陷的脱肛和妇女子宫脱垂，以及肝气郁结的头目眩晕、胁痛和月经不调。

【临床应用】治疗风寒感冒，症见恶寒发热、头身疼痛，常与防风、生姜等药配伍；若外感风寒，寒邪入里化热，恶寒渐轻，身热增盛者，多与葛根、羌活、黄芩、石膏等同用；治疗风热感冒、发热、头痛等症，可与菊花、薄荷、升麻等同用；若伤寒邪在少阳，寒热往来、胸胁苦满、口苦咽干、目眩，常与黄芩、半夏、党参同用；若用于疟疾寒热，又常与黄芩、青蒿、草果、知母等药同用；用治肝胆郁热所致的头晕、口苦、胁痛，常与龙胆草、黄芩、栀子、生地黄等同用；治疗肝失疏泄、气机郁阻所致的胸胁、少腹胀痛、情志抑郁、妇女月经失调、痛经等症，常与香附、川芎、白芍同用；用治肝郁气滞、胁肋乳房胀痛、月经不调等症，常与当归、白芍、茯苓、白术等同用；用治中气不足、气虚下陷所致的脘腹重坠作胀、久泻脱肛、子宫脱垂等脏器脱垂症，常与党参、黄芪、升麻同用。

【用量用法】煎服，3～10g。解表退热宜生用，疏肝解郁宜醋炙，升阳可生用或酒炙，退虚热可用鳖血拌炒。

【临床禁忌】本品性升发，凡阴虚阳亢、肝风内动、阴虚火旺及气机上逆者忌用或慎用。

【现代研究】本品含柴胡皂苷、α-菠菜甾醇、春福寿草醇，以及挥发油等。柴胡具有镇静、安定、镇痛、解热、镇咳等广泛的中枢抑制作用。柴胡及其有效成分柴胡皂苷有抗炎作用，其抗炎作用与促进肾上腺皮质系统功能等有关。柴胡皂苷又有降低胆固醇作用。柴胡有较好的抗脂肪肝、抗肝损伤、利胆、降转氨酶、兴奋肠平滑肌、抑制胃酸分泌、抗溃疡、抑制胰蛋白酶等作用。柴胡煎剂对结核杆菌有抑制作用。此外，柴胡还有抗流感病毒、增加蛋白质生物合成、抗肿瘤、抗辐射及增强免疫功能等作用。

【经典附方】

1. 龙胆泻肝汤　龙胆草、栀子、黄芩、柴胡、生地黄、车前子、泽泻、木通、当归、甘草，用于肝胆实热、口苦胁痛。

2. 小柴胡汤　柴胡、黄芩、半夏、人参、甘草、生姜、大枣，用于邪在少阳、往来寒热。

3. 逍遥散　柴胡、黄芩、当归、白芍、白术、甘草、生姜、薄荷，用于肝郁气滞、月经不调。

4. 补中益气汤　黄芪、白术、陈皮、党参、甘草、当归、升麻、柴胡，用于气虚下陷、久泻脱肛。

【医家摘录】

1. 《神农本草经》："主心腹肠胃结气，饮食积聚，寒热邪气，推陈致新。"

2. 《滇南本草》："伤寒发汗解表要药，退六经邪热往来，痹痿，除肝家邪热、痨热，行肝经逆结之气，止左胁肝气疼痛，治妇人血热烧经，能调月经。发汗用嫩蕊，治虚热、调经用根。"

3. 《本草纲目》："治阳气下陷，平肝、胆、三焦、包络相火，及头痛、眩晕，目昏、赤痛障翳，耳聋鸣，诸疟及肥气寒热，妇人热入血室、经水不调，小儿痘疹余热，五疳羸热。"

4.《药性论》:"治热劳骨节烦疼,热气,肓背疼痛,宣畅血气,劳乏羸瘦;主下气消食,主时疾内外热不解,单煮服。"

5.《医学启源》:"柴胡,少阳、厥阴引经药也。妇人产前产后必用之药也。善除本经头痛,非此药不能止。治心下痞、胸膈中痛。引胃气上升,以发散表热。"

6.《本草经疏》:"柴胡,为少阳经表药,主心腹肠胃中结气,饮食积聚,寒热邪气,推陈致新,除伤寒心下烦热者,足少阳胆也。胆为清净之府,无出无入,不可汗,不可吐,不可下,其经在半表半里,故法从和解,小柴胡汤之属是也。其性升而散,属阳,故能达表散邪也。邪结由心下烦热,邪散则烦热自解。阳气下陷,则为饮食积聚,阳升则清气上行,脾胃之气行阳道,则饮食积聚自消散矣。诸痰热结实,胸中邪逆,五脏间游气者,少阳实热之邪所生病也。柴胡苦平而微寒,能除热散结而解表,故能愈以上诸病。大肠停积,水胀,及湿痹拘挛者,柴胡为风药,风能胜湿故也。"

【谢晶日教授经验发挥】谢晶日教授特别注重对柴胡"疏肝解郁"功效的运用,肝主疏泄,其气升发,喜条达而恶抑郁。情志不畅,或因病致郁影响肝,均可使肝失疏泄,气机不畅,形成肝气郁结之候。气有余便是火,肝气郁结,久而化火。胆与肝互为表里,胆发病可影响肝,肝发病也可影响胆,且肝胆疾病又可累及脾胃。肝气郁而不达,或气滞转化为横逆,均可影响脾胃之纳运。因此,谢晶日教授认为在临床上有效运用疏肝解郁法尤为重要,而柴胡不仅能够疏肝解郁,而且还能疏散退热、升阳举陷,故而谢晶日教授常喜用之。

谢晶日教授临床上治疗伤寒邪入少阳之证,惯用小柴胡汤。该方以柴胡为君药,主透达少阳半表之邪,疏肝解郁;黄芩为臣药,主养阴退热;并佐以半夏、生姜健脾和胃,降逆止呕;人参、炙甘草、大枣益气健脾；炙甘草又调和诸药为使。以上诸药相合，共奏和解少阳之功。此方既能透达少阳半表之邪，又能条畅气机，使少阳半里之邪得以疏散，对于因伤寒邪入少阳所导致的呕吐、胸胁胀满、黄疸等症状极为受用，临床上往往起到较为明显的疗效。

（王海强）

六、茯苓

【本草来源】本品为多孔菌科真菌茯苓的干燥菌核，寄生于松科植物赤松或马尾松等树根上；野生或栽培，主产于云南、安徽、湖北、河南、四川等地，产于云南者称"云苓"，质较优；多于7~9月采挖，挖出后除去泥沙，堆置"发汗"后，摊开晾至表面干燥，再"发汗"，反复数次至现皱纹、内部水分大部散失后，阴干，称为"茯苓个"；取之浸润后稍蒸，及时切片，晒干；或将鲜茯苓按不同部位切制，阴干，生用。

【记忆歌诀】茯苓味淡，渗湿利窍，白化痰涎，赤通水道。

【性味探究】茯苓，味甘淡，性平。甘平和缓，淡而渗利，有利水渗湿的作用，使停留在体内的水湿从尿道排泄，故可治痰湿不化及小便不利等症。本品分赤、白两种，白茯苓善于化痰涎，赤茯苓则长于利小便、通水道。此外，本品利水渗湿，还常用于因水湿潴留引起的水肿胀满；其甘平和缓而能补，尚有健脾补中、宁心安神的功效，既能祛邪，又可扶正，用于脾虚不能运化水湿而致的泄泻，以及水饮凌心引起的惊悸、失眠等。

【临床应用】茯苓用治水湿内停所致的水肿胀满、小便不利等症，常与猪苓、白术、泽泻、桂枝等同用，以加强利水之功；治脾肾阳虚水肿，可与附子、生姜同用；用于水热互结，阴虚小便不利水肿，与滑石、阿胶、泽泻合用；用治脾虚不运的神疲食少、腹胀肠鸣、大便溏泻等症，常与党参、白术、山药、莲子肉等同用；若治脾虚水湿停滞的痰饮、眩晕、心悸，又常与桂枝、白术、猪苓、泽泻或半夏、生姜等药同用；若饮停于胃而呕吐者，多和半夏、生姜合用；用治惊悸、失眠，属心脾两虚者，常与党参、当归、龙眼肉、酸枣仁等同用；用治心气不足或心肾不交之惊悸、失眠，又常与人参、龙齿及远志、菖蒲、朱砂等同用。

【用量用法】煎服，10～15g。宁心安神用朱砂拌。

【临床禁忌】虚寒精滑者忌服。

【现代研究】本品含 β - 茯苓聚糖、茯苓酸、蛋白质、脂肪、卵磷脂、胆碱、组胺酸、麦角甾醇等。茯苓煎剂、糖浆剂、醇提取物、乙醚提取物，具有利尿、镇静、抗肿瘤、降血糖、增加心肌收缩力的作用。茯苓多糖能增强免疫功能、抗肿瘤、利尿，以及增加尿中钾、钠、氯等电解质的排出，能降低胃液分泌、抑制溃疡，有镇静及保护肝脏、降血糖、抗放射等作用。

【经典附方】

1. 五苓散　茯苓、猪苓、白术、泽泻、桂枝，用于水肿胀满、小便不利。

2. 参苓白术散　人参、白术、茯苓、甘草、山药、莲子肉、白扁豆、缩砂仁、薏苡仁、桔梗、大枣，用于脾虚湿盛、食少便溏。

3. 苓桂术甘汤　茯苓、桂枝、白术、甘草，用于痰饮、眩晕、心悸。

4. 小半夏加茯苓汤　半夏、生姜、茯苓，用于痰饮内停、呕恶、眩晕、心悸。

5. 归脾汤　人参、黄芪、白术、茯神、远志、酸枣仁、木香、龙眼肉、甘草、生姜、大枣，用于心脾两虚、惊悸、失眠。

6. 安神定志丸　石菖蒲、远志、茯苓、茯神、龙齿、人参，用于心气不足、惊悸、失眠。

【医家摘录】

1. 《神农本草经》："味甘，平。主胸胁逆气，忧恚惊邪恐悸，心下结痛，寒热，烦满，咳逆，口焦舌干，利小便。久服安魂、养神、不饥、延年。"

2. 《世补斋医书》："茯苓一味，为治痰主药，痰之本，水也，茯苓可以行水。痰之动，湿也，茯苓又可行湿。"

3. 《开宝本草》："味甘，平，无毒。止消渴，好睡，大腹淋沥，膈中痰水，水肿淋结，开胸腑，调脏气，伐肾邪，长阴，益气力，保神守中。"

4. 《药类法象》："气平，味甘。能止渴，利小便，除湿益燥，和中益气。利腰脐间血为主。治小便不通，溺黄或赤而不利。如小便利或数，服之则大损人目。如汗多人服之，损元气，夭人寿。"

5. 《药性赋》："味甘淡，性平，无毒。降也，阳中阴也。其用有六：利窍而除湿，益气而和中，小便多而能止，大便结而能通，心惊悸而能保，津液少而能生。"

6. 《用药心法》："茯苓，淡能利窍，甘以助阳，除湿之圣药也。味甘平补阳，益脾逐水，生津导气。"

7. 《本草经疏》："茯苓，其味甘平，性则无毒，入手足少阴，手太阳，足太阴、阳明经，阳中之阴也。胸胁逆气，邪在手少阴也；忧恚惊邪，皆心气不足也；恐悸者，肾志不足也；心下结痛，寒热烦满，咳逆，口焦舌干，亦手少阴受邪也。甘能补中，淡而利窍，补中则心脾实，利窍则邪热解，心脾实则忧恚惊邪自止，邪热解则心下结痛、寒热烦满，咳逆、口焦舌干自除，中焦受湿热，则口发渴，湿在脾，脾气弱则好睡，大腹者，脾土虚不能利水，故腹胀大也。淋沥者，脾受湿邪，则水道不利也。膈中痰水水肿，皆缘脾虚所致，中焦者，脾土之所治也，中焦不治，故见斯病，利水实脾，则其证自退矣。开胸腑，调脏气，伐肾邪者,何莫非利水除湿,解热散结之功也。白者入气分,赤者入血分,补心益脾,白优于赤,通利小肠,专除湿热,赤亦胜白。"

【谢晶日教授经验发挥】谢晶日教授特别注重对茯苓"利水渗湿"功效的运用,其认为湿为阴邪,易阻气机,损伤阳气。湿邪侵及人体,留滞于脏腑经络,最易阻滞气机,从而使气机升降失常。脾为燥土,性恶湿,其气以升为健,主运化水湿。湿邪侵袭人体,必困于脾,使脾阳不振,运化无权,水湿停聚。脾的运化水湿之力不足,不仅滋生内湿,亦能招致外湿侵袭,内外合邪而使体内正津不布,水湿外溢肌腠导致身体沉重。因此,谢晶日教授认为在临床上有效运用利水渗湿法尤为重要,而茯苓不仅能够利水渗湿,而且还有健脾补中、宁心安神的功效,既能祛邪,又可扶正,故谢晶日教授常喜用之。

谢晶日教授临床上治疗脾虚湿盛之证,惯用参苓白术散,该方以人参、白术、茯苓共为君药,主益气健脾渗湿;山药、莲子肉、薏苡仁、白扁豆共为臣药,助君药健脾益气,兼能渗湿止泻;佐以砂仁醒脾和胃,行气化滞;桔梗宣肺利气,通调水道,引脾气上升;炒甘草健脾和中,调和诸药,以上诸药相合,共奏益气健脾渗湿之功。此方既善渗泄水湿,又可健脾补虚,对于因脾胃虚弱不能运化水湿所导致的泄泻、水肿,以及痰湿停留而致的胸腹胀满等症状极为受用,临床上往往起到较为明显的疗效。

(梁国英)

七、黄连

【本草来源】本品为毛茛科植物黄连、三角叶黄连或云连的干燥根茎,此三种分别称为"味连""雅连"和"云连";多系栽培,主产于四川、云南、湖北;秋季采挖,除去须根及泥沙,干燥;生用或清炒、姜汁炙、酒炙、吴茱萸水炙用。

【记忆歌诀】黄连味苦，泻心除痞，清热明眸，厚肠止痢。

【性味探究】黄连味苦，性寒。苦能燥湿，寒能清热，功善清热燥湿泻火。其泻心火，可治心火旺的心烦不眠和热病烦躁及神昏谵语；又能清热明目，治疗目赤肿痛；还能清泄中焦和大肠的湿热，增强胃肠功能而止湿热泻痢。此外，本品还有凉血解毒作用，可用于热毒痈肿疔疮等症；亦善清泻胃火，治胃火炽盛的呕吐、牙痛及消谷善饥。

【临床应用】黄连治湿热阻滞中焦、气机不畅所致的脘腹痞满、恶心呕吐，常配苏叶用，或配黄芩、干姜、半夏用；治胃热呕吐，配石膏；治肝火犯胃所致的胁肋胀痛、呕吐吞酸，配吴茱萸；治脾胃虚寒、呕吐酸水，配人参、白术、干姜等；用治湿热泻痢兼表证发热，多与葛根、黄芩同用；属下痢不爽、里急后重者，多与木香同用；属热毒血痢者，又常与黄柏、白头翁、秦皮同用；用治三焦热盛，高热烦燥，可配黄芩、黄柏、栀子；治热病高热、烦躁、神昏谵语，常与石膏、知母、玄参、生地黄等药同用；若治热盛伤阴，阴血不足，心烦失眠者，多与阿胶、白芍、鸡子黄同用；治心火亢旺、心肾不交之怔忡不寐，可配肉桂；若治心火内炽，血热吐衄者，又常与大黄、黄芩同用；用治痈肿疔毒，多与黄芩、黄柏、栀子同用；治目赤肿痛，可配淡竹叶；治胃火上攻，牙痛难忍，可配生地黄、升麻、丹皮等；治耳内疖肿，可配枯矾、青黛外用；用治胃火炽盛，消谷善饥之消渴证，常配麦冬、黄柏；用治肾阴不足、心胃火旺之消渴，可配生地黄。

【用量用法】煎服，2～10g；研末吞服1～1.5g，每日3次。炒用降低寒性，姜汁炙用清胃止呕，酒炙清上焦火热，猪胆汁炒泻肝胆实火。

【临床禁忌】不宜久服。脾胃虚寒者忌服，阴虚津伤者慎用，非实火湿热证不宜服。

【现代研究】本品含小檗碱（黄连素）、甲基黄连碱、黄连碱、掌叶防己碱、非洲防己碱、依米丁（吐根碱）等多种生物碱，以及黄柏酮、黄柏内酯等。本品有广谱抗菌、抑菌作用，对葡萄球菌、链球菌、肺炎球菌、霍乱弧菌、炭疽杆菌，以及除宋内氏以外的痢疾杆菌均有较强的抗菌作用；对肺炎杆菌、白喉杆菌、枯草杆菌、百日咳杆菌、鼠疫杆菌、布氏杆菌、结核杆菌也有抗菌作用，对大肠杆菌、变形杆菌、伤寒杆菌的抗菌作用较差；能增强白细胞的吞噬能力；所含小檗碱可减少心率，降低心肌的耗氧量，抗心律失常，小剂量时能兴奋心脏，增强其收缩力，增加冠状动脉血流量，大剂量时抑制心脏，减弱其收缩；有抑制胃液分泌，抗溃疡作用；小剂量时兴奋大脑皮层，大剂量则有抑制作用，可用于局部麻醉；又有降压、降血糖、解热、镇静、镇痛、利胆、抗利尿、抗腹泻、抗急性炎症、抗癌、抑制组织代谢等作用。

【经典附方】

1. 黄连解毒汤　黄连、黄芩、黄柏、栀子，用于高热神昏、热病烦躁。

2. 黄连阿胶汤　黄连、黄芩、白芍、阿胶、鸡子黄，用于阴亏火旺、心烦失眠。

3. 泻心汤　大黄、黄连、黄芩，用于心火内炽、血热吐衄。

4. 葛根芩连汤　葛根、黄芩、黄连、甘草，用于湿热下痢兼有表证。

5. 香连丸　木香、黄连，用于下痢不爽、里急后重。

6. 白头翁汤　白头翁、黄连、黄柏、秦皮，用于热毒血痢。

7. 左金丸　黄连、吴茱萸，用于肝火犯胃、呕吐吞酸。

【医家摘录】

1.《神农本草经》："主热气目痛，眦伤泣出，肠澼腹痛下痢，妇人阴中肿痛。"

2.《珍珠囊》:"其用有六:泻心火,一也;去中焦湿热,二也;诸疮必用,三也;去风湿,四也;治赤眼暴发,五也;止中部见血,六也。"

3.《本草正义》:"黄连大苦大寒,苦燥湿,寒胜热,能泄降一切有余之湿火,而心、脾、肝、肾之热,胆、胃、大小肠之火,无不治之。上以清风火之目病,中以平肝胃之呕吐,下以通腹痛之滞下,皆燥湿清热之效也。又苦先入心,清涤血热,故血家诸病,如吐衄溲血,便血淋浊,痔漏崩带等症,及痈疡斑疹丹毒,并皆仰给于此。"

4.《本草衍义》:"黄连,今人多用治痢,盖执以苦燥之义。亦有但见肠虚渗泄,微似有血,便即用之,更不知止,又不顾寒热多少,但以尽剂为度,由是多致危困。若气实初病热多,血痢,服之便止,仍不必尽剂也。若虚而冷者,则不须服。"

【谢晶日教授经验发挥】谢晶日教授特别注重对黄连"清热燥湿"功效的运用,其认为脾为燥土,胃为湿土,若脾胃受损,则其运化功能受到影响,运化水湿之力则不足,若此时心火亢盛,趁机乘脾,则容易导致湿热蕴结中焦。长此以往,阳气日益虚弱,不能上升,而脾胃之气下流,并于肝肾,如此便会损及其他脏腑。因此,谢晶日教授认为在临床上有效运用清热燥湿法尤为重要,而黄连不仅能够清热燥湿,而且尤善祛除中焦湿热,故而谢晶日教授常喜用之。

谢晶日教授临床上治疗湿热食滞内阻肠胃之证,惯用枳实导滞丸,该方以大黄为君药,主攻积泄热;枳实为臣药,主行气消积;并佐以泽泻、茯苓利水渗湿;黄芩、黄连清热燥湿;神曲消食化湿,白术健脾燥湿,以上诸药相合,共奏祛除肠胃食滞湿热之功。此方既能祛除中焦湿邪,又能祛除胃腑之热,对于因中焦湿热所导致的呕吐、泄泻、胸脘胀满等症状极为受用,临床上往往起到较为明显的疗效。

（梁国英）

八、黄芪

【本草来源】本品为豆科植物蒙古黄芪或膜荚黄芪的根，主产于内蒙古、山西、黑龙江等地，春秋二季采挖，除去须根及根头，晒干，切片，生用或蜜炙用。

【记忆歌诀】黄芪性温，收汗固表，托疮生肌，气虚莫少。

【性味探究】黄芪味甘，性温。甘补温升，为补气升阳的要药。卫气虚则肌表不固，可引起汗出不止，本品能补肺气、固卫气，故常用于表虚不固的自汗；若阴虚盗汗者也可应用。气充则血足，所以又能补气血，治疗因气血亏虚无力托毒排脓或不易收口生肌的痈疽疮疡等外症。本品还有升举中气和利尿消肿的作用，可用于中气下陷的脱肛、子宫下垂及气虚性的风水水肿等。其补益力强，还有益气生血、益气摄血、益气行滞、益气生津的功效，用于气虚血亏证、气虚血脱证、气虚血瘀证，以及气津两伤的消渴证。

【临床应用】黄芪可用治脾肺气虚，气虚自汗，中气下陷，气血亏虚诸证；属病后气虚体弱，可与人参同用；属中气虚弱、食少便溏或泄泻，可与白术、茯苓、甘草同用；属气虚血亏，可与当归、熟地黄同用；属气虚阳衰、畏寒多汗，可与附子等温里药同用；属脾虚中气下陷、久泻脱肛、子宫下垂，常与党参、白术、炙甘草、升麻、柴胡等同用；属气虚不能摄血所致的便血、崩漏，常与党参、白术、当归、龙眼肉、酸枣仁等同用；用治表虚自汗，多与浮小麦、牡蛎、麻黄根等同用；阴虚盗汗，多与生地黄、熟地黄、黄柏等同用；用治气血不足的痈疽不溃或溃久不敛，多与当归、川芎、穿山甲、皂角刺，或熟地黄、当归、党参、白术、肉桂等同用，以透脓托疮，生肌收口；用治脾虚水湿失运，浮肿尿少，多与防己、白术、茯苓等同用，以加强健脾益气利尿消肿之功；治气虚血滞、半身不遂，常与地龙、川芎、当归、桃仁、红花等同用；治风寒湿痹，宜与川乌、独活等祛风湿药，以及川芎、牛膝等活血药同用；治气虚津亏的消渴证，又多与生地黄、山药、五味子、天花粉等益阴生津药同用；肺气虚弱，咳喘日久，气短神疲者，常与紫菀、款冬花、杏仁等配伍。

【用量用法】 煎服，10～15g，大剂量30～60g。生用偏于走表，固表止汗、托疮生肌、利尿消肿宜生用；炙用偏于走里，补中益气升阳宜蜜炙用。

【临床禁忌】 黄芪注射液有导致皮疹、过敏性休克的报道。

【现代研究】 本品主要含苷类、多糖、黄酮、氨基酸及微量元素等。黄芪能促进机体代谢、抗疲劳、促进血清和肝脏蛋白质的更新，加速遭受放射线损伤机体的修复；有明显的利尿作用，能消除实验性肾炎尿蛋白；能改善贫血动物现象；能调节血糖含量，升高低血糖，降低高血糖；能兴奋呼吸；能增强和调节机体免疫功能，对干扰素系统有促进作用，可提高机体的抗病力；对流感病毒等多种病毒所致的细胞病变有轻度抑制作用；有较广泛的抗菌作用；黄芪在细胞培养中，可使细胞数明显增多，细胞生长旺盛，寿命延长；能增强心肌收缩力，保护心血管系统，抗心律失常，扩张冠状动脉和外周血管，降低血压，能降低血小板黏附力，减少血栓形成。此外，黄芪还有降血脂、抗衰老、抗缺氧、抗辐射、保肝等作用。

【经典附方】

1. 参芪膏 人参、黄芪，用于病后体弱、脾气亏虚、气短乏力。

2. 芪术膏 黄芪、白术，用于中气虚弱、食少便溏或泄泻。

3. 当归补血汤 黄芪、当归，用于气虚血亏证。

4. 芪附汤 黄芪、附子，用于气虚阳衰证。

5. 补中益气汤 黄芪、白术、陈皮、党参、甘草、当归、升麻、柴胡，用于中气下陷、脏器脱垂。

6. 归脾汤 人参、黄芪、白术、茯神、远志、酸枣仁、木香、龙眼肉、甘草、生姜、大枣，用于劳伤心脾、气血双亏所致的心悸失眠或气不摄血的便血、崩漏证。

7. 牡蛎散 黄芪、煅牡蛎、麻黄根、浮小麦，用于表虚自汗证。

8. 当归六黄汤 当归、黄芪、生地黄、熟地黄、黄芩、黄连、黄柏，用于阴虚盗汗。

9. 透脓散 黄芪、当归、川芎、穿山甲、皂角刺，用于气血不足、痈疽不溃。

10. 十全大补汤 党参、白术、茯苓、甘草、当归、川芎、熟地黄、赤芍、黄芪、肉桂、生姜、大枣，用于气血亏虚、痈疽久溃不敛。

11. 防己黄芪汤 防己、黄芪、白术、甘草，用于脾虚失运、浮肿尿少。

12. 补阳还五汤 黄芪、当归、川芎、赤芍、地龙、桃仁、红花，用于气虚血滞、半身不遂。

13. 玉液汤 生黄芪、天花粉、葛根、知母、生山药、生鸡内金、五味子，用于消渴证。

【医家摘录】

1.《神农本草经》："主治痈疽，久败疮，排脓止痛……补虚。"

2.《本草汇言》："黄芪，补肺健脾，实卫敛汗，祛风运毒之药也。"

3.《医学衷中参西录》："能补气，兼能升气，善治胸中大气（即宗气……）下陷。"

4.《本草逢原》："黄芪能补五脏诸虚，治脉弦自汗，泻阴火，去肺热，无汗则发，有汗则止。"

　　【谢晶日教授经验发挥】谢晶日教授上特别注重对黄芪"补气升阳"功效的运用，其认为气是构成人体的最基本物质，也是维持人体生命活动的最基本物质。脾胃为气血生化之源，是后天之本，在气的生成过程中，脾胃的腐熟运化功能尤为重要。胃司受纳，脾司运化，一纳一运，生化精气。脾升胃降，纳运相得。脾胃气虚，则纳运乏力。脾主升清，脾虚则清阳不升，中气下陷。因此，谢晶日教授认为在临床上有效运用补气升阳法尤为重要，而黄芪不仅能够补气升阳，而且还能益卫固表、利水消肿，故谢晶日教授常喜用之。

　　谢晶日教授在临床上治疗气虚发热、脾虚气陷之证，惯用补中益气汤，该方以黄芪为君药，主补中益气，升阳举陷，固表止汗；人参、炙甘草补气健脾，白术健脾燥湿，为臣药；并佐以当归养血和营，陈皮理气和胃；升麻、柴胡升阳举陷为佐使；炙甘草调和诸药为使药。以上诸药相合，使得气虚得补，气陷得升。此方既能补中益气、升阳举陷，又能补肺实卫、固表止汗，对于因脾胃气虚所导致的泄泻、虚劳等症状极为受用，临床上往往起到较为明显的疗效。

（梁国英）

九、黄芩

　　【本草来源】本品为唇形科植物黄芩的干燥根，春、秋二季采挖，除去须根及泥沙，晒后撞去粗皮，晒干。

　　【记忆歌诀】黄芩苦寒，苦泻肺火，寒清大肠，湿热皆可。

　　【性味探究】黄芩味苦，性寒，有清热燥湿、泻火解毒的作用。枯芩善于清肺火及上焦实火，治疗神昏谵语，常与黄芩、栀子、生地黄等药同用；若治阴血不足，水枯火炎，心烦失眠者，多与阿胶、白芍、鸡子黄同用；若治心火内炽，血热吐衄者，又常与大黄、黄芩同用；子芩善清大肠火，泻下焦湿热，治大肠有热的痢疾泄泻。此外，凡是由湿热所引起的黄疸和痈肿疮毒等症都可应用之。

本品苦寒清热、凉血止血，还可用于血热妄行的吐衄崩漏；又有清热安胎的作用，可治孕妇有热的胎动不安。

【临床应用】黄芩用治湿温、暑温初起，湿热郁阻气机，胸闷腹胀、呕恶尿赤等症，若湿重于热，常配伍白豆蔻、滑石、通草等同用；若热重于湿，又常配伍茵陈、木通、连翘等同用。用治湿热中阻，痞满呕吐，常与黄连、半夏、干姜等同用；若为湿热泻痢者，常配白芍、黄连、大黄等同用；还可与茵陈、栀子、柴胡等同用，治湿热黄疸。用治肺热咳嗽气喘，常与桑白皮、苏子、知母、地骨皮、贝母等同用；用治肺热咳嗽痰多，配法夏。用治上焦实热，属外感热病，邪郁上焦，高热烦渴者，多与薄荷、连翘、栀子、竹叶同用。用治血热吐衄，火毒疮疡，可与大黄、黄连同用；用治血热便血，配地榆、槐花；用治崩漏，配当归。此外，与白术、苎麻根、竹茹等同用，又治怀胎蕴热，胎动不安之证。

【用量用法】煎服，3～10g。枯芩（生长年久的宿根）中空而枯，体轻主浮，善清肺火；子芩（生长年少的子根）体重而坚，质重主降，善清大肠火。清热多生用，安胎多炒用，清上焦热宜酒炒，止血多炒炭用，清肝胆热宜猪胆汁炒。

【临床禁忌】本品苦寒伤胃，脾胃虚寒者不宜使用。

【现代研究】本品含黄芩苷元、黄芩苷、汉黄芩素、汉黄芩苷、黄芩新素、苯乙酮、棕榈酸、油酸、脯氨酸、苯甲酸、黄芩酶、β-谷甾醇等，有广谱抗菌作用，在体外对痢疾杆菌、白喉杆菌、绿脓杆菌、伤寒杆菌、副伤寒杆菌、变形杆菌、金黄色葡萄球菌、溶血性链球菌、肺炎双球菌、脑膜炎球菌、霍乱弧菌等有不同程度的抑制作用；还有解热、降压、利尿、镇静、保肝、利胆、降低毛细血管通透性，以及抑制肠管蠕动、降血脂、抗氧化、调节 cAMP 水平、抗肿瘤等作用。黄芩苷、黄芩苷元有抗过敏作用；黄芩水提物对前列腺素生物合成有抑制作用。

【经典附方】

1. 黄芩滑石汤 黄芩、滑石、通草、白豆蔻仁、茯苓皮、猪苓、大腹皮，用于湿重于热的湿温、暑湿。

2. 甘露消毒丹 滑石、黄芩、茵陈、菖蒲、贝母、木通、藿香、射干、连翘、薄荷、白豆蔻，用于热重于湿的湿温、暑湿。

3. 半夏泻心汤 半夏、黄芩、黄连、干姜、人参、甘草、大枣，用于湿热中阻、痞满呕吐。

4. 芍药汤 芍药、黄芩、黄连、大黄、当归、肉桂、木香、槟榔、甘草，用于湿热泻痢。

5. 葛根芩连汤 葛根、黄芩、黄连、甘草，用于热痢兼有表证者。

6. 清肺汤 黄芩、知母、贝母、麦冬、天冬、桑白皮、橘红、甘草，用于肺热咳嗽。

7. 凉膈散 大黄、朴硝、栀子、黄芩、薄荷、连翘、竹叶、甘草，用于邪郁上焦、高热烦渴。

8. 普济消毒饮 黄芩、黄连、陈皮、柴胡、桔梗、板蓝根、连翘、牛蒡子、玄参、马勃、薄荷、僵蚕、升麻、甘草，用于火毒上攻、咽喉肿痛或大头瘟。

9. 泻心汤 大黄、黄连、黄芩，用于血热吐衄。

10. 当归散 白术、当归、芍药、川芎、黄芩，用于怀胎蕴热、胎动不安证。

【医家摘录】

1.《神农本草经》："主诸热黄疸，肠澼泻痢，逐水，下血闭，恶疮疽蚀火疡。"

2.《滇南本草》："上行泻肺火，下行泻膀胱火，男子五淋，女子暴崩，调经清热，胎有火热不安，清胎热，除六经实火实热。"

3.《本草图经》:"张仲景治伤寒心下痞满,泻心汤四方皆用黄芩,以其主诸热,利小肠故也。又太阳病下之利不止,有葛根黄芩黄连汤;及主妊娠安胎,亦多用黄芩。"

4.《医学启源》:"黄芩,治肺中湿热,疗上热目中肿赤,瘀血壅盛,必用之药。泄肺中火邪上逆于隔上,补膀胱之寒永不足,乃滋其化源。"

5.《本草经疏》:"黄芩,其性清肃,所以除邪;味苦所以燥湿;阴寒所以胜热,故主诸热。诸热者,邪热与遍热也,黄疸、肠澼、泻痢,皆湿热胜之病也,析其本,则诸病自瘳矣。苦寒能除湿热,所以小肠利而水自逐,源清则流洁也。血闭者,实热在血分,即热入血室,令人经闭不通,湿热解,则荣气清而自行也。恶疮疽蚀者,血热则留结,而为痈肿溃烂也;火疡者,火气伤血也,凉血除热,则自愈也。"

【谢晶日教授经验发挥】谢晶日教授特别注重对黄芩"清热燥湿"功效的运用,其认为脾为燥土,胃为湿土,若脾胃受损,则其运化功能受到影响,运化水湿之力不足,若此时心火亢盛,趁机乘脾,则容易导致湿热蕴结于中焦。长此以往,阳气日益虚弱,不能上升,而脾胃之气下流,并于肝肾,如此便会损及其他脏腑。因此,谢晶日教授认为,在临床上有效运用清热燥湿法尤为重要,而黄芩不仅能清热燥湿,而且尤善祛除中上焦湿热,子芩善于清大肠热,故谢晶日教授常喜用之。

谢晶日教授在临床上治疗协热下利之证时,惯用葛根芩连汤,该方以葛根为君药,解肌发表,升阳止利;黄连、黄芩为臣药,主清热燥湿、厚肠止利;甘草甘缓和中,调和诸药为佐使。以上诸药相合,共奏清里解表之功。此方既能清热泻火解毒,又能燥湿厚肠止利,对于因表证未解,邪热入里所导致的呕吐、腹痛泄泻、胸脘烦热等症状极为受用,临床上往往起到较为明显的疗效。

（梁国英）

十、砂仁

【本草来源】 本品为姜科植物阳春砂、绿壳砂或海南砂的干燥成熟果实，阳春砂主产于广东、广西、云南、福建等地，绿壳砂主产于广东、云南等地，海南砂主产于海南及雷州半岛等地；于夏、秋间果实成熟时采收，晒干或低温干燥；用时打碎生用。

【记忆歌诀】 砂仁性温，养胃进食，止痛安胎，行气破滞。

【性味探究】 砂仁味辛，性温气味芳香；行气破滞、化湿开胃、和中止呕，善行脾胃气滞，能增进食欲，适用于寒湿中阻、脾胃气滞、胃口不开，以及消化不良的呕吐泄泻；并止胸腹胀痛，理气安胎，治气滞不得流通而致的胎动不安。此外，砂仁兼能温脾止泻，还治脾寒泄泻。

【临床应用】 砂仁用治脾胃气滞、食积不消、胸脘痞闷胀满、呕恶便泄、饮食少进等症，常与木香、枳实、白术同用；如湿浊中阻，脾胃失和，脘痞呕恶，不饥食少，则又当与厚朴、陈皮、枳实、白豆蔻等同用，以化湿开胃；如治脾胃虚寒，呕吐泄泻，消化不良，不饥食少等症，常与木香、党参、茯苓、白术、干姜、附子等配伍；用治妊娠胃虚、呕逆不食之症，古方常单用本品，炒熟研末吞服，或与苏梗、白术等配伍同用；若气血不足，胎动不安者，可与人参、白术、熟地黄等配伍；又可与半夏、竹茹、黄芩等配伍治疗妊娠恶阻。

【用量用法】 煎服，5～10g。入汤剂宜后下，或入丸散服。

【临床禁忌】 阴虚火旺者不宜服用。

【现代研究】 阳春砂含挥发油，油中主要成分为右旋樟脑、龙脑、乙酸龙脑酯、柠檬烯、橙花叔醇等，并含皂苷；缩砂亦含挥发油，油中主要成分为樟脑、莰烯等；其挥发油有芳香健胃作用。本品煎剂可增强胃的功能，促进消化液的分泌；可增进肠道运动，排出消化管内的积气，帮助消化、消除肠胀气。砂仁能明显抑制因 ADP 所致的血小板聚集，对花生四烯酸诱发的急性死亡有明显保护作用，同时有明显的对抗由胶原和肾上腺素所诱发的急性死亡作用。

【经典附方】

1. 香砂枳术丸　木香、砂仁、枳实、白术，用治脾胃气滞、食积不消。

2. 香砂六君子汤　木香、砂仁、党参、白术、茯苓、甘草、陈皮、半夏，用治脾胃虚寒、呕吐泄泻、消化不良等。

3. 参苓白术散　人参、白术、白茯苓、甘草、山药、莲子肉、白扁豆、缩砂仁、薏苡仁、桔梗、大枣，用治脾胃气虚、湿盛泄泻。

【医家摘录】

1.《药性论》："主冷气腹痛，止休息气痢，劳损，消化水谷，温暖脾胃。"

2.《开宝本草》："治虚劳冷痢，宿食不消，赤白泻痢，腹中虚痛，下气。"

3.《本草经疏》："缩砂蜜，辛能散，又能润；温能和畅通达。虚劳冷泻，脾肾不足也，宿食不消，脾胃俱虚也，赤白滞下，胃与大肠因虚而湿热与积滞客之所成也。辛以润肾，故使气下行，兼温则脾胃之气皆和，和则冷泻自止，宿食自消，赤白滞下自愈，气下则气得归元，故腹中虚痛自已也。缩砂蜜，气味辛温而芬芳，香气入脾，辛能润肾，故为开脾胃之要药，和中气之正品，若兼肾虚，气不归元，非此为向导不济。本非肺经药，今亦有用之于咳逆者，通指寒邪郁肺，气不得舒，以致咳逆之症，若咳嗽多缘肺热，此药即不应用矣。"

4.《本草汇言》："砂仁，温中和气之药也。若上焦之气梗逆而不下，下焦之气抑遏而不上，中焦之气凝聚而不舒，用砂仁治之，奏效最捷。然古方多用以安胎何也？盖气结则痛，气逆则胎动不安，此药辛香而窜，温而不烈，利而不削，和而不争，通畅三焦，温行六腑，暖肺醒脾，养胃养肾，舒达肝胆不顺不平之气，所以善安胎也。沈则施曰：砂仁温辛香散，止呕通膈，达上气也；安胎消胀，达中气也；止泻痢、定奔豚，达下气也。"

5.《药品化义》："砂仁，辛散苦降，气味俱厚。主散结导滞，行气下气，取其香气能和五脏，随所引药通行诸经。若呕吐恶心，寒湿冷泻，腹中虚痛，以此温中调气；若脾虚饱闷，宿食不消，酒毒伤胃，以此散滞化气；若胎气腹痛，恶阻食少，胎胀不安，以此运行和气。"

6.《本草新编》："砂仁，止可为佐使，以行滞气，所用不可过多，用之补虚丸中绝佳，能辅诸补药，行气血于不滞也。补药味重，非佐之消食之药，未免过于滋益，反恐难于开胃，入之砂仁，以苏其脾胃之气，则补药尤能消化，而生精生气，更易之也。砂仁止入脾，而不入肾，引补肾药入于脾中则可，谓诸补药必借砂仁，引其由脾以入肾，则不可也。"

【谢晶日教授经验发挥】谢晶日教授特别注重对砂仁"化湿行气，温中止呕"功效的运用，其认为脾为燥土，胃为湿土。气具有激发和推动作用能，推动津液的生成、输布和排泄；若脾胃受损，则运化功能受到影响，胃肠功能减退，不能受纳水谷，也不能运化精微，反聚水成湿，积谷为滞，滋生内湿，致脾胃升降失司。故而，谢晶日教授认为在临床上有效运用化湿行气，温中止呕法尤为重要，而砂仁不仅能够化湿行气，温中止呕，而且还能温脾止泻，故谢晶日教授常喜用之。

谢晶日教授临床上治疗脾虚湿盛之证，惯用参苓白术散，该方以人参、白术、茯苓共为君药，主益气健脾渗湿；山药、莲子肉、薏苡仁、白扁豆共为臣药，助君药健脾益气，兼能渗湿止泻；佐以砂仁醒脾和胃、行气化滞；桔梗宣肺利气，通调水道，引脾气上升；炒甘草健脾和中，调和诸药，以上诸药相合，共奏益气健脾渗湿之功。此方既能行气化湿，又能温中止呕，对于因脾虚湿盛所导致的呕吐、泄泻、水肿、脘腹胀满等症状极为受用，临床上往往起到较为明显的疗效。

（梁国英）

十一、山药

【本草来源】本品为薯蓣科植物薯蓣的根茎，主产于河南省，湖南、江南等地亦产，习惯认为河南（怀庆府）所产者品质最佳，故有"怀山药"之称；霜降后采挖，刮去粗皮，晒干或烘干，为"毛山药"；或再加工为"光山药"；润透，切厚片，生用或麸炒用。

【记忆歌诀】山药甘温，理脾止泻，益肾补中，诸虚可治。

【性味探究】山药味甘，性温；甘而质润善补，药性温和，有补脾胃、止泄泻和滋肾益肺的功效；适用于脾胃虚弱、食欲不振、泄泻久痢及肾虚遗精、带下、尿频及肺虚喘咳等症，并可治消渴和虚弱不足证。

【临床应用】山药用治肺气不足，久咳虚喘，可与脾肺双补之太子参、南沙参等品同用，共奏补肺定喘之效；若肺肾两虚、肾不纳气而喘者，常配伍熟地黄、山茱萸、五味子、茯苓、丹皮、泽泻，共奏益肾纳气、敛肺平喘之效；用于脾气虚弱、食少纳呆、倦怠便溏者，多与益气健脾止泻的党参、白术、茯苓、甘草、薏苡仁、扁豆、莲子等同用；若脾虚湿盛、湿邪下注，妇女白带过多，常配伍白术、苍术、甘草、陈皮、柴胡、车前子、党参等益气健脾、利湿止带药；治疗属湿热下注、带下色黄、质稠味大者，多与黄柏、苍术、白果等清热燥湿止带药同用；用治肾气不足，属阴虚内热、遗精盗汗、夜尿频多、头晕耳鸣、腰膝酸软者，多与熟地黄、山茱萸、知母等药同用；若肾阳不足、腰膝冷痛、舌淡脉微者,多与附子、肉桂、地黄、山萸肉等药配伍使用;如下焦虚冷、小便频数,可配乌药、益智仁等温肾缩尿药。此外,本品与生地黄、天花粉、麦冬、黄芪等益气养阴药合用,可治气阴两虚之消渴;配石膏、知母、麦冬还可用于热病津伤烦渴。

【用量用法】煎服,10~30g,大剂量60~250g。研末吞服,每次6~10g。补阴生津宜生用,补气宜炒黄用,健脾止泻可麸炒。

【临床禁忌】本品养阴助湿,故湿盛中满及有积滞者不宜服用。

【现代研究】本品含薯蓣皂苷、薯蓣皂苷元、黏液质、胆碱、淀粉、糖蛋白、游离氨基酸、植酸、止杈素、维生素C、淀粉酶等,具有滋补的作用;对肠管运动有双向调节作用,有助消化作用;对细胞免疫功能和体液免疫有较强的促进作用;并有止咳、祛痰、脱敏、降血糖和抗氧化等作用。

【经典附方】

1. 都气丸 五味子、熟地黄、山药、山茱萸、丹皮、泽泻、茯苓,用治肺肾两虚、气短虚喘。

2. 参苓白术散 人参、白术、白茯苓、甘草、山药、莲子肉、白扁豆、缩砂仁、薏苡仁、桔梗、大枣,用治脾虚食少、倦怠便溏。

3. 易黄汤 黄柏、芡实、山药、车前子、白果,用治湿热下注、带下黄臭。

4. 玉液汤 生黄芪、天花粉、葛根、知母、生山药、生鸡内金、五味子,用治消渴证。

【医家摘录】

1.《神农本草经》:"主伤中,补虚,除寒热邪气,补中益气力,长肌肉,久服耳目聪明。"

2.《本草纲目》:"益肾气,健脾胃,止泻痢,化痰涎,润皮毛。"

3.《本草正义》:"山药,能健脾补虚,滋精固肾,治诸虚百损,疗五劳七伤。第其气轻性缓,非堪专任,故补脾肺必主参、术,补肾水必君萸、地,涩带浊须破故同研,固遗泄仗菟丝相济。"

4.《本草求真》:"山药,本属食物,古人用入汤剂,谓其补脾益气除热。然气虽温而却平,为补脾肺之阴,是以能润皮毛、长肌肉,不似黄芪性温能补肺阳,白术苦燥能补脾阳也。且其性涩,能治遗精不禁,味甘兼咸,又能益肾强阴,故六味地黄丸用此以佐地黄。然性虽阴而滞不甚,故能渗湿以止泄泻。生捣敷痈疮,消肿硬,亦是补阴退热之意。至云补阳消肿,补气除滞,理虽可通,语涉牵混,似非正说。至入汤剂以治火虚危症,难图近功,必多用之方愈,以其秉性和缓故耳。入滋阴药中宜生用,入补脾宜炒黄用。"

5.《药品化义》:"山药,温补而不骤,微香而不燥,循循有调肺之功,治肺虚久嗽,何其稳当。因其味甘气香,用之助脾,治脾虚腹泻,怠惰嗜卧,四肢困倦。又取其甘则补阳,以能补中益气,温养肌肉,为肺脾二脏要药。"

6.《本草经读》:"山药,能补肾填精,精足则阴强、目明、耳聪。凡上品俱是寻常服食之物,非治病之药,故神农另提出久服二字,可见今人每取上品之药,如此物及人参、熟地黄、葳蕤、阿胶、菟丝子、沙苑蒺藜之类,合为一方,以治大病,误人无算。盖病不速去,元气日伤,伤极则死。凡上品之药,法宜久服,多则终身,少则数年,与五谷之养人相佐,以臻寿考。若大病而需用此药,如五谷为养脾第一品,脾虚之人,强令食谷,即可毕补脾之能事,有是理乎!"

【谢晶日教授经验发挥】谢晶日教授特别注重对山药"益气

养阴"功效的运用，其认为肾为先天之本，主骨生髓，肾阴亏虚则阴精不足、髓海不充。肾藏精，为封藏之本，阴精亏虚，则封藏不固。因此，谢晶日教授认为在临床上有效运用益气养阴法尤为重要，而山药不仅能够益气养阴，而且尤善补益肾阴，故谢晶日教授常喜用之。

谢晶日教授临床上治疗肾阴虚之证，惯用六味地黄丸，该方以熟地黄为君药，主滋阴补肾，填精益髓；山茱萸补养肝肾涩精，山药补益脾阴固肾，共为臣药；并佐以泽泻、茯苓利水渗湿、泻肾浊，丹皮清泄虚热。以上诸药相合，并补肝、脾、肾三阴。此方既能补益脾阴，又能滋肾阴，对于因肾阴虚所导致的呕吐、泄泻、消渴等症状极为受用，临床上往往起到较为明显的疗效。

（梁国英）

十二、香附

【本草来源】本品为莎草科植物莎草的干燥根茎，全国大部分地区均产，主产于广东、河南、四川、浙江、山东等地；秋季采挖，燎去毛须，置沸水中略煮或蒸透后晒干，或燎后直接晒干；生用，或醋炙用；用时碾碎。

【记忆歌诀】香附味甘，快气开郁，止痛调经，更消宿食。

【性味探究】香附味辛微苦，性平；辛散苦泄，疏肝理气解郁、通调三焦气滞，有"气病之总司"的称谓，常用于气郁不得流通的胸胁脘腹胀痛。气与血有密切关系，"气行则血行，气滞则血凝"，可治因肝气郁结、气滞血瘀引起的月经不调和经行少腹胀痛等症，又被称为"女科之主帅"。由于它能理气和胃，又可以消化肠胃中停留的食物。

【临床应用】香附治肝气郁滞之胁肋胀痛，多与柴胡、川芎、枳壳等同用；有热象者，可加用栀子、丹皮；用治寒凝气滞、肝气犯胃之胃脘疼痛，可配高良姜；若治寒疝腹痛，多与小茴香、乌药、吴茱萸等同用；治风寒表证兼气滞腹胀，可与紫苏、陈皮同用；治气、血、痰、火、湿、食六郁所致的胸膈痞满、脘腹胀痛、呕吐吞酸、饮食不化等，可配川芎、苍术、栀子等同用；用治脘腹胀痛、食积不消，常与陈皮、神曲等同用；用治肝郁气滞化火，发为乳痈胀痛者，多与橘叶、蒲公英、赤芍、金银花等同用；用治肝郁气滞，月经不调，经行腹痛，常与川芎、芍药、当归、地黄同用；有热加黄连、黄芩、丹皮；有寒加干姜、艾叶、肉桂；有瘀加桃仁、红花、泽兰。此外，香附与苏梗同用，有理气安胎作用，可治气滞胎动不安。

【用量用法】煎服，6～12g。醋炙止痛力增强。

【临床禁忌】气虚无滞，阴虚血热者忌用。

【现代研究】本品主要含挥发油（主要成分为β-蒎烯、香附子烯、α-香附酮、β-香附酮、广藿香酮、α-莎香醇、β-莎草醇、柠檬烯等）、生物碱、黄酮类及三萜类等成分。5%的香附浸膏对子宫收缩有抑制作用，能降低其收缩力和张力；其挥发油有轻度雌激素样作用；香附水煎剂可增加胆汁流量，并对肝细胞功能有保护作用；其水煎剂有降低肠管紧张性和拮抗乙酰胆碱的作用；其总生物碱、苷类、黄酮类及酚类化合物的水溶液有强心、减慢心律及降低血压的作用；香附油对金黄色葡萄球菌及某些真菌有抑制作用。

【经典附方】

1. 柴胡疏肝散　柴胡、赤芍、陈皮、香附、枳壳、川芎、甘草，用于肝郁气滞、胸胁胀痛者。

2. 香苏散　香附、紫苏、陈皮、甘草，用于风寒表证兼气滞者。

3. 良附丸　高良姜、香附，用治寒凝气滞、胃脘疼痛。

4. 越鞠丸　香附、川芎、苍术、神曲、栀子，用治脘腹胀痛、食积不消。

5. 宣郁通经汤 柴胡、白芍、当归、丹皮、黄芩、郁金、栀子、白芥子、香附、生甘草，用于肝郁不解、经痛乳胀者。

【医家摘录】

1.《本草纲目》："利三焦，解六郁，消饮食积聚、痰饮痞满，胕肿腹胀，脚气，止心腹、肢体、头目、齿耳诸痛……妇人崩漏带下，月候不调，胎前产后百病……香附之气平而不寒，香而能窜，其味多辛能散，微苦能降，微甘能和。生则上行胸膈，外达皮肤，熟则下走肝肾，外彻腰足。炒黑则止血，得童便浸炒则入血分而补虚，盐水浸炒则入血分而润燥，青盐炒则补肾气，酒浸炒则行经络，醋浸炒则消积聚，姜汁炒则化痰饮……乃气病之总司，女科之主帅也。"

2.《本草正义》："香附，辛味甚烈，香气颇浓，皆以气用事，故专治气结为病……又凡辛温气药，飚举有余，最易耗散元气，引动肝肾之阳，且多燥烈，则又伤阴。唯此物虽含温和流动作用，而物质既坚，则虽善走而亦能守，不燥不散，皆其特异之性，故可频用而无流弊。未尝不外达皮毛，而与风药之解表绝异。未尝不疏泄解结，又非上行之辛散可比……气结诸症，固肝胆横逆肆虐为多，此药最能调气，故濒湖谓之专入足厥阴。其实胸胁痹结，腹笥膹胀，少腹结痛，以及诸疝，无非肝络不疏。所谓三焦气分者，合上中下而一以贯之，固无论其何经何络也。"

【谢晶日教授经验发挥】谢晶日教授特别注重对香附"疏肝理气解郁"功效的运用，认为肝主疏泄，其气升发，喜条达而恶抑郁；情志不畅，或因病致郁影响于肝，均可使肝失疏泄，气机不畅，形成肝气郁结之候；气有余便是火，肝气郁结，久而化火；胆与肝互为表里，胆发病可影响于肝，肝发病也可影响于胆，且肝胆疾病又可累及脾胃；肝气郁而不达，或气滞转化为横逆，均可影响脾胃之纳运。因此，谢晶日教授认为在临床上有效运用疏肝理气解郁法尤为重要，而香附为"气病之总司"，不仅有疏肝理气解郁、通调三焦气滞的作用，而且还能理气和胃，故谢晶日教授常喜用之。

谢晶日教授临床上治疗肝气郁结之证，惯用柴胡疏肝散，该方以柴胡为君药，主疏肝解郁；香附疏肝理气、行气止痛，川芎行气活血、开郁止痛，共为臣药；并佐以陈皮理气和胃，枳壳行气止痛，芍药、甘草养血柔肝、缓急止痛；甘草兼调和诸药，为使药。以上诸药相合，共奏疏肝解郁、行气止痛之功。此方疏肝理气，使气机通畅，从而达到止痛之功，对于因肝气郁结所导致的胁痛、胸闷、脘腹胀满等症状极为受用，临床上往往起到较为明显的疗效。

（梁国英）

十三、苏子

【本草来源】本品为唇形科植物紫苏的成熟果实，主产于江苏、安徽、河南等地；秋季果实成熟时采收，晒干；生用或微炒，用时捣碎。

【记忆歌诀】苏子味辛，祛痰降气，止咳定喘，更润心肺。

【性味探究】苏子味辛，性温，有除痰降气、止咳嗽、平气喘的作用，适用于治疗咳嗽痰喘、胸闷气逆的病症。此外，苏子还能润肺滑肠通便，可用治痰多气逆而大便不通的病症。

【临床应用】苏子用于治疗痰壅气逆，咳嗽气喘，如治疗痰壅气逆、咳嗽气喘、痰多胸痞，甚则不能平卧，可与莱菔子、白芥子同用；治疗痰涎壅盛、肺气上逆作喘，可与前胡、厚朴、半夏、陈皮等同用；若上盛下虚之久咳痰喘，则配肉桂、当归、厚朴；用治肠燥大便秘结难解，可与麻仁共捣烂，水滤取汁，煮粥食之。

【用量用法】煎服，5～10g。煮粥食或入丸、散。

【临床禁忌】气虚久嗽、阴虚喘逆、脾虚便溏者慎用。

【现代研究】本品含脂肪油（其中主要为不饱和脂肪酸及亚油酸、亚麻酸）及蛋白质、维生素 B_1、氨基酸等。紫苏油有降血脂、抗癌作用。

【经典附方】

1. 三子养亲汤　苏子、白芥子、莱菔子，用于老年痰多、咳嗽喘逆。

2. 苏子降气汤　苏子、橘皮、半夏、当归、厚朴、前胡、肉桂、生姜、甘草，用于痰涎壅盛、气逆作喘。

3. 参赭镇气汤　党参、代赭石、山茱萸、五味子、生芡实、苏子、山药、龙骨、牡蛎、杭白芍，用于肺肾两虚、气逆喘息。

4. 益血润肠丸　当归、肉苁蓉、火麻仁、熟地黄、杏仁、荆芥、苏子、蜂蜜、枳壳，用于津枯血少、肠燥便秘。

【医家摘录】

1.《药品化义》："苏子主降，味辛气香主散，降而且散，故专利郁痰。咳逆则气升，喘急则肺胀，以此下气定喘。膈热则痰壅，痰结则闷痛，以此豁痰散结。如气郁不舒，乃风寒客犯肺经，久遏不散，则邪气与真气相持，致饮食不进，痰嗽发热，似弱非弱，以此清气开郁，大为有效。"

2.《本草汇》："苏子，散气甚捷，最能清利上下诸气，定喘痰有功，并能通二便，除风寒湿痹。若气虚而胸满者，不可用也，或同补剂兼施亦可。"

3.《本经逢原》："性能下气，故胸膈不利者宜之……为除喘定嗽，消痰顺气之良剂。但性主疏泄，气虚久嗽，阴虚喘逆，脾虚便溏者皆不可用。"

【谢晶日教授经验发挥】谢晶日教授特别注重对苏子"降气化痰，止咳平喘"功效的运用，其认为水湿所聚为痰，停滞于中，易于阻遏气机，使脏腑气机升降失常；痰涎上壅于肺，使肺气不得宣畅；肾阳不足，则肾不纳气，气化无权，开合失度，肾阳虚衰，则水液代谢障碍，水不化气。因此，谢晶日教授认为在临床上有效运用降气化痰、止咳平喘法尤为重要，而苏子不仅能够降气化痰、止咳平喘，而且还能润肠通便，故谢晶日教授常喜用之。

谢晶日教授在临床上治疗痰涎壅肺、肾阳不足之喘咳时，惯用苏子降气汤，该方以苏子为君药，主降气平喘、祛痰止咳；半夏燥湿化痰降逆，厚朴下气宽胸除满，前胡下气祛痰止咳，共为臣药；肉桂温补下元、纳气平喘，当归降逆下气、养血润燥，生姜、苏叶散寒宣肺，共为佐药；甘草、大枣和中调药，为使药。以上诸药相合，共奏降气消痰、止咳平喘之功。此方既能降气平喘，又能祛痰止咳，对于因痰涎壅肺、肾阳不足所导致的咳喘、胸膈满闷、水肿等症状极为受用，临床上往往起到较为明显的疗效。

（梁国英）

十四、山茱萸

【本草来源】本品为山茱萸科植物山茱萸的成熟果肉，主产于浙江、安徽、河南、陕西、山西等地；秋末冬初采收；用文火烘焙或置沸水中略烫，及时挤出果核；晒干或烘干用。

【记忆歌诀】山茱性温，涩精益髓，肾虚耳鸣，腰膝痛止。

【性味探究】山茱萸味酸，性温；酸能收敛养阴、温可助阳，有补肾、益髓、涩精的作用，可治肾虚的遗精、耳鸣、小便频数。凡腰膝酸痛为肾虚所致者，应用本品可以止痛。此外，本品还有止汗、止血功效，可治自汗、盗汗、大汗虚脱及崩漏下血、月经过多等症。

【临床应用】山茱萸用治肝肾阴亏所致的腰膝酸软、头晕目眩、盗汗遗精等症，常配伍熟地黄、山药、茯苓、丹皮、泽泻；治命门火衰、腰膝冷痛、小便不利者，常与肉桂、附子等同用；

若肾阳不足，遗精、尿频、阳痿早泄、形寒肢冷，可与温补肾阳、益精固肾的鹿茸、补骨脂、巴戟天、淫羊藿、熟地黄、五味子等药配伍使用；一般的肾虚腰痛，可与杜仲、枸杞子、菟丝子等药同用，以增补肾强腰之效；治肾虚精关不固之遗精、滑精者，常与熟地黄、山药等同用；治肾虚膀胱失约之遗尿、尿频者，常与覆盆子、金樱子、沙苑子、桑螵蛸等药同用；用治妇女肝肾亏损、冲任不固、月经过多，甚或崩漏下血者，常配伍益气固冲、收敛止血的当归、茜草、棕皮炭、熟地黄、白芍等；若脾气虚弱、冲任不固而漏下不止者，常与龙骨、牡蛎、黄芪、白术、五味子等同用；治阴虚盗汗，又常配地黄、知母；若大汗虚脱、肢冷脉微，须与益气固脱、回阳救逆的人参、附子同用；治消渴证，多与生地黄、天花粉等同用。

【用量用法】煎服，5～10g，急救固脱20～30g。

【临床禁忌】本品温补收涩，故命门火炽、素有湿热而致小便淋涩不利者不宜用。

【现代研究】本品含山茱萸苷、皂苷、鞣质、没食子酸、苹果酸、酒石酸及维生素A。煎剂在体外对痢疾杆菌、金黄色葡萄球菌及堇色毛癣菌、流感病毒等有不同程度的抑制作用。山茱萸注射液能强心、升压，并能抑制血小板聚集，抗血栓形成。山茱萸醇提取物有明显降血糖作用。山茱萸流浸膏有利尿作用。山茱萸对非特异性免疫功能有增强作用，体外试验能抑制腹水癌细胞，有抗实验性肝损害作用；对于因化疗法及放射疗法引起的白细胞下降，有使其升高的作用；且有抗氧化、抗组胺作用；有较弱的兴奋副交感神经作用；所含鞣质有收敛作用。

【经典附方】

1. 草还丹 山茱萸、补骨脂、当归、麝香，用于肾阳不足、阳痿早泄。

2. 来复汤　山茱萸、龙骨、牡蛎、白芍、野山参、甘草，用于虚汗淋漓、喘逆怔忡。

【医家摘录】

1.《神农本草经》："主心下邪气，寒热，温中，逐寒湿痹，去三虫"。

2.《药性论》："治脑骨痛，止月水不定，补肾气，兴阳道，添精髓，疗耳鸣，除面上疮，能发汗，止老人尿不节。"

3.《汤液本草》："滑则气脱，涩剂所以收之，山茱萸止小便利，秘精气，取其味酸涩以收滑之。"

4.《渑水燕谈录》："山茱萸能补骨髓者，取其核温涩能秘精气，精气不泄，乃所以补骨髓。"

5.《医学入门》："山茱萸本涩剂也，何以能通发邪？盖诸病皆系下部虚寒，用之补养肝肾，以益其源，则五脏安利，闭者通而利者止，非若他药轻飘疏通之谓也。"

6.《本草经疏》："山茱萸治心下邪气寒热，肠胃风邪、寒热头风、风去气来、鼻塞、面疱者，皆肝肾二经所主，二经虚热，故见前证。此药温能通行，辛能走散，酸能入肝，而敛虚热，风邪消散，则心下肠胃寒热自除，头目亦清利而鼻塞面疱悉愈也。逐寒湿痹者，借其辛温散结，行而能补也。气温而主补，味酸而主敛，故精气益而阴强也。精益则五脏自安，九窍自利。又肾与膀胱为表里，膀胱虚寒，则小便不禁，耳为肾之外窍，肾虚则耳聋；肝开窍于目，肝虚则邪热客之而目黄；二经受寒邪，则为疝瘕，二脏得补，则诸证无不瘳矣。"

7.《药品化义》："山茱萸，滋阴益血，主治目昏耳鸣，口苦舌干，面青色脱，汗出振寒，为补肝助胆良品。夫心乃肝之子，心苦散乱而喜收敛，敛则宁静，静则清和，以此收其涣散，治心虚气弱，惊悸怔忡，即虚则补母之义也。肾乃肝之母，肾喜润恶燥，司藏精气，借此酸能收脱，敛水生津，治遗精，白浊，阳道不兴，小水无节，腰膝软弱，足酸疼，即子令母实之义也。"

【谢晶日教授经验发挥】 谢晶日教授特别注重对山茱萸"补益肝肾"功效的运用，认为肝藏血，肾藏精；肝主疏泄，肾主闭藏；因肝肾的阴液互相滋养，精血相生，其生理功能皆以精血为物质基础，而精血又同源于水谷精微，且又同具相火，故肝肾同源。因此，肝与肾之间互相影响，主要体现于阴阳失调、精血失调和藏泻失司等方面。所以，谢晶日教授认为在临床上有效运用补益肝肾法尤为重要，而山茱萸不仅能够补益肝肾，而且还能收敛固涩，故谢晶日教授常喜用之。

谢晶日教授临床上治疗肾阴虚之证时，惯用六味地黄丸，该方以熟地黄为君药，主滋阴补肾、填精益髓；山茱萸补养肝肾涩精，山药补益脾阴固肾，共为臣药；并佐以泽泻、茯苓利水渗湿、泻肾浊，丹皮清泄虚热。以上诸药相合，并补肝、脾、肾三阴。此方既能补养肝肾，又能涩精，对于因肾阴虚所导致的呕吐、泄泻、消渴等症状极为受用，临床上往往起到较为明显的疗效。

（梁国英）

十五、吴茱萸

【本草来源】 本品为芸香科植物吴茱萸、石虎或疏毛吴茱萸的干燥近成熟果实，主产于贵州、广西、湖南、云南、陕西、浙江、四川等地；8~11 月果实尚未开裂时，剪下果枝，晒干或低温干燥，除去枝、叶、果梗等杂质；用甘草汤制过应用。

【记忆歌诀】 吴萸辛热，能调疝气，脐腹寒疼，酸水能治。

【性味探究】 吴茱萸味辛苦，性热，有小毒；辛能行散、热而祛寒，苦降下行，有散寒止痛、疏肝下气、助阳止泻的作用；能治寒疝睾丸冷痛，脐腹部的寒气作痛，寒湿下注的脚气肿痛，肝寒犯胃呕吐酸水及脾肾阳虚五更泄泻等症。

【临床应用】吴茱萸用治肝胃虚寒、浊阴上逆所致的厥阴头痛（巅顶头痛）、呕吐涎沫，或肝寒犯胃之胃脘疼痛，常与党参、生姜、大枣同用；用治寒滞肝脉、疝气腹痛，常配木香、小茴香、川楝子；用治冲任虚寒、瘀血阻滞之痛经、月经后期，可配当归、川芎、桂枝；用治胸腹胀满、呕吐吞酸之症，偏于寒湿者可与生姜、半夏同用，属肝火犯胃者可与黄连同用；治疗寒湿脚气肿痛，上冲入腹，胀满疼痛，可与木瓜、苏叶、槟榔同用；治霍乱心腹痛，呕吐不止，常与干姜、甘草同用；治外寒内侵、胃失和降之呕吐，可与半夏、生姜等同用；治肝郁化火、肝胃不和的胁痛、口苦、呕吐吞酸，可配伍黄连；治脾肾阳虚、五更泄泻，可与五味子、肉豆蔻、补骨脂同用。此外，吴茱萸研末醋调外敷足心，可引火下行，治疗口舌生疮。

【用量用法】煎服，1.5～6g。外用生者适量，研末醋调涂足心。

【临床禁忌】阴虚有热者不宜服。

【现代研究】本品含挥发油，主要成分为吴茱萸烯、罗勒烯、月桂烯、吴茱萸内酯、吴茱萸内酯醇等，还含有吴茱萸酸、吴茱萸碱、吴茱萸啶酮、吴茱萸精、吴茱萸苦素等多种生物碱。本品甲醇提取物、水煎剂有抗动物实验性胃溃疡的作用；水煎剂可缓解胃肠平滑肌痉挛，有明显的镇痛作用；本品注射液有明显升高体温的作用；其煎剂、蒸馏液和冲剂过滤后，有明显的降压作用；能抑制血小板聚集，抑制血小板血栓及纤维蛋白血栓形成；其煎剂、吴茱萸次碱和脱氢吴茱萸碱对子宫有兴奋作用；吴茱萸及吴茱萸汤能缩小心肌梗死面积，具有一定的保护心肌缺血的作用。

【经典附方】

1. 吴茱萸汤　吴茱萸、人参、生姜、大枣，用于肝胃虚寒或肝寒犯胃的厥阴头痛、呕吐涎沫。

2. 导气汤　吴茱萸、木香、小茴香、川楝子，用于寒滞肝脉、疝气腹痛。

3. 温经汤　当归、芍药、肉桂、吴茱萸、川芎、生姜、半夏、丹皮、麦冬、人参、甘草、阿胶，用于经寒腹痛。

4. 鸡鸣散　木瓜、吴茱萸、陈皮、槟榔、苏叶、桔梗、生姜，用于脚气肿痛。

5. 左金丸　吴茱萸、黄连，用于肝火犯胃的腹满吞酸等症。

6. 四神丸　肉豆蔻、补骨脂、吴茱萸、五味子、生姜、大枣，用于脾肾阳虚、五更泄泻。

【医家摘录】

1.《神农本草经》："主温中下气，止痛，咳逆寒热，除湿，血痹，逐风邪，开腠理。"

2.《本草纲目》："开郁化滞，治吞酸，厥阴痰涎头痛，阴毒腹痛，疝气血痢，喉舌口疮。"

3.《本草经疏》："茱萸，辛温暖脾胃而散寒邪，则中自温、气自下，而诸症悉除。其主除湿血痹、逐风邪者，盖以风寒湿之邪，多从脾胃而入，脾胃主肌肉，为邪所侵，则腠理闭密，而寒热诸痹所从来矣，辛温走散开发，故能使风寒湿之邪，从腠理而出。中恶腹痛，亦邪恶之气干犯脾胃所致，入脾散邪，则腹痛自止矣。"

4.《本草汇言》："吴茱萸，开郁化滞，逐冷降气之药也。方龙潭曰，凡患小腹、少腹阴寒之病，或呕逆恶心而吞酸吐酸，或关格痰聚而隔食隔气，或脾胃停寒而泄泻自利，或肝脾郁结而胀满逆食，或疝瘕弦气而攻引小腹，或脚气冲心而呕哕酸苦，是皆肝脾肾经之症也，吴茱萸皆可治之。"

5.《本草便读》："吴茱萸，辛苦而温，芳香而燥，本为肝之主药，而兼入脾胃者，以脾喜香燥，胃喜降下也。其性下气最速，极能宣散郁结，故治肝气郁滞，寒浊下踞，以致腹痛疝瘕等

疾，或病邪下行极而上，乃为呕吐吞酸胸满诸病，均可治之。即
其辛苦香燥之性，概可想见其功。然则治肝治胃以及中下寒湿滞
浊，无不相宜耳。"

【谢晶日教授经验发挥】谢晶日教授特别注重对吴茱萸"温
中散寒"功效的运用，认为肝胃虚寒，阳虚失温，浊阴阻滞，则
气机不利，胃失和降，浊阴之邪上逆，脾胃同居中焦，胃病及
脾，则脾不升清；厥阴之脉夹胃属肝，上行与督脉会于头顶部，
胃中浊阴循肝经上扰于头，则致清阳不能上升，故头痛。因此，
谢晶日教授认为在临床上有效运用温中散寒法尤为重要，而吴茱
萸不仅能够温中散寒，而且还能助阳止泻止呕止痛，故谢晶日教
授常喜用之。

谢晶日教授临床上治疗肝胃虚寒、浊阴上逆之证，惯用吴茱
萸汤，该方以吴茱萸为君药，主温中散寒、降逆止呕；生姜为臣
药，主温胃散寒、降逆止呕；并佐以人参益气健脾；大枣健脾，
并调和诸药，是佐使之药。以上诸药相合，共奏温中散寒、补虚
和胃、降逆止痛之功。此方既能温胃暖肝以祛寒，又善和胃降逆
止呕，对于因肝胃虚寒、浊阴上逆所导致的呕吐、泄泻、胃痛、
腹痛等症状极为受用，临床上往往起到较为明显的疗效。

（梁国英）

第二节　临床常用药对举隅

一、黄连与吴茱萸

黄连，味苦，性大寒，清热燥湿，泻火解毒。吴茱萸，味
辛、苦，性大热，散寒止痛、温中止呕、助阳止泻。二药伍用，
有辛开苦降，反佐之妙用，共奏清泻肝火、降逆止呃、和胃制酸
之功。谢晶日教授临床上常将两者配伍用于寒热错杂诸症的
治疗。

二、黄芩与栀子

黄芩，味苦，性寒，清热燥湿，泻火解毒，凉血止血，除热。栀子味苦，性寒，泻火除烦，清热利湿，凉血解毒，消肿止痛。两者配伍，共奏清热燥湿、泻火除烦之功。谢晶日教授临床上常将两者配伍用于因湿郁积热引起的胃脘部痞闷不舒以及湿热黄疸等诸症的治疗。

三、黄芪与泽兰

泽兰，辛散微温，善入肝脾，能和气血、利水湿、破宿血、消癥瘕、通肝脾之血、利营卫之气、行而不峻，与补气升阳、健脾磨积的黄芪相配，则消中有补，不损正气。谢晶日教授临床上常将两者配伍用于肝硬化腹水证属血臌及慢性肝病肝脾大等症的治疗。

四、柴胡与芍药

柴胡，既能疏肝解郁，又能升举阳气；芍药苦酸甘，敛阴、养血、柔肝。两者相用，一疏一敛，疏则治肝气郁滞，敛则护阴气内守，相互为用，则疏肝而不伤阴血，敛肝而不郁滞气机。又芍药缓急止痛，泻肝利胆；柴胡清胆疏肝，调理气机；两者合用，既能清胆，又能清肝，更能调理肝胆气机，可治疗肝胆气机郁滞证。谢晶日教授在临床上常将两者配伍用于阳郁厥逆之手足不温、脉弦，以及肝脾气郁之脘腹疼痛诸症的治疗。

五、当归与川芎

当归，补血，活血，调经，止痛，滑肠。川芎辛温香窜，活血行气，祛风止痛，为血中气药，上行头目，下入血海。当归以养血为主，川芎以行气为要，二药伍用，互相制约其短而共展其长，气血兼顾，养血调经、行气活血、散瘀止痛之力较单一药物更强。谢晶日教授在临床上常将两者配伍用于月经量少、闭经、痛经等诸症的治疗。

六、苍术与薏苡仁

苍术，味辛、苦，性温，辛温升散，苦温燥湿，又可芳香化浊、燥湿健脾。薏苡仁，味甘，性淡，微寒，利水渗湿，健脾除痹，清热排脓，是健脾补肺之要药，甘淡渗利，善治脾湿。薏苡仁健脾，配以苍术共奏燥湿健脾之功。谢晶日教授在临床上常将两者配伍用于食欲不振、恶心欲吐、大便溏泻等症的治疗。

七、砂仁与白豆蔻

砂仁，辛、温，功专于中、下二焦，偏于燥湿散寒，以醒脾宽中为要。白豆蔻性温、味辛，功专于中、上二焦，偏于条畅胃气，以止呕止痛为长。二者均为辛温芳香之品入脾胃经，相须为用共奏开胸顺气、行气止痛、芳香化浊、醒脾开胃、和中消食之功。谢晶日教授在临床上常将两者配伍用于脾胃虚寒、湿浊内蕴、气机不畅所致的纳呆食少、食积不消、胸闷不舒、脘腹胀痛、反胃、呕吐等症的治疗。

八、石斛与北沙参

石斛，味甘微寒，养阴清热，益胃生津。北沙参滋阴生津，清热凉血，善养肺胃之阴。两者相伍，共奏养胃阴、生津液、清虚热之功。谢晶日教授在临床上常将两者配伍用于胃阴不足以及气阴两虚或阴伤引起的津枯液燥的治疗

九、茵陈与赤小豆

茵陈，味苦性寒，气香主散，外达皮毛散郁热，内泄湿热而荡浊致新，能清肝胆、泻脾胃、消壅滞、调气机、利水湿、祛瘀热，为除湿退黄之要药。赤小豆味甘微酸，性平，能除水湿、通小便、消肿满，兼有益脾胃之力；入血分，行血中瘀滞，清血中热毒，补利兼渗湿。两药相配，共奏利水湿、退黄疸之功。谢晶

日教授在临床上常将两者配伍用于各型病毒性肝炎以及肝功能失常的治疗。

十、川楝子与延胡索

川楝子，性味苦寒，善入肝经，疏肝泄热，解郁止痛，并能清导湿热，杀虫疗癣。延胡索，辛苦性温，归肝、心、胃经，辛散苦泄温通，活血行气，长于止痛。两药配伍，一温一寒，寒温并用，一疏气分之郁，一行血中之滞，气血并行，脉络畅通，通则不痛，为行气活血止痛的常用药对。谢晶日教授临床上常将两者配伍用于因肝经郁热、胃气不和而致的胃脘胀痛，以及气滞、血瘀等引起的胸腹胁肋疼痛等症的治疗。

（梁国英）

第三节 临床常用方剂心悟

一、保和丸

【**方剂来源**】《丹溪心法》。

【**严谨配伍**】山楂 18g，神曲 6g，半夏 9g，茯苓 9g，陈皮 3g，连翘 3g，莱菔子 3g。

【**记忆歌诀**】保和神曲与山楂，苓夏陈翘菔子加，炊饼为丸白汤下，消食和胃效堪夸。

【**煎服方法**】上为末，炊饼丸梧子大。每服七八十丸（15g），食远白汤下。（现代用法：共为末，水泛为丸，每服 15g，温开水送下。亦可水煎服，用量按原方比例酌减。）

【**随症加减**】本方药力较缓，若食积较重者，可加枳实、槟榔；苔黄脉数者，可加黄连、黄芩；大便秘结者，可加大黄；兼脾虚者，可加白术；肝郁气滞者加延胡索、柴胡；脾胃虚寒重者去连翘，加桂枝、生黄芪；痰浊中阻者加苍术、厚朴；胃阴亏虚者去茯苓加沙参、麦冬；食滞湿热重者加黄芩、竹茹；如疼痛较著者，食滞而痛则加延胡索、鸡内金；气滞而痛甚则去山楂、麦芽，加川厚朴、白芍、青皮；寒痛则去连翘、麦芽，加高良姜、砂仁（后下）；热痛则加黄芩；瘀痛则去麦芽，加丹参、延胡索；腹胀较著则加莱菔子、甘松；嗳气反酸或烧心较著可加海螵蛸、浙贝母、竹茹；恶心呕吐者可加砂仁（后下）、竹茹。

【方论详解】本方主治证因饮食不节、暴饮暴食所致的食滞胃脘证。《素问·痹论》说："饮食自倍，肠胃乃伤。"若饮食过度，食积内停，气机不畅，则脘腹痞满胀痛；脾胃升降失职，浊阴不降，则嗳腐吞酸、恶食呕逆；清气不升，则大便泄泻等。治宜消食化滞，理气和胃。方中重用酸甘性温之山楂为君，消一切饮食积滞，长于消肉食油腻之积；神曲甘辛性温，消食健胃，长于化酒食陈腐之积；莱菔子辛甘而平，下气消食除胀，长于消谷面之积。三药同用为臣，能消各种食物积滞。吴昆在《医方考》中指出："山楂甘而酸，酸胜甘，故能去肥甘之积；神曲甘而腐，腐胜焦，故能化炮炙之腻；卜子辛而苦，苦下气，故能化面物之滞……"汪昂在《医方集解》中指出："山楂酸温收缩之性，能消油腻腥羶之食；神曲辛温蒸窨之物，能消酒食陈腐之积；卜子辛甘下气而制面……"食积易于阻气、生湿、化热，每致胃呆痰阻，故在消食化积的同时佐以化痰和胃，以半夏、陈皮辛温，理气化湿、和胃止呕；茯苓甘淡，健脾利湿，和中止泻。因食积易于化热，《医方集解》中所谓"积久必郁为热"，连翘味苦微寒，具有升浮宣散、清热散结之力，既可散结以助消积，又可清解食积所生之热。在大队消食导滞和中降气之品中加入连翘，不但能清郁热、散滞结，而且用其升浮宣透之力，以防消降太过而使全方有升有降、有消有散、有温有凉、有化有导，呈现出一派活泼生机。以上均为佐药。诸药配伍，使食积得化，胃气得和，热清湿去，则诸症自除。

【功效主治】消食和胃。主治食滞胃脘证，脘腹痞满胀痛，嗳腐吞酸，恶食呕逆，或大便泄泻，舌苔厚腻，脉滑。

【临床应用】

1. 急、慢性胃炎。

2. 急、慢性肠炎。

3. 消化不良。

4. 婴幼儿腹泻。

【药理研究】

1. 调节胃肠功能，助消化。

2. 保肝。

3. 利胆。

4. 镇吐。

5. 抗溃疡。

6. 抑菌。

【临床禁忌】本方属攻伐之剂，故不宜久服。

【注论精选】

1.《医方考》："伤于饮食，故令恶食。诸方以厉药攻之，是伤而复伤也。是方药味平良，补剂之例也，故曰保和。山楂甘而酸，酸胜甘，故能去肥甘之积；神曲甘而腐，腐胜焦，故能化炮炙之腻；卜子辛而苦，苦下气，故能化面物之滞；陈皮辛而香，香胜腐，故能消陈腐之气；连翘辛而苦，苦泻火，故能去积滞之热；半夏辛而燥，燥胜湿，故能消水谷之气；茯苓甘而淡，淡能渗，故能利湿伤之滞。"

2.《医方集解》："此足太阴阳明药也。山楂酸温收缩之性，能消油腻腥膻之食；神曲辛温蒸窨之物，能消酒食陈腐之积；卜子辛甘下气而制面；麦芽咸温消谷而软坚；伤食必兼乎湿，茯苓补脾而渗湿；积久必郁为热，连翘散结而清热；半夏能温能燥，和胃而健脾；陈皮能降能升，调中而理气。此内伤而气未病者，但当消导，不须补益。"

3.《成方便读》："此为食积痰滞，内瘀脾胃，正气未虚者而设也。山楂酸温性紧，善消腥羶油腻之积，行瘀破滞，为克化之药，故以为君。神曲系蒸窨而成，其辛温之性，能消酒食陈腐之积。莱菔子辛甘下气，而化面积；麦芽咸温，消谷而行瘀积，二味以之为辅。然痞坚之处，必有伏阳，故以连翘之苦寒散结而清热。积郁之凝，必多痰滞，故以二陈化痰而行气。此方虽纯用消导，毕竟是平和之剂，故特谓之保和耳。"

【谢晶日教授经验发挥】谢晶日教授在临床上特别注重对保和丸消食和胃功能的运用，认为该方药性平和，无寒热、补泻之偏弊，既可以促进药物的吸收，增进药物疗效的发挥，又可以消除痰积、调和脾胃、消除各种有形之邪，促进人体正气的恢复，故常常通过对保和丸的加减化裁来治疗肝胆脾胃脏腑相关疾病。

如当遇到郁证、胁痛、鼓胀等症见脘腹胀满，胁肋胀痛，纳差，舌质淡，舌苔白腻，脉沉弦或沉滑的疾病时，通常用青皮代替陈皮，并在原方的基础上增加当归、枸杞子、郁金、柴胡等药物；若见腹水明显者，则加泽泻、猪苓、车前子、白术等药物；若见瘀痛明显者，则加五灵脂、丹参等药物。

当遇到嘈杂、胃痛、痞证等症见胃脘胀痛，痛有定时，胃中嘈杂吐酸、口苦、舌红，舌苔略黄厚，脉沉滑或沉弦的疾病时，通常与金铃子散合用，并在原方的基础上加海螵蛸、浙贝母等药物；若食入即吐、胃热明显者，则加竹茹、川黄连等药物；呕血、柏油样血便者，则加白及、地榆炭等药物。

（梁国英）

二、左金丸

【方剂来源】《丹溪心法》。

【严谨配伍】黄连9g，吴茱萸1.5g。

【记忆歌诀】左金黄连与吴萸，胁痛吞酸悉能除；再加芍药名戊己，专治泻痢痛在脐。

【煎服方法】上药为末，水丸或蒸饼为丸，白汤下五十丸。（现代用法：为末，水泛为丸，每服2~3g，温开水送服；亦可作汤剂。）

【随症加减】黄连苦、寒，吴茱萸辛、苦、热，黄连与吴茱萸用量比例为6∶1；若火轻者，其比例为3∶1；若寒重者，其比例为1∶6；若吞酸重者，加乌贼骨、煅瓦楞以制酸止痛；胁肋痛较甚者，可加川楝子、延胡索以加强行气止痛之功；腹痛泄泻重者，加白芍以和中缓急。

【方论详解】本方证是由肝郁化火，横逆犯胃，肝胃不和所致。肝经布于胁肋，病则胁肋胀痛；犯胃则胃失和降，故嘈杂吞酸、呕吐口苦；舌红苔黄，脉象弦数乃肝经火郁之候。火热当清，气逆当降，故治宜清泻肝火为主，兼以降逆止呕。方中重用黄连为君，清泻肝火，使肝火得清，自不横逆犯胃；又善清泻胃火，胃火清则气自和，一药两得，标本兼顾。然肝郁化火之证，纯用苦寒既恐郁结不开，又虑折伤中阳，应略施疏解之品以适肝性，故少佐辛热之吴茱萸，一则辛散解郁，疏泄肝经郁气，以使肝气条达，郁结得开；二则反佐以制黄连之苦寒，使泻火而无凉遏之弊；三则取其下气之用，助黄连和胃降逆；四则引黄连入肝经。如此一味而功兼四用，以为佐使。两药合用，辛开苦降，肝胃同治，使肝火得清，胃气得降，共收清泻肝火，降逆止呕之效。

【功效主治】清肝泻火，降逆止呕。用治肝火犯胃、肝胃不和证，胁肋疼痛，嘈杂吞酸，呕吐口苦，舌红苔黄，脉弦数。

【临床应用】

1. 胃炎。

2. 消化性溃疡。

3. 幽门螺杆菌感染。

4. 幽门梗阻。

5. 功能性消化不良。

6. 反流性食管炎。

7. 急、慢性胆囊炎。

8. 胆结石引起的胆绞痛。

9. 早期肝硬化。

10. 结肠炎。

11. 急性阑尾炎术后肠粘连。

12. 肠梗阻。

13. 胃肠功能紊乱。

14. 功能性便秘。

15. 口腔炎。

16. 痛风、皮肤变应性血管炎。

17. 头痛、眩晕、失眠。

18. 乳房肿痛、睾丸肿痛、慢性副睾炎。

19. 尿毒症。

【药理研究】

1. 抑制胃酸分泌。

2. 抗溃疡。

3. 抑菌。

4. 抑制肠管运动。

5. 镇痛抗炎。

【临床禁忌】

1. 脾胃虚寒者不适用。

2. 过敏体质者慎用。

【注论精选】

1.《医方考》："左金者，黄连泻去心火，则肺金无畏，得以行令于左以平肝，故曰左金。吴茱萸气燥味辛性热，故用之以为反佐。以方君一臣一，制小其服者，肝邪未盛也。"

2.《医方集解》："此足厥阴药也。肝实则作痛，心者肝之子，实则泻其子，故用黄连泻心清火为君，使火不克金，金能制木，则肝平矣；吴茱萸辛热，能入厥阴肝，行气解郁，又能引热下行，故以为反佐。一寒一热，寒者正治，热者从治。"

3.《古方选注》："经脉循行，左升右降，药用苦辛，肃降行于升道，故曰左金。吴茱萸入肝散气，降下甚捷；川黄连苦燥胃中之湿，寒胜胃中之热，乃损其气以泄降之，七损之法也。当知可以治实，不可以治虚，若误论虚实而用之则误矣。"

4.《金鉴》："胡天锡曰，此泻肝火之正剂。独用黄连为君，以实则泻子之法，以直折其上炎之势；吴茱萸从类相求，引热下行，并以辛温开其郁结，惩其扞格，故以为佐。然必木气实而土不虚者，庶可相宜。左金者，木从左，而制从金也。"

5.《谦斋医学讲稿》："方中黄连入心，吴茱萸入肝，黄连的用量六倍于吴萸，故方解多作实则泻其子，并以吴茱萸为反佐药。我认为肝火证很少用温药反佐，黄连和吴茱萸归经不同，也很难这样解释。从效果研究，以吞酸嘈杂最为明显，其主要作用应在胃。黄连本能苦降和胃，吴茱萸亦散胃气郁结，类似泻心汤的辛苦合用。故吞酸而兼有痰湿黏涎者，酌加吴茱萸用量，效果更捷。"

6.《医宗金鉴·删补名医方论》卷四："左金丸独用黄连为君，从实则泻子之法，以直折其上炎之势。吴茱萸从类相求，引热下行，并以辛燥开其肝郁，惩其扞格，故以为佐。然必本气实而土不虚者，庶可相宜。"

【谢晶日教授经验发挥】谢晶日教授在临床上特别注重对左金丸清肝泻火、降逆止呕功能的运用，认为该方黄连和吴茱萸寒热相配，两者相互制衡。本方既可以清泻肝火，又可以抑制胃酸分泌，保护胃黏膜。故谢晶日教授常常通过对左金丸的加减化裁来治疗肝胆脾胃脏腑相关疾病。

在临床上，遇到胃痛、便血、吐血、胁痛等症见胁肋疼痛、嘈杂吞酸、呕吐口苦、舌红苔黄、脉弦数的疾病时，左金丸有明显效果，通常在原方的基础上加减药物来化裁治疗。应用时还要根据寒热属性，调整黄连、吴茱萸的用量，热象明显者以黄连为主，寒象明显者以吴茱萸为主，寒热不显者两药药量相近；若吞酸重者，加乌贼骨、煅瓦楞；若胁肋痛较甚者，可加川楝子、延胡索；若腹痛泄泻重者，加白芍以和中缓急。

（梁国英）

三、四神丸

【方剂来源】《内科摘要》。

【严谨配伍】肉豆蔻6g，补骨脂12g，五味子6g，吴茱萸3g。

【记忆歌诀】四神骨脂吴茱萸，肉蔻五味四般须，大枣百枚姜八两，五更肾泻火衰扶。

【煎服方法】上为末，用水一碗，煮生姜八两（12g）、红枣一百枚，水干，取枣肉为丸，如桐子大。每服五七十丸（6～9g），空心或食前服。（现代用法：以上4味，粉碎成细粉，过筛，混匀。另取生姜200g，捣碎，加水适量压榨取汁，与上述粉末泛丸，干燥即得。每服9g，每日1～2次，临睡用淡盐汤或温开水送服；亦作汤剂，加姜、枣水煎，临睡温服，用量按原方比例酌减）。

【随症加减】本方合理中丸，可增强温中止泻之力；若形寒肢冷等肾阳虚症状较明显，可酌加附子、肉桂、炮姜，以增强其温阳补肾之力；若久泻不止，身体虚弱，中气下陷，宜加黄芪、党参、白术、升麻等益气健脾升提之药；小腹疼痛较甚者，可加小茴香、木香以暖肾行气止痛。

【方论详解】肾泄，又称五更泄、鸡鸣泻，多由命门火衰，火不暖土，脾失健运所致。《素问·金匮真言论》曰："鸡鸣至平旦，天之阴，阴中之阳也，故人亦应之。"五更正是阴气极盛，阳气萌发之际，命门火衰者应于此时；阴寒内盛，命门之火不能上温脾土，脾阳不升而水谷下趋，故令五更泄泻。正如《医方集解》所云："久泻皆由肾命火衰，不能专责脾胃。"脾失健运，故不思饮食、食不消化；脾肾阳虚，阴寒凝聚，则腹痛、腰酸肢冷。《素问·生气通天论》曰："阳气者，精则养神。"脾肾阳虚，阳气不能化精微以养神，以致神疲乏力，治宜温肾暖脾、固涩止泻。方中重用补骨脂辛苦性温，补命门之火以温养脾阳，《本草纲目》谓其"治肾泄"，故为君药。臣以肉豆蔻温中涩肠，与补骨脂相伍，既可增温肾暖脾之力，又能涩肠止泻。吴茱萸温脾暖胃以散阴寒；五味子酸温，固肾涩肠，合吴茱萸以助君、臣药温涩止泻之力，为佐药。用法中姜、枣同煮，枣肉为丸，意在温补脾胃，鼓舞运化。诸药合用，成为温肾暖脾，固肠止涩之剂，俾火旺土强，肾泄自愈。

【主治功效】温肾暖脾，固肠止泻；用治脾肾阳虚之肾泄证，五更泄泻，不思饮食，食不消化，或久泻不愈，腹痛喜温，腰酸肢冷，神疲乏力，舌淡，苔薄白，脉沉迟无力。

【临床应用】

1. 慢性结肠炎。

2. 肠结核。

3. 肠道易激综合征。

【药理研究】

抑制肠管活动，缓解肠痉挛

【临床禁忌】湿热泄泻，腹痛者禁用。

【注论精选】

1.《古今名医方论》引程郊倩："命门无火，不能为中宫腐熟水谷，脏寒在肾，谁复司其闭藏？故木气才萌，不疏泄而亦疏泄，虽是木邪行土，实肾之虚也。此际补脾不如补肾。补骨脂有温中暖下之能，五味子有酸收固涩之性，吴茱萸散邪补土，肉豆蔻涩滑益脾。暖肾而使气蒸，破滞而使气壮，补肾乃是补脾矣。"

2.《古方名医方论》引柯琴："夫鸡鸣至平旦，天之阴，阴中之阳也。因阳气当至而不至，虚邪得以留而不去，故作泻于黎明，其由有四：一为脾虚不能制水，一为肾虚不能行水，故二神丸君补骨脂之辛燥者，入肾以制水；佐肉豆蔻之辛温者，入脾以暖土；丸以枣肉，又辛甘发散为阳也。一为命门火衰不能生土，一为少阳气虚无以发陈，故五味子散君五味子之酸温以收坎宫耗散之火，少火生气以培土也；佐吴萸之辛温，以顺肝木欲散之势，为水气开滋生之路，以奉春生也。此四者病因虽异而见证则同，皆水亢为害。二神丸是承制之剂，五味子散是化生之剂也。二方理不同而用则同，故可互用以助效，亦可合用以建功。合为四神丸，是制生之剂也，制生则化，久泻自瘳矣。称曰四神丸，比理中、八味二丸较速欤！"

3.《医方集解》："此足少阴药也，破故纸辛苦大温，能补相火以通君火，火旺乃能生土，故以为君；肉蔻辛温能行气消食，暖胃固肠；五味咸能补肾，酸能涩精；吴萸辛热除湿燥脾，能入少阴、厥阴气分而补火；生姜暖胃，大枣补土。所以防水，盖久泻皆由命门火衰，不能专责脾胃，故大补下焦元阳，使火旺土强，则能制水而不复妄行矣。"

4.《古方选注》："四神者，四种之药，治肾泄有神功也。补骨脂通癸水之真阳，肉豆蔻保戊土之真气，俾戊癸化火以运谷气；吴茱萸远肝邪而散虚寒；五味子摄肾气而固真阴；姜、枣和营卫，辛酸相辅，助阳强阴，则肾关自健固矣。"

【谢晶日教授经验发挥】 谢晶日教授在临床上特别注重对四神丸温肾暖脾、固肠止泻功能的运用，认为该方药性偏温，能补相火以通君火。本方既可以抑制肠道平滑肌活动，降低小肠推进率，减慢小肠的排空速度，又可以温肾助阳、纳气，补益人体脾肾阳气。故谢晶日教授常常通过对四神丸的加减化裁来治疗肝胆脾胃脏腑相关疾病。

当临床上遇到泄泻、腹痛等症见大便次数增多，完谷不化，或如水样，或黏滞，伴有肠鸣、腹痛时，可用此方与香砂六君子汤来加减化裁治疗；若形寒肢冷，可酌加附子、肉桂、炮姜；若久泻不止，身体虚弱，中气下陷，宜加黄芪、党参、白术、升麻；如五更泻者，腰膝酸冷，脘腹畏寒，形寒肢冷，四肢不温，小便清长，夜间尿频，舌质淡，舌体胖有齿印，脉沉细无力，可加制附片、干姜、肉桂、党参、白术、诃子、木香、炙甘草、大枣。

（梁国英）

四、四逆散

【方剂来源】《伤寒论》。

【严谨配伍】甘草6g，枳实6g，柴胡6g，芍药6g。

【记忆歌诀】四逆散里用柴胡，芍药枳实甘草须，此是阳郁成厥逆，疏肝理脾奏效齐。

【煎服方法】上四味，各十分，捣筛，白饮和服方寸匕，日三服。（现代用法：水煎服）

【随症加减】若咳者，加五味子、干姜以温肺散寒止咳；悸者，加桂枝以温心阳；小便不利者，加茯苓以利小便；腹中痛者，加炮附子以散里寒；泄利下重者，加薤白以通阳散结；气郁甚者，加香附、郁金以理气解郁；有热者，加栀子以清内热。

【方论详解】四逆者，乃手足不温也。其证缘于外邪传经入里，气机为之郁遏，不得疏泄导致阳气内郁，不能透达于外而见手足不温的四肢厥逆，即所谓"热厥"。此处所指之四逆，与阳衰阴盛的四肢厥逆有本质区别。正如李中梓云："此证虽云四逆，必不甚冷，或指头微温，或脉不沉微，乃阴中涵阳之证，唯气不宣通，是为逆冷。"故治宜透邪解郁，条畅气机为法。方中取柴胡味苦微辛，入肝胆经升发阳气，疏肝解郁，透邪外出，为君药。白芍苦酸微寒，敛阴养血柔肝为臣，与柴胡合用，一气一血，以补养肝血，条达肝气，共调气血郁滞，且使柴胡升散而无耗伤阴血之弊。佐以枳实理气解郁、泄热破结，与柴胡为伍，一升一降，解郁开结以疏达阳气，加强舒畅气机之功，并奏升清降浊之效；与白芍相配，又能理气和血，使气血调和。甘草调和诸药，益脾和中，与白芍相伍能缓急止痛。理气剂中用血药，即"治其阳者，必调其阴，理其气者，必调其血"之义。综合四药，共奏透邪解郁、疏肝理脾之效，使邪去郁解，气血条畅，清阳得伸，四逆自愈。原方用白饮（米汤）和服，亦取中气和则阴阳之气自相顺接之意。本方有疏肝理脾之功，故后世常以本方加减治疗肝脾气郁所致的胁肋脘腹疼痛诸症。

【功效主治】透邪解郁、疏肝理脾；用治阳郁厥逆证，手足不温，或腹痛，或泄利下重，脉弦；肝脾气郁证，胁肋胀闷，脘腹疼痛，脉弦。

【临床应用】

1. 慢性肝炎。
2. 胆囊炎。
3. 胆石症。
4. 胆道蛔虫症。
5. 肋间神经痛、胃溃疡。
6. 胃炎。
7. 胃肠神经官能症。
8. 附件炎。
9. 输卵管阻塞。
10. 急性乳腺炎。

【药理研究】

1. 抗休克。

2. 升压。

3. 增加心肌收缩力，抗心律失常。

4. 提高免疫力。

5. 解痉。

【临床禁忌】阴证厥逆上过于肘，下过于膝，乃不当用；如属寒厥的四肢不温不宜用；肝阴虚或中气虚寒者亦不宜用。

【注论精选】

1.《注解伤寒论》："四逆散以散传阴之热也。《黄帝内经》曰：'热淫于内，佐以甘苦，以酸收之，以苦发之。'枳实、甘草之甘苦，以泄里热；芍药之酸，以收阴气；柴胡之苦，以发表热。"

2.《金镜内台方义》："四逆为传经之邪，自阳热已退，邪气不散，将若传阴而未入也。此只属阳，故与凉剂以治之。用甘草为君，以和其中，而行其四末；以枳实为臣，而行结滞；以芍药为佐，而行荣气；以柴胡为使，而通散表里之邪也。"

3.《医学入门》："以邪渐入深，则手足渐冷，是以枳实之苦，佐甘草以泻里热；芍药之酸，以收阴气；柴胡之苦，以发表热。经曰热淫于内，以酸收之，以苦发之是也。如咳者，肺寒气逆，下痢者，肺与大肠为表里，加五味子以收逆气，干姜以散肺寒；悸者，气虚而不能通行，心下筑筑然悸动，加桂枝以通阳气；小便不利，加茯苓以淡渗之；里虚腹痛，加附子以补虚；泄利后重，下焦气滞也，加薤白以泄气滞。"

4.《医方考》："此阳邪传至少阴，里有结热，则阳气不能交接于四末，故四逆而不温。用枳实，所以破结气而除里热；用柴胡，所以升发真阳而回四逆；甘草和其不调之气；芍药收其失位之阴。"

5. 《张氏医通》："柴胡为来路之引经，亦藉以为去路之向导；用枳实者，扫除中道，以修整正气复回之路也。夫阴为阳扰，阳被阴埋，舍和别无良法，故又需芍药以和其营，甘草以和其胃，胃气和而真阳敷布，假证愈而厥逆自除。"

6. 《伤寒论三注》："少阴至于四逆，热深而厥亦深矣。热邪内入，欲其散，非苦寒如柴胡不足以升散也；欲其泄，非苦降如枳实不足以下泄也。且阳邪入则必至于劫阴，故欲其收，非酸寒如白芍不足以收之也；合甘草以和中。仍是二味祛邪，二味辅正，无偏多偏少于其间者，邪正各为治也。"

7. 《伤寒大白》："本是阳证，因热邪内传阴经而厥冷，故以柴胡、白芍药疏通肝胆，伸阳气外达，则肝主四末而四肢自暖。又以枳实、甘草疏通阳明里气，伸胃阳外布，则胃主手足而手足自温。"

8. 《成方便读》："以柴胡自阴而达阳，邪自表而里者，仍自里而出表，使无形之邪，以此解散。然邪既自表而里，未免有形之痰食留恋。其邪结不开，邪终不能尽彻。故以枳实破结除痰，与柴胡一表一里，各得其宜。而以芍药甘草，护阴和中，相需相济，自然邪散厥回耳。"

【谢晶日教授经验发挥】 谢晶日教授在临床上特别注重对四逆散透邪解郁、疏肝理脾功能的运用，认为该方药性平和，是调理气机的基本方剂。本方既可以抵抗寒邪侵袭，条达气血，又可以疏利肝胆脾胃气机而达开郁之效。故谢晶日教授常通过对四逆散的加减化裁来治疗肝胆脾胃脏腑相关疾病。

当临床上遇到胃痛、泄泻、腹痛等症见两胁或胃脘胀满明显者加香附、郁金、川楝子；胃脘灼痛，口干口苦，舌质红者加栀子、黄芩；恶心、嗳气、吞酸明显者加佛手、旋覆花、半夏；腹胁气胀攻痛、便秘难下者加槟榔、大黄；便溏完谷不化、气短乏力者加黄芪、党参等；便溏或下痢纯白黏液、四肢不温者加制附子、炮姜等药物。

（梁国英）

五、五苓散

【方剂来源】《伤寒论》。

【严谨配伍】 猪苓 9g，泽泻 15g，白术 9g，茯苓 9g，桂枝 6g。

【记忆歌诀】 五苓散治太阳腑，白术泽泻猪苓茯，桂枝化气兼解表，小便通利水饮除。

【煎服方法】 上五味，捣为散，以白饮和服方寸匕，日三服。多饮暖水，汗出愈，如法将息。（现代用法：散剂，每服 6~10g；汤剂，水煎服，多饮热水，取微汗，用量按原方比例酌定）

【随症加减】 若水肿兼有表证者，可与越婢汤合用；水湿壅盛者，可与五皮散合用；泄泻偏于热者，去桂枝，加车前子、木通以利水清热；如发虚热，加绵黄芪、人参末少许服之。

【方论详解】 本方主治病症虽多，但其病机均为水湿内盛、膀胱气化不利。在《伤寒论》中治太阳蓄水证。太阳病即外感寒邪的表证，经发汗后表邪未解，循经内传膀胱，从而导致膀胱气化不利，致使水湿停蓄于内形成蓄水证。太阳表邪未解，故可见头痛、微热、汗出、脉浮等表证；膀胱气化失司，故小便不利；水蓄不化停于下，郁遏阳气，气不化津，津液不得上承于口，故渴欲饮水；其人本有水蓄下焦，饮入之水不得输布下行，停于胃而上逆，致水入即吐，故此又称"水逆证"；水湿内盛，泛溢肌肤，则为水肿；水湿之邪，下注大肠，则为泄泻；水湿稽留肠胃，升降失常，清浊相干，则为霍乱吐泻；水饮停于下焦，水气内动，则脐下动悸；水饮上犯，阻遏清阳，则吐涎沫而头眩；水饮凌肺，肺气不利，则短气而咳。蓄水证既然属于内有水停、外有表邪的表里同病，就要采用化气行水、解除表邪、具有表里双解的作用方法。治宜利水渗湿为主，兼以温阳化气。方中重用泽泻为君，以其甘淡，直达肾与膀胱，利水渗湿。臣以茯苓、猪苓之淡渗利湿，通调水道，增强利尿行水之功。佐以白术健脾燥湿以运化水湿，具有筑堤制水之意。《素问·灵兰秘典论》谓："膀胱者，州都之官，津液藏焉，气化则能出矣。"膀胱的气化有赖于阳气的蒸腾，故方中又佐以桂枝温阳化气以助利水、解表散邪以祛表邪，《伤寒论》示服后当饮暖水，以助发汗，使表邪从汗而解。诸药相伍，甘淡渗利为主，佐以温阳化气，使水湿之邪从小便而去。

【功效主治】利水渗湿，温阳化气；主治膀胱气化不利之蓄水证，小便不利，头痛微热，烦渴欲饮，甚则水入即吐；或脐下动悸，吐涎沫而头目眩晕；或短气而咳；或水肿、泄泻；舌苔白，脉浮或浮数。

【临床应用】

1. 急、慢性肾炎。
2. 肝硬化腹水。
3. 心源性水肿。
4. 急性肠炎。
5. 尿路感染。
6. 尿潴留。
7. 脑积水。
8. 结核性渗出性胸膜炎。
9. 病毒性肝炎。
10. 头痛。
11. 三叉神经痛。
12. 肾病综合征。
13. 糖尿病。

【药理研究】

1. 抗菌，抗病毒。

2. 利尿。

3. 保肝。

4. 抗凝。

5. 降糖。

【临床禁忌】肾亏脾损小便已利者不用；温病高热伤津者慎用；属于阴盛津液不足者不用。

【注论精选】

1. 《伤寒明理论》："五苓之中，茯苓为主，故曰五苓散。茯苓味甘平，猪苓味甘平，虽甘也，终归甘淡。《黄帝内经》曰：'淡味渗泄为阳。'利大便曰攻下，利小便曰渗泄。水饮内蓄，须当渗泄之，必以甘淡为主，是以茯苓为君，猪苓为臣。白术味甘温，脾恶湿，水饮内蓄，则脾气不治，益脾胜湿，必以甘为助，故以白术为佐。泽泻味咸寒。《黄帝内经》曰：'咸味下泄为阴。'泄饮导溺，必以咸为助，故以泽泻为使。桂枝味辛热，肾恶燥，急食辛以润之，散湿润燥可以桂枝为使。"

2. 《伤寒论条辨》："以证有里而人燥渴，故用四苓以滋之，以表在而脉浮数，故凭一桂以和之，谓五苓散能两解表里者，此也………五苓散者，润津液而滋燥渴，导水饮而荡结热，所以又得为消痞满之治也。"

3. 《医方考》："伤寒小便不利而渴者，此方主之。水道为热所秘，故令小便不利；小便不利，则不能运化津液，故令渴；水无当于五味，故用淡以治水。茯苓、猪苓、泽泻、白术，虽有或润或燥之殊，然其为淡则一也，故均足以利水。桂性辛热，辛热则能化气。经曰：'膀胱者，州都之官，津液藏焉，气化则能出矣。'此用桂之意也。桂有化气之功，故并称曰五苓。浊阴既出下窍，则清阳自出上窍，又热随溺而泄，则渴不治可以自除。虽然，小便不利亦有因汗下之后内亡津液而致者，不可强以五苓散利之，强利之则重亡津液，益亏其阴，故曰大下之后复发汗，小便不利者，亡津液故也，勿治之，得小便利必自愈。"

4.《金镜内台方议》："此发汗后，烦渴欲饮水，脉浮，或有表，小便不利者，属五苓散主之。五苓散乃汗后一解表药也，此以方中云覆取微汗是也。故用茯苓为君，猪苓为臣，二者之甘淡，以渗泄水饮内蓄，而解烦渴也。以泽泻为使，咸味泄肾气，不令生消渴也；桂枝为使，外能散不尽之表，内能解有余之结，温肾而利小便也。白术为佐，以其能燥脾土而逐水湿也。故此五味之剂，皆能逐水而祛湿。是曰五苓散，以其苓者令也，通行津液，克伐肾邪，号令之主也。"

【谢晶日教授经验发挥】谢晶日教授在临床上特别注重对五苓散利水渗湿、温阳化气功能的运用，认为该方以甘淡渗利为主，既可以利水渗湿，使水湿之邪从小便而去；又可以温通阳气，使阳气的蒸腾有助于膀胱的气化。故谢晶日教授常通过对五苓散的加减化裁来治疗肝胆脾胃脏腑的相关疾病。

当临床上遇到鼓胀、黄疸、水肿、淋证、泄泻等症见小便不利、烦渴欲饮，甚则水入即吐、舌苔白、脉浮或浮数时，常用五苓散。肥胖、易疲倦、昏眩、口渴食欲不振、小便长、舌淡胖、苔白腻、脉弦滑，可加茵陈、车前子、木通；中暑后症见小便涩少不利、口干渴或泄利，加人参、麦冬、柴胡；小便湿滞不利，加滑石、木通、甘草；少腹胀满兼小便涩，去桂枝加滑石；素体胃虚兼水湿，症见下痢或伴见呕吐、小便少，去白术加陈皮、木通、防风、羌活、藿香；诸类水肿疾患，可酌情加甘遂。

（张杨）

六、失笑散

【方剂来源】《太平惠民和剂局方》。

【严谨配伍】 五灵脂6g，蒲黄6g。

【记忆歌诀】 失笑灵脂与蒲黄，等分为散醋煎尝，血瘀胸腹时作痛，祛瘀止痛效非常。

【煎服方法】 先用酽醋调二钱，熬成膏，入水一盏，煎七分，食前热服。（现代用法：共为细末，每服6g，用黄酒或醋冲服，亦可每日取8~12g，用纱布包煎，作汤剂服）。

【随症加减】 若瘀血甚者，可酌加当归、赤芍、川芎、桃仁、红花、丹参等以加强活血祛瘀之力；若兼见血虚，可合四物汤同用，以增强养血调经之功；若疼痛较剧者，可加乳香、没药、延胡索等以化瘀止痛；兼气滞者，可加香附、川楝子，或配合金铃子散以行气止痛；兼寒者，加炮姜、艾叶、小茴香等以温经散寒。

【方论详解】 本方所治诸症，均由瘀血内停、脉道阻滞所致。瘀血内停，脉络阻滞，血行不畅，不通则痛，故见心腹刺痛或少腹急痛；瘀阻胞宫，则月经不调或产后恶露不行。治宜活血祛瘀止痛。方中五灵脂苦咸甘温，入肝经血分，功擅通利血脉、散瘀止痛；蒲黄甘平，行血消瘀，炒用并能止血，二者相须合用，活血祛瘀，通利血脉，而止瘀痛，为化瘀散结止痛的常用组合。调以米醋，或用黄酒冲服，乃取其活血脉、行药力、化瘀血，以加强五灵脂、蒲黄活血祛瘀止痛之功，且制五灵脂气味之腥臊。诸药合用，药简力专，共奏祛瘀止痛、推陈出新之功，使瘀血得去，脉道通畅，则诸症自解。前人运用本方，患者每于不觉中，诸症悉除，不禁欣然而笑，故名"失笑"。

【主治功效】 活血祛瘀，散结止痛；主治瘀血停滞证，心腹刺痛，或产后恶露不行，或月经不调，少腹急痛等。

【临床应用】

1. 冠心病。

2. 心绞痛。

3. 胃痛。

4. 慢性胃炎。

5. 痛经。

6. 产后腹痛。

7. 宫外孕。

8. 高脂血症。

【药理研究】

1. 抗心肌缺血。

2. 抗动脉粥样硬化。

3. 降血脂。

4. 降血压。

5. 镇静。

6. 提高耐缺氧能力。

【临床禁忌】本方孕妇禁用，脾胃虚弱及妇女月经期慎用。

【注论精选】

1.《医宗金鉴·删补名医方论》："凡兹者，由寒凝不消散，气滞不流行，恶露停留，小腹结痛，迷闷欲绝，非纯用甘温破血行血之剂，不能攻逐荡平也。是方用灵脂之甘温走肝，生用则行血；蒲黄甘平入肝，生用则破血；佐酒煎以行其力，庶可直抉厥阴之滞，而有推陈致新之功。甘不伤脾，辛能散瘀，不觉诸症悉除，直可以一笑而置之矣。"

2.《古今名医方论》："'失笑'者，忍不住发笑。此方仅两味平易之药，竟能使瘀血疼痛霍然若失，其止痛效果之佳，使人忍不住发出笑声。故称之曰'失笑散'。"

【谢晶日教授经验发挥】谢晶日教授在临床上特别注重对失笑散活血祛瘀、散结止痛功能的运用，认为该方药性平和，以活血化瘀见长；本方临床上既有双向调节作用：不论机体病理变化是亢进或低下，均可促之趋于正常，能扶正荡邪；又可以祛瘀止痛，使瘀血得去，脉道通畅。故谢晶日教授常通过对失笑散的加减化裁来治疗肝胆脾胃脏腑相关疾病。

当临床上遇到胃痛伴有饥饿时加重，进食后缓解，胃中发凉，呕吐清水，喜热食，大便稀软，舌质淡红，苔薄白，脉缓弱或沉细，加生黄芪、吴茱萸、高良姜、党参；若进食后，上腹部胀痛，嗳气缓解，常牵连胸胁痛，或胃中有烧灼感，口苦，吐酸水，烦躁易怒，大便干如羊屎，舌质偏红，苔薄黄，脉弦者，加黄连、吴茱萸、大黄、当归、麻子仁；若伴有上腹部刺痛，或进食后加剧，痛处固定不移，拒按，粪便呈柏油黑色，或吐暗红色血，舌质紫暗，或有瘀斑，舌苔白润，脉沉细者，改生蒲黄为炒蒲黄，加白及、延胡索、川楝子。

（张杨）

七、逍遥散

【方剂来源】《太平惠民和剂局方》。

【严谨配伍】甘草4.5g，当归9g，茯苓9g，白芍9g，白术9g，柴胡9g。

【记忆歌诀】逍遥散用归芍柴，苓术甘草姜薄偕，疏肝养血兼理脾，丹栀加入热能排。

【煎服方法】上为粗末。每服二钱，水一大盏，烧生姜一块切破，薄荷少许，同煎至七分，去渣热服不拘时候。（现代用法：加生姜3片，薄荷3g，水煎服。或为丸剂，每服6~9g，日服2次）

【随症加减】肝郁气滞较甚，加香附、郁金、陈皮以疏肝解郁；血虚甚者，加熟地黄以养血；肝郁化火者，加丹皮、栀子以清热凉血；肝气犯胃，引起的腹痛、呕吐可加生姜、半夏、竹茹、代赭石以降逆止呕；伴大便秘结者，可加大黄、芒硝、麻仁以通便；嗳气、泛酸者，可加吴茱萸、黄连；痛引少腹可加小茴香、橘核等。

【方论详解】本方主治肝郁血虚、脾失健运引起的病变。肝为藏血之脏，性喜条达而主疏泄，体阴而用阳，其性刚强，必赖脾土培之。若七情郁结，肝失条达，或阴血暗耗，或生化之源不足，肝体失养，皆可使肝气横逆，胁痛、寒热、头痛、目眩等证随之而起。"神者，水谷之精气也"（《灵枢·平人绝谷》）。神疲食少，是脾虚运化无力之故。脾虚气弱则统血无权，肝郁血虚则疏泄不利，所以月经不调，乳房胀痛。此时疏肝解郁，固然是当务之急，而养血柔肝，亦是不可偏废之法。本方根据《黄帝内经》"木郁达之"及"见肝之病，知肝传脾，当先实脾"的理论，以先顺其条达之性，开其郁遏之气，并宜养营血而健脾土，以达到养肝健脾之目的。方中以柴胡苦平，为胆经之主药，亦入肝经，取其升清降浊、通利三焦、疏肝解郁之功，使肝郁得以条达，为君药。白芍酸苦微寒，养血敛阴，柔肝缓急；当归甘辛苦温，养血和血，且其味辛散，乃血中气药；归、芍与柴胡共用，补肝体而助肝用，使血和则肝和，血充而肝柔，共为臣药。肝病易传脾，木郁则土衰，故以白术、茯苓健脾去湿，使运化有权，气血有源，不仅实土以抑木，且使营血生化有源，共为佐药。用法中加少量薄荷，疏散郁遏之气，透达肝经郁热；煨姜可降逆和中，且能辛散达郁，两者同用，以辛凉配伍辛温，取其"郁则散之""火郁发之"之义，为佐药。炙甘草益气补中，缓肝之急，调和诸药，为佐使之药。合而成方，深和《素问·藏气法时论》"肝苦急，急食甘以缓之""脾欲缓，急食甘以缓之""肝欲散，急食辛以散之"之旨，可使肝郁得舒，血虚得养，脾弱得复，气血兼顾，肝脾同调。

【功效主治】疏肝解郁，养血健脾，主治肝郁血虚脾弱证，两胁作痛，头痛目眩，口燥咽干，神疲食少，或往来寒热，或月经不调，乳房胀痛，脉弦而虚者。

【临床应用】

1. 慢性肝炎。

2. 肝硬化。

3. 胆石症。

4. 胃及十二指肠溃疡。

5. 慢性胃炎。

6. 胃肠神经官能症。

7. 更年期综合征。

8. 经前期紧张症。

9. 乳腺小叶增生。

10. 盆腔炎。

11. 不孕症。

12. 子宫肌瘤。

【药理研究】

1. 镇静。

2. 抗惊。

3. 镇痛。

4. 保护肝脏。

【临床禁忌】忌气恼劳碌；孕妇忌服。

【注论精选】

1.《医方集解》："肝虚则血病，当归、芍药养血而敛阴；木盛则土衰，甘草、白术和中而补土；柴胡升阳散热，合芍药以平肝，而使木得条达；茯苓清热利湿，助甘、术以益土，而令心气安宁；生姜暖胃祛痰，调中解郁；薄荷搜肝泻肺，理血消风，疏逆和中，诸症自已，所以有逍遥之名。"

2.《古方选注》："治以柴胡，肝欲散也；佐以甘草、肝苦急也；当归以辛补之；白芍以酸泻之；治以白术、茯苓，脾苦湿也；佐以甘草，脾欲缓，用苦泻之，甘补之也；治以白芍，心苦缓，以酸收之；佐以甘草，心欲软，以甘泻之也；加薄荷、生姜，入煎即滤，统取辛香散郁也。"

3. 《医林纂要》："因肝木受郁不得解，以至于生热，而血液枯竭，肝木亦未尝不虚，故既以归、姜补肝，又以术、苓厚培其根，以柴胡、薄荷条达其枝，所谓雷以动之，风以散之；然后泻之以酸，缓之以甘，畅遂肝气之方，莫此为最。"

4. 《成方便读》："此方以当归、白芍之养血，以涵其肝；苓、术、甘草之补土，以培其本；柴胡、薄荷、煨生姜俱系辛散气升之物，以顺肝之性，而使之不郁。"

【谢晶日教授经验发挥】 谢晶日教授在临床上特别注重对逍遥散疏肝解郁、养血健脾功能的运用，认为该方药性平和，无寒热、补泻之偏弊；本方既可以调理肝脾，增进药物疗效的发挥，又可以理气养血，促进人体正气的恢复。故谢晶日教授常通过对逍遥散的加减化裁来治疗肝胆脾胃脏腑相关疾病。

临床上遇到郁证、胁痛等，症见情绪不宁、急躁易怒、眩晕、耳鸣、目干畏光、视物不明，或头痛且胀、面红目赤、舌干红、脉弦细或数时，此为肝阴不足而肝阳偏亢、肝风上扰，加白蒺藜、草决明、钩藤、石决明；虚火较甚，表现为低热、手足心热者，可加银柴胡、白薇、麦冬；月经不调者，可加香附、泽兰、益母草；遇到嘈杂、胃痛、痞证等，症见胃脘灼痛、痛势急迫、喜冷恶热、得凉则舒、心烦易怒、泛酸嘈杂、口干口苦、舌红少苔、脉弦数时，通常与左金丸合用，并可加白芍、佛手、甘草等药物来化裁治疗；若为火邪已伤胃阴，可加麦冬、石斛。

（张杨）

八、二陈汤

【方剂来源】《太平惠民和剂局方》。

【严谨配伍】 半夏15g，橘红15g，白茯苓9g，甘草4.5g。

【记忆歌诀】二陈汤用半夏陈，益以茯苓甘草成，理气和中兼燥湿，一切痰饮此方珍。

【煎服方法】上为口咀。每服四钱，用水一盏，生姜七片，乌梅一个，同煎六分，去滓，热服，不拘时候。（现代用法：加生姜7片，乌梅1个，水煎温服）

【随症加减】本方加减化裁，可用于多种痰证。治湿痰，可加苍术、厚朴以增燥湿化痰之力；治热痰，可加胆南星、瓜蒌以清热化痰；治寒痰，可加干姜、细辛以温化寒痰；治风痰眩晕，可加天麻、僵蚕以化痰息风；治食痰，可加莱菔子、麦芽以消食化痰；治郁痰，可加香附、青皮、郁金以解郁化痰；治痰流经络之瘰疬、痰核，可加海藻、昆布、牡蛎以软坚化痰。

【方论详解】"痰饮"为二陈汤主治病症。本方证多由脾失健运，湿无以化，湿聚成痰，郁积而成。《太平惠民和剂局方》卷四曰："或因食生冷，脾胃不和。"其含义主要包括四方面：一是二陈汤亦治因食生冷，脾胃不和者；二是痰饮为患，复又因食生冷，脾胃不和；三是因食生冷，脾胃不和，导致痰饮为患；四是此句为衍文。湿痰为病，犯肺致肺失宣降，则咳嗽痰多；停胃令胃失和降，则恶心呕吐；阻于胸膈，气机不畅，则感痞闷不舒；留注肌肉，则肢体困重；阻遏清阳，则头目眩晕；痰浊凌心，则为心悸。治宜燥湿化痰，理气和中。方中半夏辛温性燥，善燥湿化痰，且又和胃降逆，为君药。橘红为臣，既可理气行滞，又能燥湿化痰，为臣药。君臣相配，寓意有二：一为等量合用，不仅相辅相成，增强燥湿化痰之力，而且体现治痰先理气、气顺则痰消之意；二为半夏、橘红皆以陈久者良，而无过燥之弊，故方名"二陈"；此为本方燥湿化痰的基本结构。佐以茯苓健脾渗湿，渗湿以助化痰之力，健脾以杜生痰之源，与半夏配伍体现了祛湿化痰的组方特点。鉴于橘红、茯苓是针对痰因气滞和生痰之源而设，故二药为祛痰剂中理气化痰、健脾渗湿的常用组合。煎加生姜，既能制半夏之毒，又能协助半夏化痰降逆、和胃止呕，与半夏同用是"经方"化痰止呕功效的再现；复用少许乌梅，酸敛生津，收敛肺气，善治结痰、食痰、顽痰，长于平喘止咳生津，与半夏、橘红相伍，散中兼收，防其燥散伤正之虞，均为佐药。以甘草甘缓，健脾和中，调和诸药，为佐使。综观本方，结构严谨，散收相合，标本兼顾，燥湿理气祛已生之痰，健脾渗湿杜生痰之源，共奏燥湿化痰，理气和中之功。

【功效主治】燥湿化痰，理气和中，主治湿痰证，咳嗽痰多，色白易咯，恶心呕吐，胸膈痞闷，肢体困重，或头眩心悸，舌苔白滑或腻，脉滑。

【临床应用】

1. 慢性支气管炎。

2. 慢性胃炎。

3. 梅尼埃病。

4. 神经性呕吐。

【药理研究】

1. 止咳、平喘、祛痰作用。

2. 抗衰老。

3. 保肝。

4. 降血脂。

【临床禁忌】因本方性燥，故燥痰者慎用；吐血、消渴、阴虚、血虚者忌用本方。

【注论精选】

1.《丹溪心法附余》："此方半夏豁痰燥湿，橘红消痰利气，茯苓降气渗湿，甘草补脾和中。盖补脾则不生湿，燥湿渗湿则不生痰，利气降气则痰消解，可谓体用兼赅，标本两尽之药也。今人但见半夏性燥，便以他药代之，殊失立方之旨。若果血虚燥癥，用姜汁制用何妨。抑尝论之，二陈汤治痰之主药也。"

2. 《医方考》："名曰二陈，以橘、半二物贵乎陈久耳。"

3. 《古今名医方论》："李士才曰，肥人多湿，湿夹热而生痰，火载气而逆上。半夏之辛，利二便而去湿；陈皮之辛，通三焦而理气；茯苓佐半夏，共成燥湿之功；甘草佐陈皮，同致调和之力。成无己曰，半夏行水气而润肾燥，《经》曰，辛以润之是也。行水则土自燥，非半夏之性燥也。"

4. 《医林纂要》："痰者，水湿之滞而不行也，半夏之辛，本润肾补肝，开胃泻肺，去湿行水之药，而滑能通利关节，出阴入阳，是能治水滞下行，故主为治痰君药；水随气运，水湿之滞而成痰，以气不行故也，橘皮之甘苦辛温，主于行气，润命门，舒肝木，和中气，燥脾湿，泻肺邪，降逆气，故每合半夏为治痰之佐；痰本水也，水渍土中则为湿，湿积不化则为痰，茯苓生土中而味淡，专主渗土中之湿；脾不厚不能胜湿，故甘草以厚脾，然不多用者，以甘主缓，过缓则恐生湿也；生姜之辛，亦以行湿祛痰，非徒以制半夏毒也。"

5. 《时方歌括》："此方为祛痰之通剂也。痰之本，水也，茯苓制水以治其本；痰之动，湿也，茯苓渗湿以镇其动。方中只此一味是治痰正药，其余半夏降逆，陈皮顺气，甘草调中，皆取之以为茯苓之佐使耳。故仲景书风痰多者俱加茯苓，呕者俱加半夏，古圣不易之法也。今人不穷古训，以半夏为祛痰之专品，仿稀涎散之法，制以明矾，致降逆之品反为涌吐，堪发一叹。"

【谢晶日教授经验发挥】谢晶日教授在临床上特别注重对二陈汤燥湿化痰、理气和中功能的运用，认为该方性燥，临床上既可以止咳、平喘、祛痰，又可以调理中焦脾胃，促进人体正气的恢复。故谢晶日教授常通过对二陈汤的加减化裁来治疗肝胆脾胃脏腑的相关疾病。

当遇到胃痛症见中脘胀痛、频发不止时，常在原方的基础上增加瓜蒌、苏子、瓦楞子；脘痛内热，可去茯苓，加黄连、川楝子、栀子、橘叶、石决明等；脘痛食减，脉来细软，可加入白术、干姜、益智仁、当归、香附等；脘痛而呕吐涎沫，可加吴茱萸、高良姜、桂枝、益智仁、白豆蔻等。

（张杨）

九、理中丸

【方剂来源】《伤寒论》。

【严谨配伍】人参 9g，干姜 9g，炙甘草 9g，白术 9g。

【记忆歌诀】理中丸主理中乡，甘草人参术干姜，呕利腹痛阴寒盛，或加附子总扶阳。

【煎服方法】上四味，捣筛，蜜和为丸，如鸡子黄许大。以沸汤数合，和一丸，研碎，温服之，日三四、夜二服；腹中未热，益至三四丸，然不及汤。汤法：以四物根据两数切，用水八升，煮取三升，去滓，温服一升，日三服。服汤后，如食顷，饮热粥一升许，微自温，勿发揭衣被。（现代用法：上药共研细末，炼蜜为丸，重 9g，每次 1 丸，温开水送服，每日 2~3 次。或作汤剂，水煎服，用量按原方比例酌减）。

【随症加减】若脐上筑者，肾气动也，去术加桂四两；悸者，加茯苓二两；渴欲得水者，加术，足前成四两半；腹中痛者，加人参，足前成四两半；阴寒内感，应用干姜，若便溏腹泻，当改炮姜以守之；腹满者，去术，加附子一枚；若虚寒甚者，可加附子、肉桂以增强温阳祛寒之力；呕吐甚者，可加生姜、半夏降逆和胃止呕；下利甚者，可加茯苓、白扁豆健脾渗湿止泻；阳虚失血者，可将干姜易为炮姜，加艾叶、灶心土温涩止血；胸痹，可加薤白、桂枝、枳实振奋胸阳，舒畅气机；急重病，应用人参，对慢性病及病后调整则用党参；舌苔薄白滑者，用白术，白而腻者，用苍术。

【方论详解】理中丸所治诸证皆由脾胃虚寒所致，多表现为脘腹绵绵作痛，喜温喜按，呕吐便溏，脘痞食少，畏寒肢冷，口不渴，舌淡苔白润，脉沉细或沉迟无力。中阳不足，寒从中生，阳虚失温、寒性凝滞、主痛，故畏寒肢冷、脘腹绵绵作痛、喜温喜按；脾主运化而升清，胃主受纳而降浊，今脾胃虚寒，不可胜腐熟水谷、输布精微之职，上不能升清，下不能降浊，纳运升降失常，故自利不渴、脘痞食少、呕吐、便溏；舌淡苔白润、口不渴、脉沉细或沉迟无力皆为虚寒之象；治宜温中祛寒，益气健脾。方中干姜为君，大辛大热，温脾阳，祛寒邪，扶阳抑阴。人参为臣，其性平，味甘、微苦，功能补气健脾。君臣相配，温中健脾，振奋脾阳。脾为湿土，虚则易生湿浊，故用甘温苦燥之白术为佐，健脾燥湿，以促进脾阳健运。甘草性平，味甘，与诸药等量，一为合参、术以助益气健脾，以蜜和丸，取其甘缓之气调补脾胃；二为缓急止痛；三为调和药性，是佐药而兼使药之用。诸药合用，温补并用，以温为主，温中阳，益脾气，助运化，使中焦重振、脾胃健运、升清降浊机能得以恢复，则吐泻腹痛可愈，故曰"理中"。

【功效主治】温中祛寒，补气健脾，主治脾胃虚寒证，脘腹绵绵作痛，喜温喜按，呕吐，大便稀溏，脘痞食少，畏寒肢冷，口不渴，舌淡苔白润，脉沉细或沉迟无力；阳虚失血证，便血、吐血、衄血或崩漏等，血色暗淡，质清稀；脾胃虚寒所致的胸痹；或病后多涎唾；或小儿慢惊等。

【临床应用】

1. 急慢性胃肠炎。

2. 胃及十二指肠溃疡。

3. 胃痉挛。

4. 胃下垂。

5. 胃扩张。

6. 慢性结肠炎。

【药理研究】

1. 抗消化性溃疡。

2. 改善胃肠运动。

3. 提高中枢神经系统的兴奋性。

4. 提高免疫功能。

5. 调整肾上腺皮质功能。

6. 促进骨髓造血机能。

7. 提高基础代谢。

【临床禁忌】湿热内蕴中焦或脾胃阴虚者禁用。

【注论精选】

1.《伤寒明理论》:"心肺在膈上为阳,肾肝在膈下为阴,此上下脏也。脾胃应土,处在中州,在五脏曰孤脏,属三焦曰中焦,自三焦独治在中,一有不调,此丸专治,故名曰理中丸。人参味甘温,《黄帝内经》曰:'脾欲缓,急食甘以缓之。'缓中益脾,必以甘为主,是以人参为君;白术味甘温,《黄帝内经》曰:'脾恶湿,甘胜湿。'温中胜湿,必以甘为动,是以白术为臣;甘草味甘平,《黄帝内经》曰:'五味所入,甘先入脾,脾不足者,以甘补之。'补中助脾,必先甘剂,是以甘草为佐;干姜味辛热,喜温而恶寒者胃也,胃寒则中焦不治,《黄帝内经》曰:'寒湿所胜,平以辛热。'散寒温胃,必先辛剂,是以干姜为使。"

2.《医方考》:"寒者温之,故用干姜之辛热;邪之凑也,其气必虚,故用人参、白术、甘草之温补。"

3.《伤寒附翼》:太阴病,以吐利腹满为提纲,是遍及三焦矣。然吐虽属上,而由于腹满;利虽属下,而由于腹满,皆因中焦不治,以致之也。其来由有三:有因表虚而风寒自外入者,有因下虚而寒湿自下上者,有因饮食生冷而寒邪由中发者,总不出于虚寒,法当温补以扶胃脘之阳,一理中而满痛吐利诸症悉平矣。故用白术培脾土之虚，人参益中宫之气，干姜散胃中之寒，甘草缓三焦之急也，且干姜得白术，能除满而止吐；人参得甘草，能疗痛而止利，或汤或丸，随机应变，此理中确为之主剂欤。夫理中者，理中焦，此仲景之明训。

4.《古方选注》："理中者，理中焦之气，以交阴阳也。上焦属阳，下焦属阴，而中焦则为阴阳相遇之处。仲景立论，中焦热则主五苓以治太阳；中焦寒，则主理中以治太阴，治阳用散，治阴用丸，皆不及于汤，恐汤性易输易化，无留恋之能，少致和之功耳。人参、甘草甘以和明也，白术、干姜辛以和阳也，辛甘相辅以处中，则阴阳自然和顺矣。"

【谢晶日教授经验发挥】谢晶日教授特别注重对理中汤温中祛寒、补气健脾功能的运用，认为该方药性温和，临床上既可以抗消化性溃疡，改善胃肠运动，提高免疫力；又可以温中阳，益脾气，助运化，使脾胃健运，吐泻腹痛得愈。故谢晶日教授常通过对理中汤的加减化裁来治疗肝胆脾胃脏腑的相关疾病。

当遇到胃脘疼痛，痛连两胁，胃内嘈杂，呃逆、嗳气，消瘦，胃脘部喜温喜按，得热则舒，遇冷则疼，偶有反酸，消瘦，舌质淡嫩，苔白腻，脉沉细滑时，可与香砂六君子汤和四逆散化裁；若胃脘疼痛，痞胀，空腹亦痛，但较饭后稍轻，嗳腐反酸，局部喜暖恶寒，大便时呈柏油样，时干时溏，面色无华，精神萎靡，舌质淡嫩，苔白腐，脉沉细紧，可加用茯苓、白芍、当归、黄芪、厚朴、地榆炭等。

（张杨）

十、白头翁汤

【方剂来源】《伤寒论》。

【严谨配伍】白头翁15g，黄柏12g，黄连6g，秦皮12g。

【记忆歌诀】白头翁汤治热痢，黄连黄柏与秦皮，清肠解毒并凉血，大便脓血最相宜。

【煎服方法】 上药四味，以水七升，煮取二升，去滓，温服一升，不愈再服一升（现代用法：水煎服）。

【随症加减】 若外有表邪，恶寒发热者，加葛根、连翘、金银花以透表解热；里急后重较甚，加木香、槟榔、枳壳以调气；脓血多者，加赤芍、丹皮、地榆以凉血和血；夹有食滞者，加焦山楂、枳实以消食导滞；用于阿米巴痢疾，配合吞服鸦胆子（桂圆肉包裹），疗效更佳。

【方论详解】 本方证是因热毒深陷血分，下迫大肠所致。热毒熏灼肠胃气血，化为脓血，而见下痢脓血、赤多白少；热毒阻滞气机则腹痛里急后重；渴欲饮水，舌红苔黄，脉弦数皆为热邪内盛之象。治宜清热解毒、凉血止痢，热退毒解，则痢止而后重自除。本方用苦寒而入血分的白头翁为君，清热解毒，凉血止痢。黄连苦寒，泻火解毒，燥湿厚肠，为治痢要药；黄柏清下焦湿热，两药共助君药清热解毒，尤能燥湿治痢，共为臣药。秦皮苦涩而寒，清热解毒，兼以收涩止痢，为佐使药。四药合用，共奏清热解毒、凉血止痢之功。

【功效主治】 清热解毒，凉血止痢。主治热毒痢疾，腹痛，里急后重，肛门灼热，下痢脓血，赤多白少，渴欲饮水，舌红苔黄，脉弦数。

【临床应用】

1. 直肠炎。

2. 急性肾炎。

3. 慢性胆囊炎。

4. 慢性支气管炎。

5. 慢性浅表性胃炎。

6. 盆腔炎、阴道炎、乳房肿块。

7. 幼儿菌痢。

8. 皮肤病。

9. 急性结膜炎。

10. 下泌尿道感染。

【药理研究】

1. 抗菌作用。

2. 抗炎和修复溃疡。

3. 免疫调节作用。

4. 抑制肠管运动。

5. 抗腹泻作用。

【临床禁忌】

1. 虚寒下利者忌用。

2. 素体脾胃虚弱者当慎用。

【注论精选】

1. 《医方集解·泻火之剂》："此足阳明、少阴、厥阴药也。白头翁苦寒能入阳明血分，而凉血止痢；秦皮苦寒性涩，能凉肝益肾而固下焦；黄连凉心清肝，黄柏泻火补水，并能燥湿止痢而厚肠，取寒能胜热，苦能坚肾，涩能断下也。"

2. 《伤寒溯源集》："白头翁，《神农本草经》言其能逐血止腹痛。陶弘景谓其止毒痢。李杲曰：'仲景治热利下重，刚白头翁汤，盖肾欲坚，急食苦以坚之，即成氏之说也。'又云：'治男子阴疝偏坠，盖亦厥阴专经之药。'故仲景用之为君，以治厥阴热利；黄连苦寒，能清湿热，厚肠胃；黄柏泻下焦之火，苦中气虚寒，乃寒湿下利者最忌，热利则非此不可，故以为臣；秦皮亦属苦寒，李时珍云：'秦皮色青，气寒味苦性涩，乃厥阴肝、少阳胆经药也，治下利崩带，取其收涩也。'以此推之，则创法立方之义，殆可见矣。"

3. 《删补名医方论》："三阴俱有下利证，自利不渴者，属太阴也，自利而渴者，属少阴也，唯厥阴下利属于寒者，厥而不渴，下利清谷属于热者，消渴下重，下利脓血，此热利下重乃火郁湿蒸，秽气奔迫广肠魄门，重滞而难出。内经云暴注下迫者是矣，若以白头翁寒而苦辛，臣以秦皮寒而苦涩，寒能胜热，苦能燥湿，辛以散火之郁，涩以收下重之利也，佐黄连清上焦之火，则渴可止，使黄柏泻下焦之热，则利自除也，治厥阴热利有二，初利用此方，以苦燥之，以辛散之，以涩固之，是谓以寒治热之法，久利则用乌梅丸之酸以收火，佐以苦寒杂以温补，是谓逆之从之，随所利而行之，调其气使之平也。"

4.《千金方衍义》："《伤寒》厥阴例中白头翁汤治热痢下重，《金匮》加甘草、阿胶治下痢虚极，更合驻车丸治洞痢无度，并取附子、龙骨、石脂佐干姜以固内崩。因白头翁、秦皮、黄柏苦寒萃聚，故黄连为之量减，详白头翁汤本治热痢后重，此方条下虽不言后重，然不用白术而用厚朴，其意可知。茯苓、芍药、大枣、粳米稼穑之类，则与白术功用不殊。"

【谢晶日教授经验发挥】谢晶日教授特别注重对白头翁汤清热解毒、凉血止痢功能的运用，认为该方大苦大寒，苦能燥湿，寒能胜热。此方既可以止泻、止血、镇痛、镇静及抗痉挛，减轻肠道的炎症反应；又可以抗炎，抑制肉芽肿的形成，增强免疫功能。故谢晶日教授常通过对白头翁汤的加减化裁来治疗肝胆脾胃脏腑相关疾病。

当遇到泄泻，伴有明显腹痛、腹胀、泻后痛减，舌质暗红，苔白脉沉弦，加厚朴、槟榔片、柴胡等；伴里急后重、便带脓血、小便短赤、舌红苔黄腻、脉滑数加地榆、败酱草、延胡索等；若久治不愈者，腹泻轻则每日3～4次，重则每日达6～8次，脓血黏液便，腹胀肠鸣，消瘦乏力，畏寒，面色泛白，舌质淡红苔薄白，脉沉细无力，加重党参、黄芪的剂量，另增加补骨脂、吴茱萸、肉豆蔻、白及等药物。

（张杨）

十一、小柴胡汤

【方剂来源】《伤寒论》。

【严谨配伍】柴胡 24g，黄芩 9g，人参 9g，甘草 9g，半夏 9g，生姜 9g，大枣 4 枚。

【记忆歌诀】小柴胡汤和解供，半夏人参甘草从，更用黄芩加姜枣，少阳百病此为宗。

【煎服方法】上七味，以水一斗二升，煮取六升，去滓，再煎，取三升，温服一升，日三服。（现代用法：水煎服。）

【随症加减】若胸中烦而不呕，为邪热聚于胸膈而胃气尚未上逆，故去降逆之半夏、益气之人参，加瓜蒌清热理气宽胸；渴者，是热伤津液，去辛燥耗津之半夏，加天花粉止渴生津；腹中痛，为肝气乘脾，宜去苦寒之黄芩使脾胃不伤，加芍药柔肝缓急止痛；胁下痞硬，为邪聚少阳，气滞痰郁，去大枣，加牡蛎软坚散结；心下悸，小便不利，为三焦决渎失职，水气凌心，宜去苦寒有碍于通阳利水之黄芩，加茯苓利水宁心；不渴，外有微热，为邪热不甚，未入于里而兼表未解，宜去补气之人参，加桂枝解表，覆取微汗；咳者，是素有肺寒留饮，宜去人参、大枣、生姜之补脾和胃，加五味子、干姜温肺止咳；呕逆加生姜、陈皮；虚烦加竹叶、粳米；齿燥无津加石膏；痰多加瓜蒌、贝母；心下痛，加青皮、芍药；发黄疸加茵陈。

【方论详解】本方为和解少阳的代表方剂。少阳经脉循胸布胁，位于太阳、阳明表里之间。伤寒邪犯少阳，邪正相争，正胜欲拒邪出于表，邪胜欲入里并于阴，故往来寒热；足少阳之脉起于目锐眦，其支者，下胸中，贯膈，络肝，属胆，循胁里；邪在少阳，经气不利，郁而化热，胆火上炎，而致胸胁苦满、心烦、口苦、咽干、目眩；胆热犯胃，胃失和降，气逆于上，故默默不欲饮食而喜呕；若妇人经期，感受风邪，邪热内传，热与血结，血热瘀滞，疏泄失常，故经水不当断而断、寒热发作有时。邪在表者，当从汗解；邪入里者，则当吐下。今邪既不在表，又不在里，而在表里之间，则非汗、吐、下所宜，故惟宜和解之法。方中柴胡性味苦平，气质轻清，入肝胆经，可透达少阳半表之邪，并能疏泄气机之郁滞，使少阳半表之邪得以疏散，为君药。黄芩性味苦寒，养阴退热，可清泄少阳半里之郁热，为臣药。柴胡之升散，得黄芩之降泄，两者配伍，解少阳半表半里之郁热，可达和解清热的目的，以除寒热往来、胸胁苦满、心中烦热等症，是和解少阳的基本结构。胆气犯胃，胃失和降，故用辛温之半夏、生姜以健脾和胃，降逆止呕，均为佐药。邪从太阳传入少阳，缘于正气本虚，故又佐以人参、甘草、大枣益气健脾，一者取其扶正以祛邪，一者取其益气以御邪内传，俾正气旺盛，则使邪不得复传入里。生姜、大枣同用，能调和营卫；炙甘草助参、枣扶正，且能调和诸药，为使药。诸药合用，以和解少阳为主，兼补胃气，使邪气得解，枢机得利，胃气调和，则诸症自除。原方"去滓再煎"，使药性不偏不烈，更为醇和，而有和解少阳枢机之功；药汤之量更少，减少了汤液对胃的刺激，避免停饮致呕。

【功效主治】和解少阳，主治伤寒少阳证。往来寒热，胸胁苦满，默默不欲饮食，心烦喜呕，口苦，咽干，目眩，舌苔薄白，脉弦者，主治热入血室证，妇人伤寒，经水适断，寒热发作有时；黄疸、疟疾以及内伤杂病而见少阳证者。

【临床应用】

1. 感冒。

2. 疟疾。

3. 慢性肝炎。

4. 肝硬化。

5. 急慢性胆囊炎。

6. 胆结石。

7. 急性胰腺炎。

8. 胸膜炎。

9. 中耳炎。

10. 产褥热。

11. 急性乳腺炎。

12. 睾丸炎。

13. 胆汁返流性胃炎。

14. 胃溃疡。

【药理研究】

1. 保肝。

2. 利胆。

3. 保护胃黏膜。

4. 解热。

5. 抗炎，抗病原体。

6. 调节机体免疫功能。

7. 抑制血小板聚集。

8. 松弛平滑肌。

9. 抗肿瘤。

10. 抗衰老。

【临床禁忌】因方中柴胡升散，芩、夏性燥，故对阴虚血少者禁用。

【注论精选】《名医方论》："方以小柴胡名者，配乎少阳取义，至于制方之旨及加减法，则云'上焦得通，津液得下，胃气因和'尽之矣。何则？少阳脉循胁肋，在腹背阴阳两歧间，在表之邪欲入里为里气所拒；故寒往而热来，表里相拒，而留于歧分；故胸胁苦满，神识以拒而昏困，故嘿嘿；木受邪则妨土故不欲食；胆为阳木而居清道，为邪所郁，火无从泄，逼炎心分，故心烦；清气郁而为浊，则成痰滞，故喜呕；呕则木火两舒，故喜之也。此则少阳定有之证。其余或之云者，以少阳在人身为游部，凡表里经络之罅，皆能随其虚而见之，不定之邪也。据证皆是太阳经中所有者，特以五六日上见，故属之少阳。半表半里兼而有之，方是小柴胡证。方中柴胡以疏木，使半表之邪得从外宣；黄芩清火，使半里之邪得从内彻；半夏能开结痰；豁浊气以还清；人参能补久虚，滋肺全以融木；甘草和之；而更加姜枣助少阳生发之气，使邪无内向也；至若迫而不呕者，火成燥实而逼胸，故去人参、半夏，加瓜蒌实。渴者燥已耗液而逼肺，故去半夏，加瓜蒌根；腹中痛，木气散入土中，胃阳受困，故去黄芩以安土，加芍药以戢木；胁下痞硬者，邪既留则木气实；故去大枣之甘而缓；加牡蛎之咸而耎也；心下悸，小便不利者，土被侵则木气逆，故去黄芩之苦而伐，加茯苓之淡而渗也；不渴身有微热者，半表之寒尚滞于肌，故去人参加枝枝以解之；咳者半表之寒凑于肺，故去参、枣加五味子，易生姜为干姜以温之；虽肺寒不减黄芩，恐木寡畏也。总之，邪在少阳，是表寒里热两郁不得升之故，小柴胡之治；所谓升降浮沉，则顺之也。"

【谢晶日教授经验发挥】 谢晶日教授特别注重对小柴胡汤和解少阳功能的运用，认为该方药能和解少阳，运转枢机，通达三焦。上焦气机通畅，则津液得以布达下行，营卫之气得以布达，太阳表气得以敷布，在表之邪可随汗而解。故临床上谢晶日教授常通过对小柴胡汤的加减化裁来治疗肝胆脾胃脏腑相关疾病。

当遇到郁证、胁痛等症见脘腹胀满、胁肋胀痛、口苦、心烦或郁闷、舌边齿痕、苔薄腻、脉弦时，通常选用本方来加减化裁治疗。若见咳嗽者，则去人参、大枣，加枳壳、杏仁、细辛、五味子等；若胸中烦而不呕者，去半夏、人参，加瓜蒌实；若腹中痛者，去黄芩，加芍药。

当遇到便秘症见大便数日一行，或秘或干，食纳不香或纳差，心烦或情志抑郁，时口苦，渴而思饮，舌边齿痕，舌红衬紫，苔白或黄、脉来沉弦时，可酌情加入香附、郁金、麦芽、陈皮、薄荷等药物。

（张杨）

十二、吴茱萸汤

【方剂来源】《伤寒论》。

【严谨配伍】吴茱萸 9g，人参 9g，生姜 18g，大枣 4 枚。

【记忆歌诀】吴茱萸汤人参枣，重用生姜温胃好，阳明寒呕少阴利，厥阴头痛皆能保。

【煎服方法】上四味，以水七升，煮取二升，去滓，温服七合。日三服。（现代用法：水煎服）

【随症加减】若呕吐较甚者，可加半夏、陈皮、砂仁等以增强和胃止呕之力；头痛较甚者，可加川芎、白芷以加强止痛之功；肝胃虚寒重证，可加干姜、小茴香等温里祛寒；腹痛甚者，加木香、延胡索；呕吐在先，因呕吐剧烈而引起头痛的，重在温胃止呕，可加半夏、干姜；头痛在先，因头痛剧烈而引起呕吐的，重在暖肝定痛，可加半夏、天麻。

【方论详解】本方证乃由肝胃虚寒，浊阴上逆所致。肝胃虚寒，胃失和降，浊阴之邪上逆，故胸中自觉有一股凉气上冲，食后泛泛欲吐，或呕吐酸水，或干呕，或吐清涎冷沫；厥阴之脉夹胃属肝，上行与督脉会于头顶部，胃中浊阴循肝经上扰于头，以致清阳不能上升，故巅顶头痛，为虚寒性头痛；浊阴阻滞，气机不利，故胸满脘痛；肝胃虚寒，阳虚失温，故畏寒肢冷，甚则手足逆冷；脾胃同居中焦，胃病及脾，脾不升清，则大便泄泻；烦躁不宁，为呕吐太甚所致；舌淡苔白滑，脉沉弦而迟等均为虚寒之象。故治宜温中补虚，降逆止呕。方中吴茱萸味辛苦，性燥热，归肝、脾、胃、肾经。既能温胃暖肝以祛寒，又善和胃降逆以止呕，一药而两擅其功，是为君药。重用辛温之生姜温胃散寒，降逆止呕，用为臣药。吴茱萸与生姜相配，温降之力甚强。人参甘温，益气健脾，为佐药。大枣甘平健脾，合人参以益气滋阴，合生姜以调脾胃，并能调和诸药，是佐使之药。四药配伍，共奏温中散寒、补虚和胃、降逆止痛之功，使逆气平、呕吐止，余症亦除。

【功效主治】温中补虚，降逆止呕，主治肝胃虚寒、浊阴上逆证，食后泛泛欲呕，或呕吐酸水，或干呕，或吐清涎冷沫，胸满脘痛，巅顶头痛，畏寒肢凉，甚则伴手足逆冷，大便泄泻，烦躁不宁，舌淡苔白滑，脉沉弦或迟。

【临床应用】

1. 慢性胃炎。

2. 胃溃疡。

3. 妊娠呕吐。

4. 神经性呕吐。

5. 膈肌痉挛。

6. 幽门梗阻。

7. 慢性菌痢。

8. 神经性头痛。

9. 习惯性头痛。

10. 偏头痛。

11. 青光眼头痛。

12. 耳源性眩晕。

13. 神经官能症。

【药理研究】

1. 兴奋中枢神经。

2. 镇吐。

3. 止泻。

4. 抗溃疡。

5. 抑制胃运动。

6. 强心。

7. 升血压。

8. 抗休克。

9. 改善微循环。

10. 提高免疫功能。

【临床禁忌】胃热呕吐，阴虚呕吐，或肝阳上亢之头痛均禁用本方。

【注论精选】

1.《金镜内台方议》："干呕，吐涎沫，头痛，厥阴之寒气上攻也。吐利，手足逆冷者，寒气内甚也；烦躁欲死者，阳气内争也；食谷欲呕者，胃寒不受食也；以此三者之证，共用此方者，以吴茱萸能下三阴之逆气为君，生姜能散气为臣，人参、大枣之甘缓，能和调诸气者也，故用之为佐使，以安其中也。"

2.《医方考》："方中吴茱萸辛热而味厚，《经》曰味为阴，味厚为阴中之阴，故走下焦而温少阴、厥阴；佐以生姜，散其寒也；佐以人参、大枣，补中虚也。"

3.《医方集解》："此足厥阴少阴阳明药也。治阳明食谷欲呕者，吴茱萸、生姜之辛以温胃散寒下气；人参、大枣之甘以缓脾益气和中；若少阴证吐利厥逆，甚至于烦躁欲死、胃中阴气上逆，将成危候，故用吴茱萸散寒下逆，人参、姜、枣助阳补土，使阴寒不得上干，温经而兼温中也，吴茱萸为厥阴本药，故又治肝气上逆，呕涎头痛。"

【谢晶日教授经验发挥】谢晶日教授特别注重对吴茱萸汤温中补虚、降逆止呕功能的运用，认为该方药性温和，无寒热、补泻之偏弊，临床上既可以调理肝胃、温中补虚，又可以调控气机，使胃气得降，浊阴不得上逆。故临床上谢晶日教授常通过对吴茱萸汤的加减化裁来治疗肝胆脾胃脏腑相关疾病。

当临床上遇到呕吐、腹痛、胁痛、眩晕等，症见苔白腻、湿盛者加藿香、佩兰；胸胁胀满者加沉香、青皮；舌红、心烦者加川黄连、竹茹；久吐伤胃及胃阴虚者加沙参、麦门冬；厌食者加川楝子、砂仁、厚朴；倦怠乏力者加白术、茯苓、天麻；有黄疸者加茵陈蒿；胆绞痛较甚者加延胡索；便秘者加大黄；痰涎壅盛者加胆南星、天竺黄、半夏；气机郁结者加柴胡、香附、枳壳、川芎；躁动不安者加朱砂、琥珀；惊悸恐慌者加生龙骨、生牡蛎；多梦者加酸枣仁、合欢皮化裁治疗。

（张杨）

十三、茵陈蒿汤

【方剂来源】《伤寒论》。

【严谨配伍】茵陈蒿 18g，栀子 12g，大黄 6g

【记忆歌诀】茵陈蒿汤治阳黄，栀子大黄组成方，栀子柏皮加甘草，茵陈四逆治阴黄。

【煎服方法】上三味，以水一斗二升，先煮茵陈，减六升，内二味，煮取三升，去滓，分三服。（现代用法：水煎服）

【随症加减】若湿重于热者，可加茯苓、泽泻、猪苓以利水渗湿；热重于湿者，可加黄柏、龙胆草以清热祛湿；胁痛明显者，可加柴胡、川楝子以疏肝理气。

【方论详解】本方为治疗湿热瘀滞，发为阳黄而设，病因缘于饮食不洁，邪热入里，与脾湿相合，湿热壅滞中焦，不得泄越。湿热壅结，气机受阻，故腹微满、恶心呕吐、大便不爽甚或秘结；无汗而热不得外越，小便不利则湿不得下泄，以致湿热瘀阻，熏蒸肝胆，使肝胆疏泄失常，胆汁不能按常道运行，以致外溢渗入血液，浸渍肌肤、巩膜时，则一身面目俱黄、黄色鲜明；湿热内郁，津液不化，则口中渴。舌苔黄腻，脉沉数为湿热内蕴之征。治宜清热，利湿，退黄。方中重用茵陈为君药，苦平微寒，寒能清热，苦能燥湿，既能发汗使湿热从汗而出，又能利水使湿热从小便而去，是治疗黄疸的要药。臣以苦寒之栀子，清热降火，通利三焦，助茵陈引肝胆湿热从小便去。佐以苦寒之大黄泄热逐瘀，通利二便，既可导瘀热从大便而下以荡涤胃肠，又可协助茵陈、栀子利小便以渗泻湿热。三药都是苦寒泄利之品，合而用之，利湿与泄热并进，通利二便，前后分消，湿邪得除，瘀热得去，黄疸自退。

【功效主治】清热，利湿，退黄，主治湿热黄疸，一身面目俱黄，黄色鲜明，发热，无汗或但头汗出，口渴欲饮，恶心呕吐，腹微满，小便短赤，大便不爽或秘结，舌红苔黄腻，脉沉数或滑数有力。

【临床应用】

1. 急性黄疸、传染性肝炎。

2. 重症肝炎。

3. 肝性脑病。

4. 肝硬化。

5. 急性肝损伤。

6. 中毒性肝损伤。

7. 肝纤维化。

8. 胆囊炎。

9. 胆石症及其术后。

10. 胆道感染。

11. 钩端螺旋体病。

12. 高胆红素血症。

13. 过敏性皮肤病，皮肤瘙痒。

【药理研究】

1. 保肝利胆，抗肝损伤，抑制肝纤维化。

2. 利小便，退黄。

3. 调节血脂、降血糖。

4. 保护胰腺组织。

5. 抗炎镇痛。

6. 增强机体免疫力。

7. 抗肿瘤。

【临床禁忌】

1. 非因湿热引起的发黄忌服。

2. 蓄血发黄者禁用。

3. 热甚发黄，无湿气者禁用。

【注论精选】

1.《普济方》："小热之气，凉以和之，大热之气，寒以取之。茵陈、栀子之苦寒，以逐胃燥；大黄之苦寒，以下瘀热。"

2.《金镜内台方议》："阳明者，为胃之土，其色黄，若发热汗出者，为热气得越，不能发黄也；但头上汗出，齐颈而还者，乃热气不能越也；小便不利，渴引水浆者，乃热甚于胃，津液内瘀，结为黄也。故用茵陈为君，能治黄；栀子为臣，栀能治黄，寒以治热也；以大黄为佐、使，以下泄瘀热，而除其黄也。"

3.《医方考》："大热之气，寒以取之，故用茵陈；苦入心而寒胜热，故用栀子；推除邪热，必借将军，故用大黄。又曰，茵陈、栀子能导湿热，由小便而出。"

4.《医方集解》："茵陈发汗利水，以泄太阴、阳明之湿热，故为治黄之主药；茵陈、栀子，能导湿热由小便出，大黄能导湿热由大便出。"

5.《医宗金鉴》："茵陈禀北方之气，经冬不凋，傲霜凌雪，偏受大寒之气，故能除热留结，率栀子以通水源，大黄以调胃实，令一身内外瘀热悉从小便而出，腹满自减，肠胃无伤，乃合引而竭之之法。此阳明利水之圣剂也。以推陈致新之茵陈佐以屈曲下行之栀子，不用枳、朴及承气与芒硝之峻剂，则大黄但可以润胃中，而大便之不遽行可知，故必一宿而腹始减，黄从小便去而不由大肠去。"

【谢晶日教授经验发挥】谢晶日教授特别注重对茵陈蒿汤清热、利湿、退黄功能的运用，认为该方药性苦寒，寒能清热，苦能燥湿，临床上可通过发汗、利小便使湿热从汗、小便而去，从而使湿邪得除，瘀热得去，黄疸自退。故谢晶日教授常通过对茵陈蒿汤的加减化裁来治疗肝胆脾胃脏腑相关疾病。

当遇到胁痛、鼓胀、黄疸等，症见巩膜黄染、皮肤发黄、黄色鲜明如橘子色、小便黄赤、口渴、大便秘结、腹微满、舌红、苔黄、脉滑有力时使用该方；若重度黄疸，湿热弥漫三焦，热入营血，则增加丹参、赤芍、生地、丹皮等药物来化裁治疗；若见胁痛明显者，可加柴胡、川楝子、延胡索等药物；痰涎壅盛者，去炙甘草，加法半夏；恶心呕吐者，去黄柏、炙甘草，加法半夏、佩兰；肝脾大者，加炒蒲黄、五灵脂；甲床发绀者，加川芎；舌苔厚腻者，去炙甘草，加泽泻、茯苓。

（张杨）

十四、六味地黄丸

【方剂来源】《小儿药证直诀》。

【严谨配伍】熟地黄24g，山萸肉12g，干山药12g，泽泻9g，牡丹皮9g，茯苓9g。

【记忆歌诀】六味地黄益肾肝，茱薯丹泽地苓专，阴虚火旺加知柏，养肝明目杞菊煎，若加五味成都气，再入麦冬长寿丸。

【煎服方法】上为末，炼蜜为丸，如梧桐子大。空心温水化下三丸（现代用法：亦可水煎服）。

【随症加减】若虚火明显者，加知母、玄参、黄柏等加强清热降火之功；兼脾虚气滞者，加白术、砂仁、陈皮等健脾和胃。

【方论详解】肾藏精,为先天之本,肝为藏血之脏,精血互可转化,肝肾阴血不足又常可相互影响。肝血虚而为眩、为花,阴虚痰火上升,故耳聋。腰为肾之府,膝为筋之府,肾主骨生髓,齿为骨之余,肾阴不足则骨髓不充,故腰膝酸软无力、牙齿动摇、小儿囟门不合;脑为髓海,肾阴不足,不能生髓充脑,肝血不足,不能上荣头目,故头晕目眩;肾开窍于耳,肾阴不足,精不上承,或虚热生内热,甚者虚火上炎,故骨蒸潮热、消渴、盗汗、小便淋沥、舌红少苔、脉沉细数。治宜滋补肝肾为主,适当配伍清虚热、泻湿浊之品。方中重用熟地黄滋阴补肾,填精益髓,为君药。山茱萸补养肝肾,并能涩精,取"肝肾同源"之意;山药补益脾阴,亦能固肾,共为臣药。三药配合,肾肝脾三阴并补,是为"三补",但熟地黄用量是山萸肉与山药之和,故仍以补肾为主。泽泻利湿而泄肾浊,并能减熟地黄之滋腻;茯苓淡渗脾湿,并助山药之健运,与泽泻共泻肾浊,助真阴得复其位;丹皮清泄虚热,并制山萸肉之温涩。三药称为"三泻",均为佐药。六味合用,三补三泻,其中补药用量重于"泻药",是以补为主;肝、脾、肾三阴并补,以补肾阴为主,这是本方的配伍特点。

【功效主治】滋补肝肾,主治肝肾阴虚证,腰膝酸软,头晕目眩,耳鸣耳聋,盗汗,遗精,消渴,骨蒸潮热,手足心热,口燥咽干,牙齿动摇,足跟作痛,小便淋沥,以及小儿囟门不合,舌红少苔,脉沉细数。

【临床应用】

1. 慢性肾炎。

2. 高血压。

3. 糖尿病。

4. 肺结核。

5. 肾结核。

6. 甲状腺功能亢进。

7. 中心性视网膜炎。

8. 无排卵性功能性子宫出血。

9. 更年期综合征。

【药理研究】

1. 增强免疫。

2. 抗肿瘤。

3. 抗衰老。

4. 降血糖。

5. 降血脂。

【临床禁忌】脾虚泄泻者慎用。

【注论精选】

1.《删补名医方论》:"柯琴曰肾虚不能藏精,坎宫之火无所附而妄行,下无以奉肝木升生之令,上绝其肺金生化之源,地黄禀甘寒之性,制熟则味厚,是精不足者补之以味也,用以大滋肾阴。填精补髓,壮水之主,以泽泻为使,世或恶其泻肾而去之,不知一阴一阳者天地之道,一开一阖者动静之机,精者属癸,阴水也,静而不走,为肾之体,溺者属壬,阳水也,动而不居,为肾之用,是以肾主五液,若阴水不守,则真水不足,阳水不流,则邪水泛行,故君地黄。以密封蛰之本,即佐泽泻以疏水道之滞也,然肾虚不补其母,不导其上源,亦无以固封蛰之用,山药凉补以培癸水之上源,茯苓淡渗以导壬水之上源,加以萸黄之酸温,藉以收少阳之火,以滋厥阴之火,还以奉少阳之气也,滋化源,奉生气,天癸居其所矣,壮水制火,特其一端耳。"

2.《何氏虚劳心传》:治阴虚肾水不足,发热作渴。气壅痰嗽,咽燥舌痛,齿牙不固,腰脊腿胫酸疼。齿衄便红吐血,盗汗失音,水泛为痰,小便淋闭,梦遗精滑,足心干热,脚跟作痛,经水不调，血枯闭绝。

【谢晶日教授经验发挥】谢晶日教授特别注重对六味地黄丸滋补肝肾功能的运用，认为该方以补为主，尤其注重补肾阴，临床上既可以甘淡利窍，以泻助补，使阴药更好地发挥滋补肾阴之功；又可以渗湿利水，祛在内之水湿。故谢晶日教授常通过对六味地黄丸的加减化裁来治疗肝胆脾胃脏腑相关疾病。

当遇到耳鸣如蝉，昼夜不息，安静时尤甚，听力逐渐下降，头昏眼花，腰膝酸软，虚烦失眠，夜尿频多，舌红苔黄，脉细弱时，可在原方的基础上加用覆盆子、知母、黄柏等药物来化裁治疗；若阴虚重者可加重熟地黄用量，并加用知母、南沙参等；兼有水肿者可加重泽泻、茯苓用量；有瘀血者可加用红花、田七等活血化瘀之品；眩晕者可加用夏枯草、天麻、葛根等止眩中药；通鼻窍可加苍耳子、辛夷花等；兼有血虚者，加用当归、白芍等。

（张杨）

十五、参苓白术散

【方剂来源】《太平惠民和剂局方》。

【严谨配伍】莲子肉9g，薏苡仁9g，缩砂仁6g，桔梗6g，白扁豆12g，白茯苓15g，人参15g，甘草10g，白术15g，山药15g。

【记忆歌诀】参苓白术扁豆陈，山药甘莲砂薏仁，桔梗上浮兼保肺，枣汤调服益脾神。

【煎服方法】上为细末。每服二钱，枣汤调下，小儿量岁数加减服之。（现代用法：散剂，每服6～10g，大枣煎汤送服；汤剂，加大枣3枚，水煎服。）

【随症加减】若泻利甚者，酌加肉豆蔻，以助止泻之功；兼里寒而腹痛者，加干姜、肉桂以温中祛寒止痛；晨泻加补骨脂、五味子；表热明显加金银花、连翘；气滞血瘀者加延胡索、川芎、合欢皮；湿重者加厚朴、苍术；膈下有热者加黄芩、栀子；

肝脾不和者加炒柴胡、枳壳；久泻不止者加罂粟壳、赤石脂；里急后重者加木香；腹痛甚者加青皮、香附；腹胀甚者加厚朴、大腹皮；恶心欲呕者加竹茹、生姜；纳呆食少者加山楂、炒麦芽。

【方论详解】本方证是由脾虚湿盛所致。脾胃虚弱，纳运乏力，故饮食不化；水谷不化，清浊不分，故见肠鸣泄泻；湿滞中焦，气机被阻，而见胸脘痞闷；脾失健运，则气血生化不足；肢体肌肤失于濡养，故四肢无力、形体消瘦、面色萎黄；舌淡，苔白腻，脉虚缓皆为脾虚湿盛之象。治宜补益脾胃，兼渗湿止泻。本方药性平和，配伍严谨，温而不燥，是治疗脾虚湿盛泄泻的常用方。方中人参（临床可用党参代替）味甘、微苦，性平，归脾、心、肺经，可补益脏气；白术味甘、苦，性温，归脾、胃经，健脾运土，燥湿和中；茯苓味甘、淡，性平，归脾、肾、心经，善渗泄水湿，又可健脾补虚；三者共为君药，益气健脾渗湿。山药为药食兼用之品，味甘，性平，归肺、脾、肾三经，具有补脾养胃、益肺生津、补肾涩精的作用；莲子肉味甘、涩，性平，入脾、肾、心经，可补脾止泻，益肾养心；两者共为臣药，助君药健脾益气，兼能渗湿止泻。薏苡仁味甘、淡，性微寒，归脾、胃、肺经，既可健脾，又能渗除脾湿以止泻；白扁豆味甘，性微温，归脾、胃经，具有补脾化湿之功；两者并用助白术、茯苓以健脾渗湿，均为臣药。砂仁为佐药，可醒脾和胃，行气化滞；桔梗可宣肺利气，通调水道，如舟楫载诸药上行，亦引脾气上升，有培土生金之意；炒甘草健脾和中，调和诸药，三者共为佐使。诸药合用，共奏益气健脾渗湿之功，使脾气健运，湿邪得去，则诸症自除；且能助脾气输精于全身，提供人体营养，又能补脾和胃，使之升降有度，保证后天气血生化来源不竭；又能渗湿止泻，使水液分利有度，维持水液代谢正常，增强机体抵抗力。

【功效主治】益气健脾，渗湿止泻，主治脾虚湿盛证，饮食不化，胸脘痞闷，肠鸣泄泻，四肢乏力，形体消瘦，面色萎黄，舌淡苔白腻，脉虚缓。

【临床应用】

1. 慢性胃肠炎。

2. 贫血。

3. 慢性支气管炎。

4. 慢性肾炎。

5. 妇女带下病。

【药理研究】

1. 调节胃肠运动。

2. 改善代谢。

3. 提高免疫。

【临床禁忌】　本方稍偏温，阴虚火旺者慎用；高血压及感冒热证者忌用；孕妇忌用。

【注论精选】

1.《医方考》："脾胃虚弱，不思饮食者，此方主之。脾胃者，土也。土为万物之母，诸脏腑百骸受气于脾胃而后能强。若脾胃一亏，则众体皆无以受气，日见羸弱矣，故治杂证者，宜以脾胃为主。然脾胃喜甘而恶苦，喜香而恶秽，喜燥而恶湿，喜利而恶滞。是方也，人参、扁豆、甘草，味之甘者也；白术、茯苓、山药、莲肉、薏苡仁，甘而微燥者也；砂仁辛香而燥，可以开胃醒脾；桔梗甘而微苦，甘则性缓，故为诸药之舟楫，苦则喜降，则能通天气于地道矣。"

2.《冯氏锦囊·杂症》："脾胃属土，土为万物之母。东垣曰：'脾胃虚则百病生，调理中州，其首务也。'脾悦甘，故用人参、甘草、苡仁；土喜燥，故用白术、茯苓；脾喜香，故用砂仁；心生脾，故用莲肉益心；土恶水，故用山药治肾；桔梗入肺，能升能降。所以通天气于地道，而无否塞之忧也。"

【谢晶日教授经验发挥】谢晶日教授特别注重对参苓白术散益气健脾、渗湿止泻功能的运用，认为该方药性平和，配伍严谨，温而不燥。本方既可以益气健脾渗湿，使脾气健运，湿邪得去；又可以补脾和胃，保证后天气血生化来源不竭，助脾气输精于全身，提供人体营养；还可渗湿止泻，使水液分利有度，维持水液代谢正常，增强机体抵抗力。故谢晶日教授常常通过对参苓白术散的加减化裁来治疗肝胆脾胃脏腑相关疾病。

当遇到胃脘胀痛、食后尤甚、食少纳呆、倦怠乏力、舌质淡胖、边有齿痕、苔薄白、脉沉弱时，可增加党参、陈皮、木香、厚朴来化裁治疗；若泻利甚者，酌加肉豆蔻；久泻不止者加罂粟壳、赤石脂；里急后重者加木香；晨泻加补骨脂、五味子；腹痛甚者加青皮、香附；腹胀甚者加厚朴、大腹皮；恶心欲呕者加竹茹、生姜；纳呆食少者加山楂、炒麦芽。

（张杨）

第四章

验案撷英精选

第一节　肝胆系统疾病

一、鼓胀

（一）鼓胀——脾阳虚衰（肝硬化腹水）

白某，男，45 岁。

【首诊】2007 年 10 月 30 日，患者腹部胀痛反复发作 8 个月，加重 1 周。

患者于 8 个月前腹部胀痛不适，食后尤甚，体倦乏力，未予重视。3 个月前因劳累过度，病情加重，腹胀尤甚，到当地医院就诊，经上消化道钡餐透示："食道下段静脉曲张"，腹部彩超示：肝硬化腹水。诊断为"肝硬化腹水"，住院治疗 1 个月，诸症无明显缓解，遂出院。其后诸症常反复发作，1 个月前诸症无明显诱因加重，为求中西医结合治疗，遂来就诊。患者现面黄瘦削，神疲乏力，双下肢轻度浮肿，腹胀肠鸣，腹部胀大疼痛，食后尤甚，大便溏泄，小便黄，口干微苦，纳差，舌苔薄腻微黄，脉沉细。

【辅助检查】2007 年 2 月 25 日，腹部彩超示：肝硬化腹水；上消化道钡餐透示：食道下段静脉曲张。

【辨证分析及病情评估】肝硬化腹水患者由于久病伤脾，脾虚运化失职，清气不升，清浊相混，水湿停聚而致鼓胀。脾虚不能运化水谷，水湿内生，湿阻气滞，故腹部胀痛，双下肢浮肿；脾胃为气血生化之源，脾失健运，生化乏源，故面黄瘦削，神疲乏力；脾阳虚不能温运水谷，阳气不能敷布内外，故纳差，腹胀肠鸣，大便溏泄，小便黄；舌苔薄腻微黄，脉沉细亦为脾阳虚衰之象。久病成虚，病机为脾阳虚衰，病情较重，预后不良。

【诊断】中医诊断：病：鼓胀；证：脾阳虚衰。

西医诊断：肝硬化腹水。

【治法】温阳行水，健脾理气。

【方药】患者辨证为脾阳虚衰之"鼓胀"，治疗以温阳行水、健脾理气为原则，自拟方如下：

　　白术25g　茯苓15g　草果10g　木香15g

　　附片10g　干姜15g　猪苓15g　泽泻15g

　　椒目10g　红参10g　大腹皮20g

7剂　每日1剂水煎服，150mL早晚温服。

嘱患者低盐软食，勿过劳，避风寒，调情志。

【二诊】中药服用7剂后复诊，患者小溲由原来每天500mL增至1000mL，腹围由76cm减至73cm。继续服用原方14剂以巩固疗效。

【三诊】患者腹胀全消，饮食渐增，大便转实，精神转振，小便每日增至2000mL，腹围减至66cm，自觉症状不著。继上方加当归、黄芪各15g，继续服用7剂以巩固疗效。

【四诊】患者腹胀全消，饮食渐增，大便转实，精神转振，小便每日增至2000mL，腹围减至66cm，自觉症状不著。继续服用三诊方14剂以巩固治疗。

【随访】门诊随访半年未恶化。

【按语】该患者为久病伤脾，脾虚失运，清气不升，清浊相混，水湿停聚而致鼓胀。中医辨证属脾阳虚衰。谢晶日教授指出，该病以脾胃阳气虚弱为本，水湿内停为标。方用实脾饮合附子理中汤加减。诸药共奏温阳行水、健脾理气之功。脾气健运，湿去气行，则腹减肿消；脾健阳气得以敷布，则胀消食佳，二便如常；脾气得健，气血生化有源，则体健面荣。谢晶日教授认为，鼓胀虽涉及肝、脾、肾三脏，但古今医家从脾论治者十居六七，治疗应以补脾行气为主要治疗原则。此外，小便黄、口干微苦、舌苔薄腻微黄，乃有化热趋势，健脾行气，正本清源，则热自解。

（张杨）

（二）鼓胀——肝郁脾虚（肝硬化腹水）

段某，男，43 岁。

【首诊】2010 年 8 月 13 日。患者腹部胀大、胀痛伴黄疸近 3 周。

患者于 4 年前无明显诱因出现身目黄染，到当地医院就诊，经相关检查诊断为"急性黄疸性肝炎"，住院治疗 1 个月，诸症好转后出院。3 周前再次出现身目黄染，伴腹胀、腹痛、纳差。到当地医院就诊，诊断为"肝硬化腹水，黄疸"，住院治疗期间予保肝利尿、输血等治疗，诸症无明显缓解，遂出院。为求中医治疗遂来就诊。患者现症：面目微黄，纳差，失眠多梦，头晕乏力，两胁胀痛，腹胀如鼓，移动性浊音（-），大便溏薄，2～3 次/日，舌质微红，苔白腻，脉弦缓。

【辅助检查】2010 年 7 月 22 日，腹部彩超示：肝硬化腹水。肝功示：谷丙转氨酶 65U/L，白蛋白 3.3g/L，球蛋白 4g/L。

【辨证分析及病情评估】肝硬化腹水患者由于肝胆气郁，脾运失司，水谷不化，营血耗损，水湿内停，而致鼓胀。肝气郁结，肝之分野在两胁，胆汁失于疏泄，泛溢肌肤，故两胁胀痛，面目微黄；脾失健运，故纳差；清浊不分，故大便溏泄；气血生化不足，四肢、清窍失养，故头晕乏力；胃不和则卧不安，故失眠多梦；舌质微红，苔白腻，脉弦缓，亦为肝郁脾虚之象。病机为肝郁脾虚，病情较重，预后不良。

【诊断】中医诊断：病：鼓胀；证：肝郁脾虚。

西医诊断：肝硬化腹水。

【治法】健脾运中，柔肝疏胆。

【方药】患者辨证为肝郁脾虚之"鼓胀"，治疗以健脾运中、柔肝舒胆为原则，自拟方如下：

党参12g　丹参12g　当归10g　茯苓12g

茵陈20g　泽泻10g　柴胡15g　苏叶6g

广木香6g　炒白术10g　砂仁4.5g（冲服）

鸡内金10g　广郁金12g

30剂　每日1剂水煎服，150mL早晚温服。嘱其保持心情舒畅，低盐软食，避风寒，勿过劳。

【二诊】中药服用30剂后复诊，患者自述腹水及黄疸消退，二便正常，夜寐能安。肝功能检查：总蛋白6.9g/L，白蛋白3g/L，球蛋白3.9g/L，谷丙转氨酶25U/L。原方去茵陈、苏叶，加鳖甲、枸杞子各10g，继续服用30剂以巩固疗效。

【三诊】患者诸症皆瘥。肝功示：白球蛋白比例改善，腹水消失。继续服用30剂以巩固疗效。

【随访】电话随访3年未反复。

【按语】该患者为肝胆气郁，脾运失司，水谷不化，营血耗损，水湿内停而成鼓胀。中医辨证为肝郁脾虚。谢晶日教授指出，鼓胀病之因主要为肝、脾、肾三脏受损，而致气结、血凝、水停，所谓"三阴结谓之水"。方中柴胡疏肝解郁；茯苓、白术、泽泻等健脾化湿；茵陈、郁金等利湿退黄；党参、丹参等益气扶正。肝气得舒，脾得健运，气行、郁解、水布则胀消；肝气得舒，胆汁疏泄有度，则胁适、黄退；脾得健运，水谷得以运化，故食佳，大便正常；气血生化有源，故体健；胃和则卧安。谢晶日教授认为，该证为久病脾虚，故治疗应以健脾运中贯穿始终。此外，久病成瘀，应佐以活血之品以治其标。

（张杨）

（三）鼓胀——湿热内蕴（肝硬化腹水，脾大）

谭某，男，47岁。

【首诊】2004年5月16日，患者腹部胀满不舒反复发作半年，加重1周。

患者于2年前体检发现肝功能异常，未予重视。半年前无明显诱因出现腹部胀满，伴身目黄染，到当地医院就诊，腹部彩超示："肝硬化腹水、脾大"，住院期间以利尿为主，初期有效，但后期效果不明显，腹水仍反复出现，遂出院。1周前无明显诱因诸症加重，为求中医治疗，遂来就诊。患者自诉饮酒史20余年。患者现腹部胀满不舒，伴身目黄染，小便深黄如茶，尿少，大便4~5次/日，口干而黏，多梦，苔黄腻，舌红偏暗，脉右弦左细。

【辅助检查】2004年5月16日，肝功示：ALT：49U/L，AST：64U/L，TBIL：20.2μmol/L，球蛋白：33.8g/L。2003年12月22日，腹部彩超示：肝硬化腹水，脾大。

【辨证分析及病情评估】肝硬化腹水患者由于嗜酒过度，饮食不节，脾胃受伤，运化失职，酒湿浊气蕴结中焦，土壅木郁，肝气郁结，气滞血阻，气滞、血瘀、水湿三者相互影响，导致水停腹中，而成鼓胀之证。气滞血瘀互结，水停腹中，故腹部胀满不舒；肝气郁结，肝失疏泄，故口干而黏；胆汁瘀积，故身目黄染，小便深黄如茶，尿少；湿困脾土，运化失职，故大便溏泄；胃不和则卧不安，故多梦；苔黄腻，舌红偏暗，脉右弦左细亦为湿热内蕴、瘀血停着之象。病程迁延日久，病机为湿热内蕴、瘀血停着，病情较重，预后不良。

【诊断】中医诊断：病：鼓胀；证：湿热内蕴。

西医诊断：肝硬化腹水，脾大。

【治法】清热利湿，活血利水。

【方药】患者辨证为湿热内蕴之"鼓胀"，治疗以清热利湿、活血利水为原则，自拟方如下：

茵陈 15g　栀子 10g　泽泻 15g　天麻 10g

丹皮 10g　丹参 10g　葛根 20g　赤芍 15g

白芍 15g　木香 10g　茯苓 15g　生地黄 10g

熟地黄 10g　大腹皮 12g　酒大黄 6g　焦神曲 10g

淡竹叶 10g　六一散 10g　炙鳖甲 10g　车前子（炒）15g

黑丑（炒）10g

7 剂　每日 1 剂水煎服，150mL 早晚温服。嘱其戒酒，低盐软食，避风寒，调情志，勿过劳。

【二诊】中药服用 7 剂后复诊，患者自述目黄、尿黄减退，半身麻木好转，仍有口干而黏，舌红有紫气，苔黄腻，脉弦紧。原方改为六一散 15g，炒车前子、茯苓各 30g，加炮山甲 10g，继续服用 7 剂以巩固疗效。

【三诊】患者自述病情明显好转，诸症不显，腹水消退显著，苔黄腻减轻，仍守原法出入。继上方去六一散、天麻、黑丑、栀子，加鸡内金、炒枳壳各 10g，鸡谷草 20g。继续服用 21 剂以巩固疗效。

【四诊】患者复查 B 超腹水消失、脾大减轻，但见胃脘虚胀，便溏，日行 3~4 次，苔薄腻，质暗红，脉沉细。继原方加怀山药 20g，太子参 15g。继续服用 21 剂以巩固治疗。

【五诊】诸症消失，病情稳定。予逍遥丸、肾气丸、鳖甲煎丸交替口服，以资巩固。

【随访】随访 3 个月未复发。

【按语】该患者为嗜酒过度，饮食不节，脾胃受伤，运化失职，酒湿浊气蕴结中焦，土壅木郁，肝气郁结，气滞血阻，气滞、血瘀、水湿互结，水停腹中而成鼓胀。中医辨证属湿热内蕴。谢晶日教授指出，该患者病程迁延日久，湿热、血瘀、水停为标，肝脾肾亏虚为本。方用茵陈蒿汤、犀角地黄汤去犀角加炙鳖甲，六味地黄汤去山茱萸、山药，以及六一散等方化裁，再加黑丑、车前子、大腹皮、木香、丹参等而成。方中茵陈蒿汤合淡竹叶、炒车前子、鸡谷草清利湿热；黑丑、大黄通泄水湿瘀热；丹参、葛根、穿山甲活血通络；六味地黄丸去山茱萸、山药，加炙鳖甲滋阴软坚。湿热去、瘀散、水行、结散，则腹水消而腹胀除；肝气得舒，胆汁得以疏泄，则黄去；湿去脾健，则饮食佳，二便如常。谢晶日教授认为，该病属本虚标实，应先缓其标，后除其本，标本兼治。此外，天麻之用为肝肾阴亏日久，恐肝阳上扰所设，既病防变之意。

（张杨）

二、积聚

（一）积证——肝气郁结（肝硬化）

何某，女性，72 岁。

【首诊】2011 年 6 月 24 日，患者两胁下硬满刺痛难忍5 个月。

患者于 20 余年前体检并经相关检查诊断为"慢性乙型病毒性肝炎"后，一直坚持中药治疗，病情控制良好，5 个月前因情志不遂出现两胁下硬满刺痛难忍，伴心烦易怒，口干口苦，纳差。为求进一步治疗来就诊。患者现两胁下持续性针刺样疼痛，痛处固定，其痛难忍，两胁及胃脘部硬满伴心烦易怒、口干口苦、乏力纳差，大便秘结，两胁下按之硬，明显触痛，面色黧黑无华，口唇紫暗，舌质淡，有多块瘀斑，脉弦涩。

【辅助检查】2011 年 6 月 24 日，腹部彩超示：肝硬化。

【辨证分析及病情评估】肝硬化患者由于肝病日久，肝失疏泄，肝气郁结，气滞血瘀，久之导致脏腑、气血津液功能失调而成积证。肝属胁下，其经脉布于两胁，情志失调，气机郁结，肝失条达，气阻络痹，故两胁胀满，两胁下刺痛；肝失疏泄，故口干口苦，心烦易怒；肝气横犯脾土，脾失健运，故胃脘胀满，乏力纳差，大便秘结；气郁日久，气滞血凝，瘀血停积，阻塞脉络，更使胁痛加剧，内有瘀血停着，故胁痛如刺，痛处不移；面色黧黑无华，口唇紫暗，舌质淡，有多块瘀斑，脉弦涩，亦为血瘀之象。病程迁延日久，属本虚标实之证，患者年老体弱，病情较重，预后不良。

【诊断】中医诊断：病：积证；证：肝气郁结。

　　　　　西医诊断：肝硬化。

【治法】疏肝解郁，祛瘀通络。

【方药】患者辨证为肝气郁结、瘀血停着之"积证"，治疗以疏肝解郁、祛瘀通络为原则，自拟方如下：

青皮30g　乌药10g　三棱30g　郁金30g

槟榔10g　大黄10g　木香10g　沉香3g

紫丹参30g　焦白术30g　黄药子15g

红曲米10g　银柴胡15g　玉蝴蝶15g

石菖蒲15g　地鳖虫10g　焦麦芽15g

焦山楂15g　焦神曲15g　槟榔片10g

石风穿30g

5剂　每日1剂水煎服，150mL早晚温服。嘱患者保持心情舒畅，避风寒，加强体育锻炼，提高免疫力。

【二诊】中药服用5剂后复诊，患者自述无不适感，脉证如前，考虑为瘤痰，瘀结过甚，病重药轻。原方加水蛭10g、虻虫10g、酒大黄3g、红花20g、桃仁10g、川楝子10g，继续服用15剂以加强活血破瘀之功。

【三诊】患者自述诸症悉减，疼痛已平，腹胀已消，肝脾变软、变小，纳食香，舌质瘀斑已退，脉弦。继上方去水蛭、虻虫，加延胡索10g、血竭6g、鸡血藤10g。继续服用21剂以巩固疗效。

【随访】门诊随访1年未加重。

【按语】该患者为肝病日久，肝失疏泄，肝气郁结，气滞血瘀，久之导致脏腑、气血津液功能失调而成积证。中医辨证属肝气郁结。谢晶日教授指出该病病程迁延日久，属本虚标实之证。方中重用三棱、莪术破血中之气，气中之血；抵当汤诸药活血化瘀；其余诸药共奏疏肝健脾、理气和胃之功。瘀血祛，气机得畅，肝疏泄有职，则两胁得适；无犯脾胃，则胃安而便通，体健食佳。谢晶日教授认为，该证的治疗重点在于审明气血，辨证施治。如《黄帝内经》曰："谨导病机……疏其气血合其条达而致和平。"《医林改错》曰："治病之要诀在明白气血，要达到治疗目的必须能使周身气通而不滞，血活不瘀，气通血活何虑疾病不除。"此外，本例病人年逾古稀，所患之病，非一日之成，属痼疾、顽疾、瘀血结滞过甚，非一般活血化瘀之药所能奏效。

（张杨）

（二）积聚——气滞血瘀（食管平滑肌瘤）

汤某，男，35岁。

【首诊】2010年6月25日。患者吞咽不利，伴胸骨后隐痛2月余，加重3天。2月前患者无诱因自感吞咽不利，伴胸骨后隐痛，于当地医院住院治疗，诊断为食道中段平滑肌瘤（长3cm），排除恶性病变。为求中西医结合治疗，特来就诊。

【辅助检查】无。

【辨证分析及病情评估】食管平滑肌瘤患者由于饮食不节等诱因致气机阻滞，血行不畅而成气滞血瘀之证。如《景岳全书·积聚》曰："积聚之病，凡饮食、血气、风寒之属，皆能致之。"

气不条畅，气机阻滞故吞咽不利；血行不畅，脉络瘀阻故胸骨后隐痛。此病病程日久，病情一般，预后一般，需经长期持续治疗，才能改善症状。

【诊断】中医诊断：病：积聚；证：气滞血瘀。

　　　　西医诊断：食管平滑肌瘤。

【治法】活血降气，软坚散结。

【方药】患者辨证为气滞血瘀之"积聚"，治疗以活血降气、软坚散结为原则，自拟方如下：

　　　　昆布6g　海藻6g　虻虫3g　生地黄10g

　　　　当归15g　厚朴花10g　紫河车6g

14剂　每日1剂水煎服，150mL早晚温服。嘱患者避风寒，调情志，节饮食，勿过劳。

【二诊】中药服用14剂后复诊，患者自觉咽下爽利，经食道镜、摄片检查，食道未见异变。继续服用原方14剂以巩固疗效。

【随访】电话随访3年未加重。

【按语】谢晶日教授认为，患者虽外无他症，但客观检查示肿物，亦属有形积聚。《黄帝内经》曰："坚者削之。""结者散之。"谢晶日教授采用消积软坚之药为君，佐以活血降气之品治疗。方中昆布、海藻皆咸寒之品，软坚消积；生地黄、紫河车清热散结；当归入肝脾，活血止痛；厚朴花降气化湿；虻虫味苦微寒，攻积除坚。气机条畅，升降有序，则无吞咽不利；瘀去血行，则胸痛缓解；气血流通无滞，其病自愈。如《圣济总录·积聚统论》曰："凡使血气沉滞留结而为病者……使血气流通，则病可愈矣。"此外，现代药理研究证实虻虫有以下药理作用：①抗凝：虻虫在体外有较弱的抗凝血酶作用，体外和体内均有活化纤溶系统的作用；②对小肠功能的影响：虻虫水煎剂对小鼠离体回肠运动有明显抑制作用；③抗炎、镇痛作用。

（张杨）

(三) 积聚——正虚瘀结（肝囊肿，胃癌）

袁某，男，69 岁。

【首诊】2012 年 1 月 18 日，患者胃脘部胀痛反复发作 3 年，加重半个月。

患者于 3 年前无明显诱因出现胃脘部胀痛，疲劳乏力，到哈尔滨医科大学附属第二医院就诊，经胃镜及病理检查诊断为"胃癌"，住院治疗 16 天后出院。半个月前无明显诱因诸症加重，为求中医治疗来就诊。患者现胃脘部胀痛，伴疲劳乏力，呕吐，反酸，大便干，舌质紫暗，少苔，脉滑数。

【辅助检查】2011 年 10 月 16 日，胃镜示：胃癌，幽门不完全梗阻；病理示：胃体腺癌，胃窦黏膜慢性炎症，少量腺体中重度不典型增生。2011 年 10 月 16 日，彩超示：肝轻度弥漫性改变，肝多发囊肿。

【辨证分析及病情评估】患者由于脾气亏虚，失于运化，日久正虚瘀结而成积聚之证。脾失健运，腑气不通，故胃脘部胀痛；脾失运化，生化乏源，四肢失于充养，故疲劳乏力；胃失和降，故呕吐、反酸；脾虚失于运化水液，肠道失于濡润，故大便干；舌质紫暗，少苔，脉滑数，亦为正虚瘀结之象。病程迁延日久，病机为正虚瘀结，病情较重，预后不良。

【诊断】中医诊断：病：积聚；证：正虚瘀结。

西医诊断：肝囊肿，胃癌。

【治法】扶正化瘀。

【方药】患者辨证为正虚瘀结之"积聚"，治疗以扶正化瘀为原则，自拟方如下：

柴胡 15g　白花蛇舌草 15g　蜂房 20g　蚤休 20g

佛手 10g　砂仁 15g　苏子 20g　藿香 25g

佩兰 20g　黄芪 25g　天花粉 35g　玄参 10g

枳实 15g　槟榔片 15g　生大黄 10g　山慈菇 25g

旋覆花 25g　代赭石 20g　肉苁蓉 20g　郁李仁 15g

火麻仁 15g　半枝莲 25g

15 剂　每日 1 剂水煎服，150mL 早晚温服。济诺 1 粒，每日 1 次口服，以抑酸保护胃黏膜。

【二诊】中药服用 15 剂后复诊，患者自述无呕吐、反酸、打嗝，大便正常，每日 1 次，寐差，舌质紫暗，少许白腻苔，脉滑数。原方去旋覆花，加夜交藤 20g，继续服用 15 剂以巩固疗效。另予济诺 1 粒，每日 1 次口服，以抑酸保护胃黏膜。予百乐眠 10mL，每日 3 次口服，以改善睡眠。

【三诊】患者自述活动后气喘，心悸，贫血，胃部症状改善，乏力，面色萎黄，咳嗽好转，舌暗红，少许白腻苔，脉沉滑。继上方加红参 15g，黄芪 25g。继续服用 15 剂以巩固疗效。另予济诺 1 粒，每日 1 次口服，以抑酸保护胃黏膜。

【随访】电话随访 1 年未加重。

【按语】患者为脾气亏虚，失于运化，日久正虚瘀结而成积聚。中医辨证为正虚瘀结。谢晶日教授指出，该病病程迁延日久，病机为正虚瘀结。方中半枝莲、白花蛇舌草、蜂房、蚤休、山慈菇清热解毒；黄芪、天花粉、玄参益气养阴；旋覆花、代赭石重镇降逆止呕；佛手、砂仁、苏子理气；藿香、佩兰芳香化湿；枳实、槟榔片、肉苁蓉、郁李仁、火麻仁、生大黄理气润肠通腑。谢晶日教授认为，胃体腺癌为恶性肿瘤，治疗需在辨证治疗的同时给予解毒、抗肿瘤治疗。

（张杨）

三、黄疸

（一）黄疸——热重湿轻（急性黄疸）

钟某，男，36岁。

【首诊】2011年2月9日，患者身目黄染12天。

患者于12天前无明显诱因出现身目黄染，到当地医院检查，肝功重度异常。为求中医治疗，遂来就诊。患者身目深度黄染，尿黄赤，发热，大便秘结，口干口苦，失眠，乏力纳差，舌质红，苔微黄腻，脉弦数。

【辅助检查】无。

【辨证分析及病情评估】患者由于肝胆湿热蕴结，肝失疏泄，胆汁排泄不畅，外泄泛溢肌肤而发黄。热邪内盛，灼伤津液，故口渴；胃腑热盛，腑气不通，故大便秘结；脾失健运，生化乏源，故乏力纳差；"胃不和则卧不安"，故失眠；苔燥，舌质红，脉弦数，均为热重湿轻之征象。疾病起病急骤，病机为湿热蕴结（热重湿轻），病情较重，预后一般。

【诊断】中医诊断：病：黄疸；证：热重湿轻。

西医诊断：急性黄疸。

【治法】下热利湿退黄。

【方药】患者辨证为热重湿轻之"黄疸"，治疗以下热利湿退黄为原则，自拟方如下：

柴胡15g　黄芩15g　赤芍25g　厚朴15g
大黄10g　枳实15g　茯苓15g　甘草15g
茵陈15g　栀子15g　郁金15g　薏苡仁35g
佛手15g　丹参6g　白茅根15g

14剂　每日1剂水煎服，150mL早晚温服。嘱患者避风寒，调情志，节饮食，勿过劳。

【二诊】中药服用14剂后复诊，患者自述症情大有好转，唯小便黄赤，复查肝功示：总胆红素 178μmol/L，直接胆红素 102.2μmol/L，间接胆红素 75.8μmol/L，总胆汁酸 118.0μmol/L。原方去川厚朴、大黄、薏苡仁、海金沙、佛手、白茅根，加猪苓 15g，珍珠草 10g，白术 10g，蒲公英 15g，黄芪 20g，继续服用 14 剂以巩固疗效。

【三诊】患者自述诸症消失，自觉无任何不适，复查肝功能正常。继续服用参苓白术散 1 个月以巩固疗效。

【随访】随访 3 个月未复发。

【按语】该患者为肝胆湿热蕴结，肝失疏泄，胆汁排泄不畅，外泄泛溢肌肤而成黄疸。谢晶日教授指出，该病病起急骤，病机为湿热蕴结（热重湿轻）。根据《金匮要略》中"一身尽发热而黄，肚热，热在里，当下之"之说，方用大柴胡汤合茵陈蒿汤加减化裁而成。方中柴胡疏肝解郁；茵陈利胆退黄；大黄通腑泄热；黄芩、栀子，清胆腑湿热；赤芍、丹参、郁金，凉血行血；厚朴、茯苓、甘草，辛开郁气、除湿固脾。湿热除，肝胆之气得舒，肝疏泄有权，胆汁排泄通畅，则黄退；热清，津液得复，则口适便通；脾健运有权，则体健食欲佳。谢晶日教授认为，热重湿轻型黄疸，宜用下法。故用大黄苦寒之性，清热导下，泻火凉血，活血化瘀，疏通血脉。如《神农本草经》曰："主下瘀血、血闭、寒热，破癥瘕积聚、留饮宿食，荡涤肠胃，推陈致新，通利水谷，调中化食，安和五脏。"此外，柴胡苦辛微寒，为治少阳之主药，功擅疏肝利胆，使三焦之气条达通畅，兼以疏散退热。

（张杨）

（二）黄疸——湿重热轻（急性黄疸）

谭某，男，25 岁。

【首诊】2007 年 7 月 15 日，患者皮肤及巩膜黄染 3 天。

患者于 3 天前无明显诱因出现皮肤及巩膜黄染，伴乏力、纳差。患者自 1 年前患急性肝炎以来一直坚持中药治疗，由于时有中断，病情常反复，故此次病情加重，急来就诊。患者现身目黄染，尿黄，便溏，乏力，纳差，腹部胀满，舌质红、苔黄腻、脉弦细。

【辅助检查】

2007 年 7 月 15 日，肝功示：转氨酶均升高，总胆红素 363.6μmol/L，直接胆红素 174.7μmol/L。

【辨证分析及病情评估】患者由于肝病日久，湿热蕴结肝胆，肝失疏泄，胆汁排泄不畅，外泄泛溢肌肤而发黄。湿热夹滞，阻于肠道，故便溏；脾失健运，生化乏源，故乏力、纳差；腑气不通，故腹部胀满；舌质红、苔黄腻、脉弦细亦为湿重热轻之征象。病情起病急骤，病机为湿热蕴结（湿重热轻），病情一般，预后一般。

【诊断】中医诊断：病：黄疸；证：湿重热轻。

西医诊断：急性黄疸。

【治法】逐湿化浊清热。

【方药】患者辨证为湿重热轻之"黄疸"，治疗以逐湿化浊清热为原则，自拟方如下：

> 丹参 15g　虎杖 15g　泽泻 15g　郁金 15g
>
> 大黄 12g　白芍 15g　茵陈 30g　茯苓 20g
>
> 鸡骨草 20g　蒲公英 15g　炙甘草 6g　金钱草 15g

14 剂　每日 1 剂水煎服，150mL 早晚温服。嘱患者少进食寒凉之物，避风寒，调情志，勿过劳。

【二诊】中药服用 14 剂后复诊，患者自述腹胀减，胃纳佳，疲倦减轻，舌偏红，苔薄黄，脉弦。复查肝功示：总胆红素 55.4μmol/L，直接胆红素 25.2μmol/L。原方去泽泻、白芍、茵陈，加白茅根 15g、白术 15g、北黄芪 20g。继续服用 14 剂以巩固疗效。

【三诊】患者自述前症已愈。继上方合参苓白术散加减。继续服用 14 剂以巩固疗效。

【随访】随访 3 个月诸症皆瘥。

【按语】该患者为肝病日久，湿热蕴结肝胆，肝失疏泄，胆汁排泄不畅，外泄泛溢肌肤而成黄疸。谢晶日教授指出该病起病急骤，病机为湿热蕴结（湿重热轻），方用三仁汤合茵陈五苓散加减。厚朴辛开郁气，燥化中湿；茵陈清肝胆湿热；泽泻、茯苓、薏苡仁，助脾除湿；丹参、郁金，行血分之郁滞；茵陈利胆退黄；大黄通腑泄热。湿热除，肝胆之气得舒，肝疏泄有权，胆汁排泄通畅，则黄退；脾健运有权，则体健、食欲佳、便如常；腑气得通，则腹胀消。谢晶日教授认为逐邪药犹如一把双刃剑，在祛邪安正的同时，也会耗伤正气，故在治疗湿热型黄疸的急性期多用逐邪药只是权宜之计，在疾病的恢复期邪已减半，宜标本兼施，以扶正祛邪为主。此外，湿盛不可一味行渗利之法，应在补益脾气的基础上加以逐湿。

（张杨）

（三）黄疸——胆胃不和（胆囊炎，胆囊结石）

程某，女，47 岁。

【首诊】2009 年 7 月 9 日，患者右胁胀痛伴身目黄染、尿黄 3 天。

患者于 3 天前无明显诱因出现右胁胀痛，伴身目黄染、尿黄，寒热往来。3 天来症状进行性加重，恐病情加重，故来就诊。患者自诉既往有胆石症病史。患者现右胁胀痛，身目黄染，寒热往来，口干口苦，纳差，恶心欲呕，腹部胀满，小便黄，舌质红苔白，脉弦。

【辅助检查】2009 年 7 月 9 日，肝功示：TBIL 85μmol/L，DBIL 64μmol/L，TP 72.33g/L，ALB 41.25g/L，ALT 86U/L，AST 79U/L ALP192U/L。乙肝六项示：抗 HAV-IgM（-），HBV-

M（－），抗 HCV-IgM（－）抗 HCV-IgG（－），抗 HEV-IgM（－），抗 HEV-IgG（－）。

2009 年 7 月 6 日，腹部 B 超提示：胆囊炎，胆囊结石。血常规示：WBC 8.9×10^9/L，NO.78。

【辨证分析及病情评估】 患者由于邪入少阳，胆胃不和，胆汁不循常道外浸肌肤而发黄。邪犯少阳，故寒热往来；胆气不舒，故右胁胀痛，口干口苦；胃失和降，腑气不通，故纳差，恶心欲吐，腹部胀满；舌质红苔白，脉弦，亦为少阳之证。起病急骤，病机为邪入少阳、胆胃不和，病情一般，预后一般。

【诊断】 中医诊断：病：黄疸；证：胆胃不和。

西医诊断：胆囊炎，胆囊结石。

【治法】 疏泄少阳，调和胆胃。

【方药】 患者辨证为胆胃不和之"黄疸"，治疗以疏泄少阳、调和胆胃为原则，自拟方如下：

> 柴胡 12g　黄芩 9g　党参 6g　半夏 9g
> 生姜 9g　大枣 4 枚　炙甘草 5g

7 剂　每日 1 剂水煎服，150mL 早晚温服。嘱患者少食油腻，避风寒，调情志，勿过劳，定期复查肝功。

【二诊】 中药服用 7 剂后复诊，患者无恶寒发热，身、目黄染大部分消退，纳食增加，腹胀好转，小便微黄，舌质红苔白，脉弦。继续服用原方 7 剂以巩固疗效。

【三诊】 患者黄疸消退，诸症消失，复查肝功能正常。继续服用原方 7 剂以巩固疗效。

【随访】 随访 3 个月未复发。

【按语】 该患者为邪入少阳，胆胃不和，胆汁不循常道外浸肌肤而成黄疸。谢晶日教授指出该病起病急骤，病机为邪入少阳、胆胃不和。《伤寒论》曰："诸黄，腹痛而呕者，宜柴胡汤。"故谢晶日教授方用小柴胡汤加减。方中柴胡、黄芩疏泄少阳邪热；生姜、半夏和胃去湿；人参、炙甘草、大枣健脾和胃。少阳之邪得解，故寒热尽去；胆气得舒，疏泄有度，则胁舒、黄退、口适；胃气得降，腑气通畅，故食佳、恶止、胀消。谢晶日教授认为该证为邪入少阳，胆胃不和，治宜疏泄少阳、调和胆胃，恢复肝胆疏泄机能，则湿热分消，黄疸消除。此外，应定期复查肝功，防止复发。

（张杨）

四、中风

（一）中风——痰浊阻络（脑出血）

田某，男，40 岁。

【首诊】2011 年 8 月 21 日，患者左侧肢体麻木无力半个月。

患者于半个月前无明显诱因出现左侧肢体皮肤麻木，肌肉胀痛，舒缩无力，到当地医院就诊，脑 CT 示"脑出血"，住院治疗 2 周，症状无明显缓解。听闻中医对脑出血康复治疗颇有神效，故来就诊。患者自述有高血压病史、饮酒史。患者现左侧肢冷麻木、疼痛，面色无华，神疲乏力，纳差，舌淡胖，边有齿痕，苔白腻，脉弦滑。

【辅助检查】2011 年 8 月 6 日，颅脑 CT 示：脑出血。

【辨证分析及病情评估】患者由于平素嗜酒，痰湿内盛，外感风邪，引动痰湿，痰浊闭阻经络而成中风。痰湿为阴邪，阻遏阳气，肢体筋脉失于温煦，故偏瘫、患侧肢冷麻木，疼痛；湿邪困脾，脾失健运，气血生化无源，故面色无华，神疲乏力，纳差；舌淡胖，边有齿痕，苔白腻，脉弦滑亦为痰湿内盛、痰浊阻络之证。病机以邪实为主，实多虚少。病情较重，预后一般。

【诊断】中医诊断：病：中风；证：痰浊阻络。

西医诊断：脑出血。

【治法】化痰除湿，祛风通络。

【方药】患者辨证为痰浊阻络之"中风",治疗以化痰除湿、祛风通络为原则,自拟方如下:

半夏8g　地龙10g　天麻10g　桑枝15g

白芍10g　当归10g　桂枝6g　甘草6g

薏苡仁20g　胆南星12g　鸡血藤15g

15剂　每日1剂水煎服,150mL早晚温服。嘱患者避风寒,调情志,勿过劳,坚持治疗。

【二诊】中药服用15剂后复诊,患者自述肢体疼痛、麻木等症状明显好转。继续服用原方10剂以巩固疗效,并配合针灸、功能锻炼等康复治疗。

【三诊】患者诸症缓解,可徒步行走。继续服用原方10剂以巩固疗效。

【随访】门诊随访3个月未复发。

【按语】该患者为痰湿内盛,外感风邪,引动痰湿,痰浊闭阻经络而成中风,中医辨证为痰浊阻络证。谢晶日教授指出该病以邪实为主,实多虚少。方用真方白丸子加减。方中真方白子丸诸药祛风化痰;薏苡仁除湿通络。痰浊去而经络通,阳气得布,温煦肢体筋脉,故偏瘫之症缓解;湿去脾健,气血生化有源,故体力充沛。谢晶日教授认为由于治疗初期未能积极对症予以化痰祛湿,湿性黏滞,故病缠绵难愈。此外,本证应以祛邪为先,忌用补法,否则易助长邪气。

(李明)

(二)中风—肝肾阴虚(脑基底节陈旧性出血)

马某,男,69岁。

【首诊】2008年4月22日,患者间断性意识不清伴右半身麻木3天。

患者1个月前因情绪激动而跌倒,头部磕伤,家人扶起时,神志清醒,除自觉头晕外,无其他不适。3天前出现间断性意识不清伴右半身麻木，到当地医院就诊，颅脑 CT 示：脑基底节陈旧性出血（20mL 左右），医生动员其手术治疗，子女不同意，希望保守治疗，遂来就诊，患者现间断性意识不清伴右半身麻木，眩晕耳鸣，失眠烦躁，纳差，大便 3 日未行，舌质红有瘀点及裂纹，苔光，脉象细弦。

【辅助检查】2008 年 4 月 19 日，颅脑 CT 示：脑基底节陈旧性出血（20mL 左右）。

【辨证分析及病情评估】患者由于年老体衰，精血亏虚，气阴不足，肝阳亢盛，加之情绪波动以致气血逆乱，气虚推动无力而成血瘀，阻络蒙窍。气阴不足，心失所养，故失眠烦躁；血瘀蒙蔽清窍，故神志不清，半身麻木，眩晕耳鸣；阴虚津液不行，肠道失于濡润，故大便干结；腑气不通，故纳差；舌质红有瘀点及裂纹，苔光，脉象细弦亦为肝肾阴虚，血瘀之证。患者年老体衰，病情较重，预后一般。

【诊断】中医诊断：病：中风；证：肝肾阴虚。

西医诊断：脑基底节陈旧性出血。

【治法】滋阴通腑，潜阳息风。

【方药】患者辨证为肝肾阴虚之"中风"，治疗以滋阴通腑、潜阳息风为原则，自拟方如下：

大黄 10g　麦冬 15g　龟甲 15g　芒硝 10g（冲服）

白芍 12g　栀子 10g　桃仁 10g　龙骨 15g（先煎）

山茱萸 10g　川牛膝 15g　钩藤 6g（后下）

白僵蚕 6g　石菖蒲 10g　生地黄 15g　牡蛎 10g（先煎）

7 剂　每日 1 剂水煎服，150mL 早晚温服。嘱患者避风寒，调情志，节饮食，勿过劳，坚持治疗。

【二诊】中药服用 7 剂后复诊，患者自述排出栗状便数枚，烦平寐安。继续服用原方 7 剂以巩固疗效。

【三诊】患者自述大便解出为咖啡泡沫状，且量多，患者神志清醒，言语欠清，眩晕耳鸣及右半身麻木减轻。原方去栀子、芒硝，继续服用 7 剂以巩固疗效。

【四诊】患者精神转佳，眩晕耳鸣消失，语言较前流利，右半身偶有麻木，且手能伸开，腿可抬举，并可用右手着汤匙进食，大便基本复常。舌质转淡红、瘀点少，苔润。血压 142/86mmHg。继上方佐以香砂六君调理脾胃，继续服用 7 剂以巩固疗效。

【随访】门诊随访 3 年，仍半身麻木，但神志清楚。

【按语】该患者为肝肾阴虚，阴液亏损，风动上扰，瘀阻脑络。中医辨证属肝肾阴虚。谢晶日教授指出该病病机为本虚标实。方中大黄、芒硝、栀子清热化瘀通腑；龙骨、牡蛎、钩藤镇肝息风；淮牛膝平肝养肝，引诸药下行；生熟地黄、麦冬、龟甲、山茱萸、白芍、旱莲草滋养肝肾；选黄芪、鸡血藤、川芎、地龙、桃仁、僵蚕益气活血，化瘀通络，养血护脑。气阴得复，心有所养，则睡眠佳；肠道得以濡润，则大便通；气行瘀散，清窍得开，则神清，四肢得利。谢晶日教授指出治疗该病应首投清热养阴，通腑醒脑，以排浊气，引清气，利脑络。此外，应从脾肾入手，扶正以驱邪，寄补为通，寄补为消。

（李明）

（三）中风——肝风内动（多发性腔隙性脑梗死）

姜某，男，58 岁。

【首诊】2011 年 7 月 29 日，患者语言謇涩，半身不遂，口㖞眼斜 1 个月。

患者 1 个月前突然出现神志模糊伴左半身不能转侧，到当地医院急诊就诊。颅脑 CT 示：脑部多发性腔隙性脑梗死。住院治疗 27 天，诸症缓解后出院。但言语不利，肢体麻木，行动不利，听闻中医对此类疾病的康复治疗非常有效，故来就诊。患者自述原发性高血压、风湿病史 7 年，患者现语言謇涩、左半身转侧不利，肢体麻木，口㖞眼斜，两目干涩，烦热，失眠多梦，尿黄便干，舌红绛少苔，舌边尖有瘀点，脉象弦细数。

【辅助检查】2011 年 6 月 30 日，颅脑 CT 示：多发性腔隙性脑梗死。

【辨证分析及病情评估】患者由于肝阳上亢，扰动清窍，阴虚血燥，痰浊壅塞，血脉闭阻所致。阴虚血燥，津液失布，故两目干涩，尿黄便干；心阴不足，心失所养，故失眠多梦；阴虚热盛，故烦热；清窍被扰，则语言謇涩、左半身转侧不利，肢体麻木，口㖞眼斜；舌红绛少苔，舌边尖有瘀点，脉象弦细数亦为肝风内动、血瘀之证。疾病病机为本虚标实，病情较重，预后一般。

【诊断】中医诊断：病：中风；证：肝风内动。

　　　　　西医诊断：多发性腔隙性脑梗死。

【治法】调理阴阳，双调气血，行瘀祛痰通络。

【方药】患者辨证为肝风内动之"中风"，治疗以调理阴阳、双调气血、行瘀祛痰通络为原则，自拟方如下：

　　　　红参 10g　当归 10g　杜仲 10g　没药 10g

　　　　鹿茸 15g　蜈蚣 5g　乳香 10g　炒白术 10g

　　　　仙灵脾 10g　巴戟肉 10g　淡苁蓉 10g　马钱子 5g

　　　　制附片 8g　炮龟甲 10g　乌梅肉 15g

14 剂　每日 1 剂水煎服，150mL 早晚温服。嘱患者避风寒，调情志，节饮食，勿过劳，坚持治疗。

【二诊】中药服用 14 剂后复诊，患者自述左半身已能小幅度转侧，肢麻拘挛改善，言语欠清，烦减寐安，舌转红苔少，脉象弦细。继续服用原方 14 剂以巩固疗效。

【三诊】患者自述精神振奋，口眼已正，语言清晰，左半身肢体较前灵活，肢麻拘挛偶有，行走时步履蹒跚，纳谷增，二便畅，舌转淡红色，瘀点已消。继续服用原方 14 剂以巩固疗效。

【随访】半年后随访，肢体活动自如，肢麻拘挛消失，嘱其戒烟禁酒，防寒保暖。目前追访，患者已能参加农田劳动。

【按语】该患者为阴虚阳亢，肝风上扰清窍，痰浊壅塞经络，血脉闭阻而致中风，中医辨证属肝风内动证。谢晶日教授指出该病病机为本虚标实。方用振颓丸加减，方中仙灵脾益火生土，补肾壮阳，祛风醒脾除湿；以红参、黄芪、白术补脾胃；当归、制乳香等流通气血；附子、杜仲、巴戟肉、苁蓉温肾回阳，补肾填精，收摄耗散。气阴得充，肝风渐息，清窍无扰，则中风后遗之症得愈；津液得复，则二便正常，两目得润；心阴得充，心有所养，则睡眠佳。谢晶日教授认为中风虽气虚血瘀居多，但本例为阴虚血燥。宜调理阴阳，调和气血，敛肝舒脾，升清降浊，通补兼施，温阳益阴。此外，以鹿茸温煦鼓荡，阴阳交融，气血俱充，填脑汁补髓气，起废疗瘫；马钱子、蜈蚣、炮龟甲对痰瘀壅阻而形成的脑梗死有强力消散化解作用。

（李明）

第二节　脾胃系统疾病

一、胃痛

（一）胃痛——肝胃郁热（胃石）

柳某，女，57岁。

【首诊】2005年9月30日，患者胃脘部疼痛反复发作1周。

患者1周前饮食不节后出现胃脘部疼痛，伴反酸、烧心，到当地医院就诊，胃镜示："胃石，胃窦糜烂"。自服碳酸氢钠未见好转，为求中医治疗故来就诊。患者现胃脘部疼痛，伴反酸、烧心、嗳气，面色晦暗，两目欠神，舌质暗红，体胖，边齿，苔黄白腻，脉沉弦。

【辅助检查】2005 年 9 月 23 日，胃镜示：胃石，胃窦糜烂。

【辨证分析及病情评估】患者由于平素喜食酸辣食品，饮食不节，饥饱失宜，损伤脾胃，脾失健运，不能输布水谷之精微，湿浊凝聚成痰，痰阻气机，血行不畅，痰浊与气血搏结，乃成本病；加之情志抑郁，肝气不舒，脏腑失和，气机阻滞，脉络受阻，血行不畅，气滞血瘀，日积月累而成。胃失和降，胃气上逆，故反酸，烧心，嗳气；脾失健运，腑气不通，痰瘀互结，故胃脘部疼痛。疾病病情一般，预后一般。

【诊断】中医诊断：病：胃痛。证：肝胃郁热。

　　　　西医诊断：胃石。

【治法】清热解毒，软坚散结。

【方药】患者辨证为肝胃郁热之"胃痛"，治疗以清热解毒、软坚散结为原则，自拟方如下：

　　　　柴胡 15g　枳实 15g　槟榔 20g　大黄 10g

　　　　三棱 15g　莪术 15g　佛手 10g　砂仁 15g

　　　　郁金 15g　厚朴 15g　乌药 15g　瓦楞子 30g

　　　　海螵蛸 30g　苏子 20g　鸡内金 20g

　　　　威灵仙 20g　金钱草 35g　白豆蔻 25g　草豆蔻 25g

15 剂每日 1 剂水煎服，150mL 早晚温服。嘱患者忌食油腻生冷，调情志，避风寒，勿过劳。

【二诊】中药服用 15 剂后复诊，患者自述食后胃脘部堵塞感，便秘，两日 1 次，无反酸，烧心，舌质淡，体略胖，边齿痕，有裂纹，苔白腻，脉沉滑。原方加木蝴蝶 20g，继续服用 15 剂以巩固疗效。

【三诊】患者自述面色萎黄，手脚发凉，便可，每日 1 行。继上方加旋覆花 25g、代赭石 35g、夏枯草 15g、皂角刺 15g。继续服用 15 剂以巩固疗效。

【随访】患者电话诉说复查后胃石消失。

【按语】该患者由于平素喜食酸辣食品，饮食不节，饥饱失宜，损伤脾胃，脾失健运，加之情志抑郁，肝气不舒，痰瘀互结而成胃痛。谢晶日教授指出病机为肝胃郁热、痰瘀互结。方中三棱、莪术等祛瘀消滞散结；厚朴、肉豆蔻、草豆蔻等理气；枳实、槟榔、大黄理气通腑泄热。气机条畅，痰化瘀散，则诸症瘥。谢晶日教授认为腹气通，大便顺畅方可有利于排石，故用鸡内金、郁金、威灵仙、金钱草等利胆排石之药加强消石之功。此外，旋覆花、代赭石可降逆止嗳。

（李明）

（二）胃痛——肝郁脾虚（慢性胃炎）

杨某，男，79岁。

【首诊】2013年6月6日，患者胃脘部胀痛反复发作3个月，伴尿频、尿急、尿痛1周。

患者于3个月前情志不遂后出现胃脘部胀痛，伴反酸、烧心，口苦，头晕，食欲下降，睡眠欠佳，到当地医院就诊，经相关检查诊断为"慢性胃炎"，经抑酸等对症治疗，症状缓解后出院。其后诸症常反复发作，1周前诸症加重，且伴有尿频、尿急、尿痛，遇冷后加重。为求中医治疗，遂来就诊，患者现胃脘部胀痛，伴反酸、烧心，头晕，乏力，纳差，尿频、尿急、尿痛，遇冷后加重，舌质淡，苔白腻，脉沉滑。

【辅助检查】2013年6月6日，胃镜示：慢性胃炎。

【辨证分析及病情评估】患者由于平素情志不遂，肝气郁结，横逆犯脾而致胃脘痛。脾失健运，腑气不通，故胃脘部胀痛；胃失和降，胃气上逆，故反酸、烧心；肝气郁结，气机升降失调，扰动清窍，故头晕；脾失健运，生化乏源，故乏力、纳差；寒气内结，肾水不温，日久则损其阳，肾阳亏虚，膀胱失约，故小便频数；舌质淡，苔白腻，脉沉滑，亦为肝郁脾虚之象。患者年老体弱，素体虚寒，病机为肝郁脾虚，病情一般，预后尚可。

【诊断】中医诊断：病：胃痛；证：肝郁脾虚。

　　　　　西医诊断：慢性胃炎。

【治法】疏肝理气，燥湿健脾和胃。

【方药】患者为肝郁脾虚之"胃痛"，治疗以疏肝理气、燥湿健脾和胃为原则，自拟方如下：

柴胡 15g　佛手 15g　砂仁 15g　苏子 15g

茯苓 15g　沙参 15g　石斛 15g　枳壳 15g

乌药 10g　神曲 15g　陈皮 15g　川朴 15g

黄芪 25g　生大黄 10g　白豆蔻 20g　肉苁蓉 25g

焦白术 25g　火麻仁 35g　郁李仁 25g

7 剂　每日 1 剂水煎服，150mL 早晚温服。嘱其忌食油腻生冷，调情志，避风寒，勿过劳。

【二诊】中药服用 7 剂后复诊，患者自述诸症好转。继续服用原方 15 剂以巩固疗效。

【随访】电话随访 1 年未复发。

【按语】该患者为平素情志不遂，肝气郁结，横逆犯脾而成胃痛。谢晶日教授指出该病病机为肝郁脾虚。方中柴胡、佛手、砂仁、苏子、枳壳等理气；火麻仁、郁李仁、肉苁蓉、生大黄通腑；白豆蔻、陈皮、川朴、茯苓等燥湿健脾。肝气得舒，气机条畅，清窍无扰，则神安头不晕；脾胃无范，脾健运有权，腑气得通，则胃痛消；胃气得降，则逆平；脾得健运，生化有源，则体健纳佳。谢晶日教授认为六腑以通为用，六腑通降则气顺。理气不忘燥湿，盖脾胃为气机升降之枢纽，脾喜燥恶湿，气机不畅则湿邪丛生，易困遏脾阳，故理气之时，佐以燥湿之品，效果更佳。此外，结石、积聚等，皆多为气机不畅，气血凝滞而成，故理气散结，寒气得去，肾阳得温，膀胱得约，则小便正常。

（李明）

（三）胃痛——胃阴不足（食物中毒）

刘某，男，48 岁。

【首诊】2003 年 7 月 4 日，患者胃脘部灼痛 3 天。

患者于 7 日前因食物中毒到当地医院就诊，经抢救后好转，遂出院。出院后患者胃脘部灼痛，为求中医调理，遂来就诊。患者现胃脘部灼痛，双脚发热，体倦乏力，面色少华，夜间盗汗，舌红少苔，脉弦滑。

【辅助检查】2003 年 7 月 4 日，生化示：血氨 59↑转氨酶 74↑心肌酶 284↑。血压：80/130mmHg。

【辨证分析及病情评估】患者由于余毒未清，损伤胃阴，阴虚热盛，而致胃脘部灼痛。津液亏虚，阴虚热盛，故双脚发热，夜间盗汗；胃为水谷之海，胃阴不足，生化乏源，故体倦乏力，面色少华；舌红少苔，脉弦滑，亦为胃阴不足之象。本病病机为胃阴不足，病情一般，预后一般。

【诊断】中医诊断：病：胃痛；证：胃阴不足。

　　　　西医诊断：食物中毒。

【治法】解毒养阴。

【方药】患者辨证为胃阴不足之"胃痛"，治疗以解毒养阴为原则，自拟方如下：

　　　　柴胡 15g　黄芪 25g　天花粉 15g　沙参 20g

　　　　丹皮 15g　赤芍 15g　秦艽 15g　佛手 15g

　　　　苏子 15g　甘草 15g　苍术 15g

　　　　薏苡仁 35g　五味子 15g　煅龙骨 30g

　　　　煅牡蛎 30g　太子参 25g　焦白术 25g

10 剂　每日 1 剂水煎服，150mL 早晚温服。嘱其注意饮食，避风寒，调情志，勿过劳。

【二诊】中药服用 10 剂后复诊，患者自述面色少华，形体适中，大便不成形，每月 2～4 次，寐可，舌质暗红，少许白腻苔，脉弦滑。原方去丹皮、赤芍、秦艽，加诃子 15g、补骨脂 20g、山药 20g，继续服用 15 剂以巩固疗效。

【三诊】患者自述面部扁平疣，腰部不适感。生化示：Cy-C：1.17（↑），apoB：1.29（↑），T-CH：6.25（↑），LDL-C：4.55（↑）。继上方去佛手、补骨脂、山药，加连翘 25g、夏枯草 25g。继续服用 14 剂以巩固疗效。

【四诊】患者面色少华，形体适中，服药后面部扁平疣减少，腰部不适，大便 1 日 1 行，舌质暗红，少许白腻苔，脉沉。继上方去连翘，加三棱 15g、莪术 15g。继续服用 20 剂以巩固疗效。

【随访】电话随访 1 年未复发。

【按语】该患为食物中毒后余毒未清，损伤胃阴，阴虚热盛，而成胃痛。中医辨证为胃阴不足。谢晶日教授指出该病源于余毒未清，热毒伤阴。方中黄芪、太子参、天花粉、沙参滋养胃阴以止痛；焦术、佛手、苏子、薏苡仁、苍术健脾燥湿以和脾胃；甘草解毒，调和诸药。胃阴得复，则诸症皆瘥。谢晶日教授认为治疗食物中毒时应用的催吐、导泻等方法使胃阴更伤，故该病治疗重在解毒养阴。此外，病程恢复期，应辅以补虚之法加速痊愈速度。

（李明）

二、腹痛

（一）腹痛——脾虚湿盛（慢性结肠炎）

阮某，男，21 岁。

【首诊】2013 年 3 月 19 日，患者腹痛伴腹泻 1 年余，加重 1 周。

患者于 1 年前饮食不节后出现腹痛伴腹泻，每日 4~5 次，自服止泻药（具体不详），但无明显效果。近 1 周诸症加重，为求系统治疗而来就诊。患者现腹痛，大便每日 5~6 次，大便呈水样，面色萎黄，舌质红，苔白腻，脉细滑。

【辅助检查】2013 年 3 月 19 日，肠镜示：慢性结肠炎。

【辨证分析及病情评估】患者由于脾气亏虚，运化无权，水湿停滞，湿阻气滞，腑气不通，而致腹痛。脾虚失于固摄，故泄泻；病久伤阴耗气，故面色萎黄；舌质红，苔白腻，脉细滑，亦为脾虚湿盛之象。病程迁延日久，病情一般，治疗得当，预后尚可。

【诊断】中医诊断：病：腹痛；证：脾虚湿盛。

西医诊断：慢性结肠炎。

【治法】疏肝理气，健脾燥湿。

【方药】患者为脾虚湿盛之"腹痛"，治疗以疏肝理气、健脾燥湿为原则，自拟方如下：

佛手20g　柴胡15g　乌药10g　砂仁15g

苏子15g　生大黄10g　枳实15g　槟榔片10g

制乳香10g　制没药10g　炒蒲黄15g

五灵脂10g　焦白术20g　白豆蔻15g　草豆蔻15g

15 剂　每日 1 剂水煎服，150mL 早晚温服。嘱其调情志，避风寒，节饮食，勿过劳。

【二诊】中药服用15剂后复诊，患者自述面色少华，形体适中，服药后大便每日 2～3 次，体力恢复，食欲一般，便时腹部坠痛，舌质淡，苔白腻，脉细滑。原方去草豆蔻、生大黄、制乳香、制没药、炒蒲黄、五灵脂，加焦三仙各15g、陈皮15、鸡内金10g、玄参15g、太子参15g、黄芪25g。继续服用15剂以巩固治疗。

【三诊】患者自述面色少华，形体适中，服药后 1 月之内体重增加 0 斤，食欲佳，大便每日 2 次，体力恢复。舌质淡，少许白腻苔，脉略滑。继续服用上方 15 剂以巩固治疗。

【随访】门诊随访 1 年未复发。

【按语】该患者为脾气亏虚，运化无权，水湿停滞，湿阻气滞，腑气不通，而致腹痛。谢晶日教授指出，该病迁延日久，病机为脾虚湿盛。方中柴胡、佛手疏肝理气；焦白术燥湿健脾；砂仁、枳实、白豆蔻、草豆蔻等理气健脾。脾气得健，湿去气行，腑气得通，则腹痛减；脾健固摄有权，则泄止。谢晶日教授认为治疗应以"固本以健运脾胃，治标以清热利湿，辅助以中药灌肠"为基本大法。临床实际应用中，应根据脾虚及湿热的轻重不同而辨证论治。此外，久病伤及气血，治疗后期应辅以益气养血之药扶正。

（李明）

（二）腹痛——脾阳亏虚（慢性浅表性胃炎）

周某，男，19岁。

【首诊】2011年7月27日，患者腹痛半月余。

患者于半个月前无明显诱因出现腹痛，得温痛减。为求中医治疗而来就诊，患者现腹痛，遇冷加剧，多食后胃部不适，嗳气，大便一日2次，不成形，舌淡，苔白腻，脉沉弦。

【辅助检查】2011年7月27日，胃镜示：慢性浅表性胃炎。

【辨证分析及病情评估】该患者素体脾阳亏虚，寒湿内蕴，阻滞气机，腑气不通，而致腹痛。脾阳亏虚，寒湿内蕴，故遇冷加剧；脾失健运，故便溏；脾虚失于运化水谷，胃失和降，胃气上逆，故多食后胃部不适、嗳气；舌淡，苔白腻，脉沉弦，亦为脾阳亏虚之象。病情较急，病情一般，预后一般。

【诊断】中医诊断：病：腹痛；证：脾阳亏虚。

西医诊断：慢性浅表性胃炎。

【治法】疏肝健脾，理气温阳固涩止痛。

【方药】患者辨证为脾阳亏虚之"腹痛"，治疗以疏肝健脾、理气温阳固涩止痛为原则，自拟方如下：

> 黄芪 25g　柴胡 15g　薏苡仁 30g　苍术 15g
>
> 佛手 15g　砂仁 10g　苏子 10g　蒲黄 15g
>
> 乳香 10g　没药 10g　炮姜 10g　诃子 15g
>
> 陈皮 10g　山药 10g　补骨脂 10g　白扁豆 20g
>
> 焦白术 20g　五灵脂 15g

15 剂　每日 1 剂水煎服，150mL 早晚温服。嘱其注意保暖，调情志，忌食生冷。

【二诊】中药服用 15 剂后复诊，患者自述腹痛缓解，大便成形，舌淡，少许白腻苔，脉沉弦。原方去山药、白扁豆、炮姜、补骨脂，加代赭石 25g、旋覆花 15g，三黄各 10g，继续服用 15 剂以巩固疗效。

【随访】电话随访 1 年未复发。

【按语】该患者为素体脾阳亏虚，寒湿内蕴，阻滞气机，腑气不通，而成腹痛。谢晶日教授指出该病发病急骤，病机为脾阳亏虚、寒湿内蕴。方中柴胡、焦术、薏苡仁、苍术燥湿健脾；佛手、砂仁、苏子行气降气；炮姜温阳止痛；乳没、蒲黄、五灵脂活血止痛；补骨脂、诃子、山药、白扁豆燥湿固涩。脾阳得复，脾得健运，寒去湿除，腑气得通，则腹痛减；脾气得健，运水谷有权，则大便正常；胃气得降，则逆平。谢晶日教授认为，该病本虚标实，治疗重点在于温阳理气健脾。此外，患者平时应避免腹部着凉，预防因气候变化引起的外寒内侵。

（李明）

（三）腹痛——肝胆湿热（肝内胆管多发结石）

黄某，男，46 岁。

【首诊】2012 年 6 月 22 日，患者右上腹不适 2 个月余。

患者于 2 个月前无明显诱因出现右上腹不适，食后加重，自服施林等药物，症状无明显缓解，听闻谢晶日教授治疗腹病疗效显著，遂来就诊。患者现右上腹部不适，食后加重，大便稀，每日1～2次，夜间时有小腿部抽搐，舌质暗红，黄白腻苔，脉沉弦。

【辅助检查】2012年6月22日，生化示：碱性磷酸酶111.6（↑）。肝功示：TBLL 24.7（↑），DBIL 7.7（↑），IBIL 17.0（↑），乙丙肝：HBGAG（-）0.01，HCV（-）0.12。腹部彩超示：肝内胆管炎多发结石（较大0.5cm），胆囊壁回声轻度改变。肠镜示：结肠黏膜未见异常。

【辨证分析及病情评估】患者由于湿热蕴结肝胆，肝胆疏泄失职，气机郁滞，而成腹痛。湿邪困脾，脾失健运，故大便稀；肝主筋，筋脉失养，故抽搐；舌质暗红，黄白腻苔，脉沉弦，亦为肝胆湿热之象。本病病机为肝胆湿热，病情一般，治疗得当，预后良好。

【诊断】中医诊断：病：腹痛；证：肝胆湿热。

西医诊断：肝内胆管多发结石。

【治法】疏肝健脾，利胆燥湿。

【方药】患者辨证为肝胆湿热之"腹痛"，治疗以疏肝健脾、利胆燥湿为原则，自拟方如下：

柴胡15g　郁金15g　苍术20g　三棱15g

莪术10g　佛手10g　砂仁10g　焦白术20g

鸡内金15g　薏苡仁35g　金钱草35g　苏子15g

15剂　每日1剂水煎服，150mL早晚温服。嘱其调情志，避风寒，节饮食，勿过劳。

【二诊】中药服用15剂后复诊，患者自述面色少华，形体适中，大便不成形，每日1～2次，右上腹稍有不适，舌质暗红，少许白腻苔，脉沉弦。原方加威灵仙15g，继续服用15剂以巩固疗效。

【三诊】患者自述面色少华，形体适中，夜尿频，服药后右上腹不适好转，阴囊潮湿发凉，大便稍成形。上方加菟丝子30g、狗脊 15g、续断 15g，继续服用 20 剂以巩固治疗。

【随访】随访 2 个月症状基本消失。

【按语】该患者为湿热蕴结肝胆，肝胆疏泄失职，气机郁滞，而成腹痛。谢晶日教授指出该病病机为肝胆湿热蕴结。方中金钱草、郁金利胆除湿；三棱、莪术软坚散结；焦术、薏苡仁健脾燥湿；柴胡、佛手疏肝理气。湿祛热散，肝气得舒，脾气得健，气机条畅，则腹痛减；脾健得以运化水谷，则大便正常；肝气得舒，筋脉得养，则搐止。谢晶日教授认为，胆结石为湿热互结于胆，湿热去则瘀无所结。此外，患者有夜尿频，阴囊潮湿等应湿热下注、肾阳亏虚之证，故药用菟丝子、狗脊、续断以补肾助阳。

（李明）

三、痞满

（一）痞满——寒湿困脾（慢性胃炎）

周某，女，65 岁。

【首诊】2010 年 4 月 8 日，患者胃脘部胀满不舒反复发作 1 年余，加重 1 周。

患者于 1 年前饮食不节后出现胃脘部胀闷不舒，曾到多家医院就诊，虽经多种相关检查，但无明确诊断。1 周前诸症加重，为求中医治疗，故来就诊。患者现胃脘部胀满不舒，肠鸣，便秘，大便 2～3 日一行，舌质紫暗，舌体胖大，舌边有齿痕，苔白腻，脉沉滑。

【辅助检查】无。

【辨证分析及病情评估】患者由于素体脾胃虚弱，运化失常，湿邪内生，湿阻气滞而致痞满之证。脾阳不足，寒湿内生，湿阻气滞，气机不畅，腑气不通，故胃脘部胀闷不舒，肠鸣；脾虚气滞，排便无力，故便秘；舌质紫暗，舌体胖大，舌边有齿痕，苔白腻，脉沉滑等均为脾胃虚弱、气血运行不畅、寒湿内蕴之象。病程迁延日久，病机为寒湿困脾，病情一般，预后一般。

【诊断】中医诊断：病：痞满；证：寒湿困脾。

　　　　西医诊断：慢性胃炎。

【治法】疏肝理气健脾，活血化瘀，止痛。

【方药】患者辨证为寒湿困脾之"痞满"，治疗以疏肝理气健脾、活血化瘀、止痛为原则，自拟方如下：

柴胡 15g　茯苓 25g　黄芪 25g　厚朴 15g

乌药 10g　生大黄 10g　枳实 15g　槟榔 10g

佛手 10g　砂仁 15g　白豆蔻 15g　草豆蔻 15g

肉苁蓉 25g　火麻仁 15g　郁李仁 15g　苏子 10g

7 剂　每日 1 剂水煎服，150mL 早晚温服。嘱其服药期间禁食生冷、油腻、辛辣。

【二诊】中药服用 7 剂后复诊，患者自述症状好转，胃胀缓解，胃部疼痛。原方加炙乳没各 10g、蒲黄 10g、五灵脂 15g、四石* 10g，继续服用 10 剂以巩固疗效。

【随访】电话随访 3 个月未复发。

【按语】该患者为素体脾胃虚弱，运化失常，湿邪内生，湿阻气滞而成痞满。谢晶日教授指出，该病病程迁延日久，病机为寒湿困脾。方中柴胡、茯苓、焦术、佛手、砂仁、苏子、厚朴、豆蔻、草豆蔻、乌药、黄芪、疏肝理气，健脾益气，祛湿化浊；火麻仁、郁李仁、肉苁蓉润肠通便，补肾助阳；枳实、槟榔、生大黄通腑除瘀；炙乳没活血止痛，消肿生肌；蒲黄、五灵脂活血化瘀止痛；四石制酸止痛，化瘀散结。脾健湿除，气机条畅，腑气得通，则胃舒胀消肠宁；脾健运化水谷有力，则大便通畅。谢晶日教授认为脾为脏属阴，性喜燥而恶湿，其运主湿而职司运

――――――――――
* 四石：海螵蛸、海蛤壳、煅瓦楞子、浙贝母。

化，故脾虚则运化失司，精微不布，郁而生湿；胃为腑属阳，喜润恶燥，职司受纳，故胃病则通降不行，湿邪内盛，阻滞中焦气机。此外，谢晶日教授重视调理三焦气机，病症结合，理法方药，辨证施治，疗效颇佳。

（李明）

（二）痞满——肝郁脾虚（胃食管反流，疣状胃炎）

钱某，男，66岁。

【首诊】2006年9月5日，患者胃脘部胀满不舒，伴反酸、烧心1年，加重1个月。

患者于1年前情志不遂后出现胃脘部胀满不舒，伴反酸、烧心，未予重视。1个月前诸症加重，听闻谢晶日教授治疗胃病疗效颇佳，遂来就诊。患者现胃脘部胀满不舒，伴反酸、烧心，口干口苦，腹胀，大便次数增多，每日3~4次，舌质暗红，舌体胖大，边有齿痕，苔黄腻，脉沉弦。

【辅助检查】2006年9月4日，胃镜示：①食管炎；②疣状胃炎。病理示：黏膜组织慢性炎。

【辨证分析及病情评估】患者由于平素情志不遂，肝郁气滞，气机不调，横逆犯脾，而致痞满。脾失健运，腑气不通，故胃部胀满不舒，腹胀；胃失和降，故反酸、烧心；脾虚失于运化水液，故口干口苦；脾虚不能固涩，故大便次数增多；舌质红，舌体胖大，边有齿痕，苔黄腻，脉沉弦亦为肝郁脾虚之象。疾病病机为肝郁脾虚，病情一般，预后一般。

【诊断】中医诊断：病：痞满；证：肝郁脾虚。

西医诊断：胃食管反流，疣状胃炎。

【治法】疏肝健脾，祛湿行气。

【方药】患者辨证为肝郁脾虚之"痞满"，治疗以疏肝健脾、祛湿行气为原则，自拟方如下：

柴胡 15g　四石 35g　黄连 25g　佛手 15g

砂仁 15g　枳实 15g　槟榔 15g　苍术 20g

黄芩 15g　栀子 15g　厚朴 15g　藿香 15g

佩兰 15g　乌药 15g　郁金 20g　木香 15g

陈皮 15g　泽泻 20g　猪苓 20g　吴茱萸 10g

代赭石 25g　旋覆花 15g　苏子 15g　焦白术 25g

薏苡仁 30g　白豆蔻 15g　草豆蔻 15g　金钱草 35g

鸡内金 20g　威灵仙 15g　焦麦芽 15g　焦山楂 15g

焦神曲 15g　莱菔子 15g

15 剂　每日 1 剂水煎服，150mL 早晚温服。嘱其服药期间禁食生冷，油腻，辛辣。

【二诊】中药服用 15 剂后复诊，患者自述诸症缓解。原方去代赭石，加柿蒂 15g，继续服用 15 剂以巩固疗效。

【三诊】患者自述诸症缓解，症状平稳。继续服用上方 15 剂以巩固疗效。

【四诊】诸症缓解。上方去四石、黄连、吴茱萸、厚朴，继续服用 15 剂以巩固治疗。

【随访】电话随访 1 年未复发。

【按语】该患者为平素情志不遂，肝郁气滞，气机不调，横逆犯脾，而成痞满。谢晶日教授指出该病病机为肝郁脾虚。方中柴胡、厚朴、佛手、砂仁、紫苏子、白豆蔻、草豆蔻、乌药、薏苡仁、苍术、焦白术、陈皮、莱菔子、木香疏肝理气，健脾益气，祛湿化浊；代赭石、旋覆花降逆化痰止呃；枳实、槟榔通腑泄浊；四石制酸止痛；黄芩、栀子、泽泻、猪苓泄热祛湿；鸡内金、焦三仙健脾消食；藿香、佩兰化湿止呕；金钱草解毒消肿；郁金活血行气止痛；威灵仙祛湿通络止痛；柿蒂降气止呃。肝气得舒，脾胃无犯，脾得健运，腑气得通，胃舒腹胀消；胃气得降，则逆平；脾健得以运化水液，则口适；脾健固涩有权，则泻止。谢晶日教授认为该证肝脾同病，肝疏则脾健，故治宜疏肝健脾，祛湿行气。此外，谢晶日教授重视调理三焦气机，病症结合，理法方药，辨证施治，疗效颇佳。

（李明）

（三）痞满——脾肾不足（甲状腺功能低下，月经稀发）

单某，女，26 岁。

【首诊】2005 年 2 月 2 日，患者胃脘部胀闷不适反复发作2 年，伴月经未行 3 个月。

患者于 2 年前饮食不节后出现胃脘部胀闷不适，到当地医院就诊，经相关检查诊断为甲状腺功能低下，遵医嘱服用优甲乐，近 3 个月月经未行，患者曾多方求医，未明确诊断，效果亦均不明显，症状无明显改善。经朋友推荐来门诊就诊。患者现胃脘部胀闷不适，晨起明显，偶有反酸、烧心，心烦，怕冷，伴腰部酸疼，食欲可，失眠多梦，大便偏干，便后不爽，小便可，舌质紫暗，黄白腻苔，脉沉滑。

【辅助检查】2005 年 2 月 1 日，胃镜示：未见明显异常。2005 年 2 月 2 日，甲功示：正常（FT3、FT4、TSH）。

【辨证分析及病情评估】患者先后天匮乏，脾胃虚弱，中气不足，脾失健运，气机不利，胃失和降而致痞满。脾失健运，腑气不通，故胃脘部胀闷不适；胃失和降，故反酸、烧心；腰为肾之外府，肾阳亏虚，失于温煦，故腰部酸痛、怕冷；脾胃虚弱，脾失健运，气机失调，故大便偏干；脾肾不足日久，心神失养，致失眠、多梦、心烦；脾肾不足，气血生化乏源，冲任气血不足，血海不能满溢，故致月经后期；舌质紫暗，黄白腻苔，脉沉滑，亦为脾肾不足，气滞血瘀之象。病久气虚血滞，气血运行迟滞，加重病情。此病病程日久，病机复杂，病情一般，需及时积极治疗，预后可。

【诊断】中医诊断：病：痞满；证：脾肾不足。

西医诊断：甲状腺功能低下，月经稀发。

【治法】温肾健脾，兼以活血通经。

【方药】患者辨证为脾肾不足之"痞满"，治疗以温肾健脾、活血通经为原则，自拟方如下：

狗脊 25g　续断 25g　牛膝 25g　佛手 25g

砂仁 15g　苏子 25g　川朴 15g　仙茅 15g

黄芪 25g　当归 25g　乌药 20g　丹参 10g

川芎 15g　枳实 15g　生大黄 10g　土鳖虫 10g

白豆蔻 15g　草豆蔻 15g　肉苁蓉 25g　火麻仁 15g

郁李仁 15g　槟榔片 15g　炒杜仲 25g

15 剂　每日 1 剂水煎服，150mL 早晚温服。嘱其服药期间禁食生冷，油腻，辛辣，继续服用优甲乐。

【二诊】中药服用 15 剂后复诊，患者自述症状同前，腰痛缓解，舌质紫暗，苔白腻，脉沉。原方加水蛭 10g，继续服用 10 剂以巩固疗效。

【三诊】患者自述胃脘部胀闷不适好转，月经来，痛经，量少、色淡、有血块，舌质淡红，苔白腻，脉沉。继续服用上方 15 剂以巩固疗效。

【四诊】患者自诉胃脘部胀闷不适已基本缓解，睡眠改善，二便可，痛经，舌暗红、体胖、边齿痕，苔白，脉沉。原方加炙乳没各 15g，继续服用 15 剂以巩固治疗。

【随访】门诊随访半年未复发。

【按语】该患者为脾肾不足、气滞血瘀所致的痞满、月经后期。谢晶日教授指出患者虚象明显，但四诊合参，病性属本虚标实，属脾肾不足、气滞血瘀之证。甲状腺功能低下可以导致身体机能多方面失调，谢晶日教授多从脾、肝、肾调治。方中黄芪健脾益气；杜仲、狗脊、续断、仙茅温肾助阳，调补肝肾；牛膝、土鳖虫、川芎、当归、丹参等通经活血；佛手、砂仁、苏子、白豆蔻、草豆蔻、川朴、乌药等理气，条畅三焦。脾气得健，腑气得通，则胃舒；胃气得降，则逆平；肾阳得充，温煦外腑，则腰痛消；脾肾得养，气血生化有源，冲任气血充足，则月经如常；脾得健运，气机条畅，则大便正常；脾肾得滋，心神得养，则神安睡佳。谢晶日教授认为肝为女子之先天，女子之病，均应考虑调理肝脏。此外，谢晶日教授重视调理三焦气机，病症结合，理法方药，辨证施治，疗效颇佳。

（李明）

四、泄泻

（一）泄泻——脾胃虚弱（功能性腹泻）

夏某，男，18 岁。

【首诊】2002 年 9 月 5 日，患者腹泻伴腹痛 10 天。

患者于 10 天前饮食不节后出现腹泻，便时腹痛，自服止泻药（具体不详），诸症无明显缓解。为求中医治疗来就诊。患者现腹泻，大便质黏，每日 3～4 次，便时腹痛，纳差乏力，面色少华，舌质暗红，苔白腻，脉滑数。

【辅助检查】2002 年 9 月 5 日，电子肠镜示：结肠未见明显异常。便常规示：大便质黏。

【辨证分析及病情评估】患者由于素体脾胃虚弱，饮食稍有不适，而致脾胃运化失健，水谷停为湿滞，而成泄泻。脾失健运，生化乏源，故乏力，纳差，面色少华；舌质暗红，苔白腻，脉滑数，亦为脾虚日久夹有湿热之象。四诊合参，其病位在脾胃，病机为脾胃虚弱，病情一般，预后尚可，但易反复发作。

【诊断】中医诊断：病：泄泻；证：脾胃虚弱。

西医诊断：功能性腹泻。

【治法】疏肝健脾，燥湿固涩。

【方药】患者辨证为脾胃虚弱之"泄泻"，治疗以疏肝健脾、燥湿固涩为原则，自拟方如下：

柴胡 15g　薏苡仁 30g　苍术 25g　黄芩 20g

黄连 20g　黄柏 20g　陈皮 15g　补骨脂 20g

诃子 15g　泽泻 25g　猪苓 25g　枳壳 15g

乌药 10g　白豆蔻 20g　草豆蔻 20g

焦麦芽 15g　焦山楂 15g　焦神曲 15g

炒白术 25g　白扁豆 25g　肉豆蔻 20g

15 剂　每日 1 剂水煎服，150mL 早晚温服。嘱其注意饮食，忌油腻、生冷、辛辣等刺激性食物，避风寒，调情志，停止服用止泻药。

【二诊】中药服用 15 剂后复诊，患者自述服药后腹泻缓解，大便每日 2~3 次，腹痛时有，纳呆，寐差。原方去三黄、泽泻、猪苓、白豆蔻、草豆蔻，加鸡内金 15g、炒莱菔子 15g、山药 30g、山萸肉 20g。继续服用 30 剂以巩固疗效。

【三诊】患者面色少华，形体适中，服药后大便成形，每日 3 次，食欲好转，睡眠一般，自服中药后体重有所上升。舌质暗红，白腻苔，脉沉弦。继上方去枳壳、炒莱菔子，加五味子 15g、五倍子 15g、黄芪 20g。继续服用 30 剂以巩固疗效。

【随访】电话随访 5 个月未复发。

【按语】该患者为素体脾胃虚弱，饮食稍有不适，而致脾胃运化失健，水谷停为湿滞，而成泄泻。中医辨证属脾胃虚弱证，方用参苓白术散合四神丸加减。谢晶日教授指出脾虚运化失司，一则脾气本虚，中焦升降失和，影响对食物的消化和水谷精微的吸收会出现腹胀、便溏等病理变化；二则脾虚不能为胃行其津液，水精不行停聚成湿，水湿内聚流注于大肠发为泄泻；三则脾失健运，无力运化、转输水谷精微灌溉四旁，四维失养并与中土间的相互作用受到影响，反而加重了泄泻。白术、茯苓、甘草、党参、山药、莲子等健脾化湿；陈皮理气，以防过补气机壅滞。

谢晶日教授认为治疗泄泻时应重视脾虚这一主要因素，以恢复脾胃气机升降为主旨。此外，选用剂型应灵活，病势重则予以补中益气汤等汤剂浓煎，取其味厚力强直达病所；病势较缓则可选用参苓白术散等散剂，令药力缓走于脾胃之间，并合用四神丸以加强其固涩之力。

（李明）

（二）泄泻——脾胃虚寒（溃疡性结肠炎）

王某，男，35 岁。

【首诊】2009 年 6 月 9 日。患者腹泻、脓血便半个月。

患者于半个月前饮食不节后出现腹泻、脓血便，自行口服艾迪莎，诸症无明显缓解。为求中医治疗，故来就诊。患者现腹泻，大便每日 2 次，成形，脓血便，无腹痛，舌质暗，体略胖，边有齿痕，苔薄白，脉沉弦。

【辅助检查】2009 年 6 月 8 日，电子肠镜示：溃疡性结肠炎，直肠黏膜血管纹理模糊，充血水肿，质地变脆，触之易出血，横结肠及降结肠可见多发息肉。

【辨证分析及病情评估】患者由于饮食不节，伤及脾胃，加之素体脾胃虚寒，而致脾胃运化失健，水谷停为湿滞，而成泄泻。湿蕴肠道，郁久化热，使肠道气机失调，湿热壅滞，肠络瘀阻则血败肉腐，化为脓血而下痢赤白；舌质暗，体略胖，边有齿痕，苔薄白，脉沉弦，亦为脾胃虚寒之象。本病病机本虚标实，虚实相兼，寒热错杂；病位在脾胃；病情一般，预后一般。

【诊断】中医诊断：病：泄泻；证：脾胃虚寒。

西医诊断：溃疡性结肠炎。

【治法】清热解毒，健脾利湿，敛疮止血。

【方药】患者辨证为脾胃虚寒之"泄泻"，治疗以清热解毒、健脾利湿、敛疮止血为原则，自拟方如下：

柴胡 15g 　白及 15g 　血竭 20g 　三七 15g

黄芩 20g 　黄连 20g 　黄柏 20g 　薏苡仁 30g

苍术 25g 　赤石脂 30g 　浙贝母 35g 　海螵蛸 30g

煅瓦楞 35g 　白头翁 30g 　马齿苋 25g 　焦白术 25g

15 剂　每日 1 剂水煎服，150mL 早晚温服。嘱其少渣饮食、忌生冷，调情志，避风寒，停止服用艾迪莎。

【二诊】中药服用 15 剂后复诊，患者自述大便每日 5～6 次，腹部隐痛，无脓血便，口干。舌暗、体胖、边齿痕，苔薄白，脉沉。原方加补骨脂 30g、肉豆蔻 20g、诃子 20g、黄芪 20g、玄参 25g、海蛤粉 30g，继续服用 15 剂以巩固疗效。

【三诊】患者自述周身乏力，大便不成形，每日 3～4 次，无脓血便，腹部隐痛，无口干。舌暗、体胖、边齿痕，苔薄白，脉沉。继上方加鹿角胶 20g、山药 25g、山萸肉 15g、白扁豆 15g、米壳 15g。继续服用 15 剂以巩固疗效。

【四诊】患者面色少华，形体适中，大便偶有不成形，每日 2 次，易怒。舌质紫暗、体略胖、边齿痕，少许白腻苔，脉沉。继上方去白扁豆、米壳，加五味子 20g、五倍子 15g。继续服用 15 剂以巩固疗效。

【随访】门诊随访 6 个月未复发。

【按语】该患者为素体脾胃虚寒，加之饮食不节，失于健运，水湿停滞，湿热蕴结大肠，肠络瘀阻则血败肉腐，化为脓血而下痢赤白，而成泄泻。中医辨证属脾胃虚寒。谢晶日教授指出，该证本虚标实，虚实相兼，寒热错杂。药用黄芪、炒白术、玄参、苍术、薏苡仁，补气健脾燥湿；白头翁、马齿苋清热解毒燥湿；黄连、黄芩和黄柏清热燥湿；补骨脂、肉豆蔻、诃子、山药、山萸肉、白扁豆燥湿固涩；五味子、五倍子酸涩收敛，敛肠生肌；三七活血化瘀。脾健、湿除、热去，大肠气机通畅，则瘀散血止痛消。谢晶日教授认为中医治疗可以通过扶助正气，提高机体免疫功能，抗菌消炎，促进肠道蠕动、水液吸收，改善自主神经和酶的调节等因素而改善病情。此外，现代药理实验证实：白及具有消炎止血、解痉止痛作用，对于缺损之血管有修复作用，并能改善血液循环，利于组织的营养供应和肠管溃疡组织修复，并可软化瘢痕组织，防止假性愈合和瘀痕所致的肠腔狭窄；川黄连、川黄柏有明显的镇痛、抗炎、抗溃疡的作用，能显著缩小溃疡面积。

（李明）

（三）泄泻——湿热蕴结（溃疡性结肠炎）

陶某，男，42岁。

【首诊】2011年5月16日，患者腹泻、脓血便伴腹痛5天。

患者于5天前无明显诱因出现大便次数增多，便中带有脓血，伴有腹痛，到医院门诊检查肠镜示："溃疡性结肠炎，直肠多发息肉"。遵医嘱口服美沙拉嗪等药物对症治疗，诸症无明显缓解，为求中医治疗今来就诊。患者现神志清楚，精神尚可，面色萎黄，形体消瘦，两目欠神，大便每日数次，便中有脓血，且便时伴有腹痛，舌质紫暗、体胖大，苔黄白腻，脉弦滑。

【辅助检查】2011年5月11日，电子肠镜示：溃疡性结肠炎，直肠多发息肉；病理示：（直肠）炎性坏死小肉芽组织中可见假性肠上皮，符合溃疡性直肠炎。

【辨证分析及病情评估】患者由于素体虚弱，脾失健运，复感湿热毒邪；或过食辛辣肥甘，湿热蕴结大肠；或情志不遂，肝郁犯脾，脾失健运，湿蕴肠道，郁久化热，使肠道气机失调，湿热壅滞，肠络瘀阻则血败肉腐，化为脓血而下痢赤白。脾失健运，生化乏源，故面色萎黄，形体消瘦，两目欠神；舌质紫暗、体胖大，苔黄白腻，脉弦滑亦为湿热蕴结之象。疾病活动期以实证为主，以湿热互结、气血壅滞多见；但脾虚仍贯穿活动期溃疡性结肠炎病情发展的全过程，缓解期以脾虚为主。该患经积极治疗，减少发作，改善生活质量，病情一般，预后尚可。

【诊断】中医诊断：病：泄泻；证：湿热蕴结。

西医诊断：溃疡性结肠炎。

【治法】清热燥湿，止血固涩。

【方药】患者辨证为湿热蕴结之"泄泻"，治疗以清热燥湿、止血固涩为原则，自拟方如下：

柴胡 15g　薏苡仁 35g　苍术 25g　补骨脂 35g

诃子 20g　三七 15g　白及 20g　血竭 20g

黄连 15g　黄芩 15g　黄柏 15g　苦参 20g

焦白术 25g　肉豆蔻 25g　炒地榆 30g

15 剂　每日 1 剂水煎服，150mL 早晚温服。嘱其少渣饮食，调情志，避风寒，如病情控制不佳，建议住院系统治疗。

【二诊】中药服用 15 剂后复诊，患者自述停用美沙拉嗪后，又出现便血，大便每日 4~5 次。继续服用原方 15 剂以巩固疗效。

【三诊】患者自述便时腹痛，大便每日 2~3 次，余无明显不适。舌质暗红、体胖、边齿痕，脉沉弦。原方加炒白芍 25g、甘草 15g。继续服用 15 剂以巩固疗效。

【四诊】患者自诉大便每日 1~2 次，便质正常，成形，便中无脓血，便时无腹痛，诸症好转。舌质暗红、体略胖，苔薄白，脉沉滑。原方去炒地榆、三七、白及、血竭，加枳实 15g、槟榔片 15g、黄芪 25g、佛手 20g、砂仁 15g、苏子 15g、沙参 25g。继续服用 15 剂以巩固治疗。

【随访】门诊随访 1 个月未复发。

【按语】该患者为湿热蕴结大肠，肠络瘀阻则血败肉腐，化为脓血而下痢赤白而成泄泻。中医辨证属湿热蕴结。谢晶日教授指出溃疡性结肠炎之难治，缘其证之虚实夹杂，易反复发作。药用茯苓、白术、苍术健脾燥湿；补骨脂、肉豆蔻、诃子涩肠止泻；三七、白及、血竭等和血止血。脾气健运，生化有源，则体健神充；脾健、热去、湿除，大肠气机条畅，则瘀散血止痛消。谢晶日教授认为泄泻为患，不论虚实，肠中总有滞，气血失于条畅，故在缓解期以补益脾肾为主。余邪未净，治疗时应详细辨证，或阳虚、或阴虚、或气虚，以及在脾、在肾的不同，根据辨证采取不同的治则。此外，止血之品的使用为急则治标的治法，故宜中病即止。

（李明）

第三节　其他系统疾病

一、不寐

（一）不寐——肝郁化火（失眠）

王某，男，50岁。

【首诊】2006年6月14日，患者失眠、易怒1月余，加重2周。

患者平素性格内向，不善言谈，1个月前，因与人争吵，情志不遂，抑郁难解，而后出现夜间难以入睡，且伴有两胁胀痛，烦躁易怒。经上网得知该病与中医情志病相关，故来就诊。患者现失眠易怒，伴两胁胀闷不舒，头目胀痛，面赤，舌红，脉弦数。

【辅助检查】2006年5月15日，脑血流图示：各动脉血流速均正常；生化示：未见明显异常。

【辨证分析及病情评估】患者是由于情志不遂，暴怒伤肝，肝失疏泄，肝气郁结，气郁化火，魂不能藏，阴阳失衡。《类证治裁·不寐论治》曰："阳气自动而之静，则寐；阳气自静而之动，则寤。"可见阴阳失衡可导致失眠。肝火上炎，则面赤、头痛、两目胀痛；肝气郁结，故两胁肋胀痛；舌红、脉弦数亦为肝郁化火之征。该病病机为肝郁化火，病情一般，预后一般。

【诊断】中医诊断：病：不寐；证：肝郁化火。

西医诊断：失眠。

【治法】疏肝泻火。

【方药】患者辨证为肝郁化火之"不寐"，治疗以疏肝泻火为原则，自拟方如下：

> 白芍 15g　茯苓 25g　柴胡 15g　黄芩 15g
>
> 栀子 15g　郁金 15g　枳实 15g　延胡索 15g
>
> 丹参 15g　炒枣仁 20g　川楝子 15g　牡丹皮 15g
>
> 炙甘草 15g

7剂　每日1剂水煎服，150mL早晚温服。嘱其调整作息时间，按时休息，切忌熬夜，同时注意饮食，忌酒，避免情志刺激。

【二诊】中药服用7剂后复诊，患者自述胁肋胀痛缓解，面不赤，睡眠改善，舌微红，脉略弦数。原方加夜交藤、合欢花各25g，继续服用7剂以巩固疗效。

【三诊】患者自述睡眠好转，胁肋不痛，情绪较好，脉已不数。上方加煅龙骨、煅牡蛎各35g，继续服用7剂以巩固疗效。

【四诊】望其两眼有神，情志愉快，患者自述病情大有好转，每晚能睡6个小时左右，头不胀痛，心情不郁闷，舌不红，脉微弦。继续服用上方7剂以巩固治疗。

【随访】门诊随访1个月未复发。

【按语】该患者由于情志不遂，暴怒伤肝，肝失疏泄，肝气郁结，气郁化火，魂不能藏，阴阳失衡而致失眠。谢晶日教授指出该病病机为肝郁化火。方中以柴胡为君，疏肝解郁；白芍养血敛阴柔肝；黄芩苦寒，清热泻火；郁金、延胡索、川楝子、枳实疏肝理气；丹皮、丹参清热凉血活血；炒枣仁、茯苓宁心安神；

炙甘草调和诸药。肝气得舒，故两胁胀痛可愈；魂有所藏，故夜能寐；郁解则火自去，火热之象自除。肝藏血，血舍魂，夜卧血归于肝，魂有所藏，故能寐。情志不畅，肝失疏泄，肝气郁结，郁而化火，血不归于肝，魂亦不藏而致不寐。故应以疏肝解郁为基本治法。此外，肝郁得解，加夜交藤、合欢花以增宁心安神之效；煅龙骨、煅牡蛎重镇安神。

（李明）

（二）不寐——痰热内扰（失眠）

冯某，男，45岁。

【首诊】2011年5月2日，患者失眠5年余。

患者于5年前出现失眠、多梦症状，甚则彻夜难眠，每天睡眠约3小时，伴心烦易怒。病情经久不愈，反复发作，痛苦不堪，经人介绍得知谢晶日教授善治失眠，故来就诊。患者自述平素嗜酒及肥甘厚物，肝功稍高，但无肝炎病史。患者现失眠易怒，心烦，偶有胃脘痞满，饮食尚可，小便黄，舌红，苔黄厚腻，脉弦数。

【辅助检查】2011年5月1日，心电图示：ST段轻度抬高。头CT示：未见明显异常。

【辨证分析及病情评估】患者由于平素喜食肥甘厚味，饮食不节，损伤脾胃，运化失司，水谷不化，宿食停滞，聚而成湿，积湿生痰，痰阻中焦；且酒为辛热之品，助湿生热，嗜酒无度，痰热互结，上扰心神，心神不安而致心烦失眠，如《景岳全书》曰："痰火扰乱，心神不宁，思虑过伤，火炽痰郁而致不眠者多矣。"痰湿阻遏中焦，气机阻滞，故胃脘痞满；舌红，苔黄厚腻，脉弦数亦为痰热内扰之征。病程迁延日久，病机为痰热内扰，病情一般，预后一般。

【诊断】中医诊断：病：不寐；证：痰热内扰。

西医诊断：失眠。

【治法】清热化痰，镇心安神。

【方药】患者辨证为痰热内扰之"不寐"，治疗以清热化痰、镇心安神为原则，自拟方如下：

> 黄连 10g　竹茹 15g　半夏 15g　蜜远志 10g
>
> 陈皮 15g　云苓 20g　枳实 15g　炒酸枣仁 20g
>
> 柏子仁 20g　炙甘草 15g

7 剂　每日 1 剂水煎服，150mL 早晚温服。嘱其调整作息时间，按时睡觉，忌食辛辣，饮食清淡，忌烟酒。

【二诊】中药服用 7 剂后复诊，患者自述睡眠明显好转，舌不红，苔白，脉弦略数。原方黄连量减至 6g，继续服用 7 剂以巩固疗效。

【三诊】患者自述能睡 7 小时，睡眠质量已明显改善。上方加五味子 10g，继续服用 7 剂以巩固疗效。

【随访】门诊随访 1 年睡眠佳。

【按语】该患者由于平素喜食肥甘厚味，饮食不节，损伤脾胃，运化失司，水谷不化，宿食停滞，聚而成湿，积湿生痰，痰阻中焦；且酒为辛热之品，助湿生热，嗜酒无度，痰热互结，上扰心神，心神不安而致心烦失眠。谢晶日教授认为该病病程迁延日久，病机为痰热内扰。方用黄连温胆汤加减。方中以燥湿化痰、降逆和胃之半夏，破气消积、化痰除痞之枳实共为君；竹茹清热化痰除烦；陈皮理气燥湿；茯苓健脾利湿，养心安神；酸枣仁、柏子仁补益心气，养血安神；煅龙骨、煅牡蛎镇心安神；黄连燥湿清热，泻火除烦；炙甘草调和诸药。湿祛脾旺，痰无所生，热无所结，则心神自安；热解则烦除。谢晶日教授认为半夏能和胃气，使浊阴得降，脾阳得升，则卫气得以入阴，阴阳和其卧立至。如《灵枢·邪客》曰："五谷入于胃也，其糟粕、津液、宗气分为三遂……饮以半夏一剂，阴阳已通，其卧立至。"此外，治痰先治气，气顺痰自消，故枳实的行气作用能增强半夏化痰之力。

（李明）

（三）不寐——心脾两虚（神经衰弱）

范某，女，42岁。

【首诊】2011年9月15日，患者失眠、多梦伴纳差近1年。

患者失眠、多梦近1年，甚则彻夜难眠，伴有胃脘不舒，纳差，消瘦乏力。2000年6月曾到当地医院就诊，检查未发现阳性体征，诊为"神经衰弱"。近1年来服用多种西药，但均无明显效果，遂来就诊。患者现失眠多梦，甚则彻夜难眠，同时伴有胃脘不舒，纳差，消瘦乏力，胸脘痞闷，晨起恶心干呕，舌有齿痕，舌淡苔薄白，弦沉无力。

【辅助检查】无。

【辨证分析及病情评估】患者由于饮食不节等原因损伤脾胃运化功能，影响胃气升降之职，胃失和降，壅遏中宫，故胃脘不舒，纳差；脾主肌肉四肢，脾失健运，故消瘦乏力；胃气失和，阳浮于外，以致睡卧不安，如《素问·逆调论》曰："阳明者，胃脉也，胃者，六腑之海，其气亦下行。阳明逆不得从其道，故不得卧。"舌有齿痕，舌淡苔薄白，弦沉无力亦为心脾两虚之证。病程迁延日久，病情一般，预后一般。

【诊断】中医诊断：病：不寐；证：心脾两虚。

西医诊断：神经衰弱。

【治法】健脾和胃，宁心安神。

【方药】患者辨证为心脾两虚之"不寐"，治疗以健脾和胃、宁心安神为原则，自拟方如下：

半夏15g　陈皮15g　茯苓25g　枳实15g
人参15g　砂仁15g　柏子仁20g　合欢皮20g
夜交藤20g　炙甘草15g　炒酸枣仁20g　焦白术15g
炒麦芽20g

7剂 每日1剂水煎服，150mL早晚温服。嘱其调整作息规律，停止服用镇静安眠类药物，少食荤辣冷滑，勿吸烟、饮茶。

【二诊】中药服用7剂后复诊，患者自述稍有睡意。继续服用7剂以巩固疗效。

【三诊】患者自述睡眠显著好转。停服汤药，改为香砂养胃丸以健脾养胃。

【随访】随访1月余，食欲大进，睡眠可持续6~8小时，几乎无梦。

【按语】该患者为胃失和降，脾失健运以致失眠。谢晶日教授指出该病迁延日久，病机为胃气失和，阳浮于外。谢晶日教授遵循《脾胃论》"安养心神，调治脾胃"之意，采用半夏降逆和胃，陈皮调理气机以和胃；四君子汤益气补虚、健脾助运以复脾虚之本；砂仁、枳实理气和胃；柏子仁、酸枣仁宁心安神；合欢皮、夜交藤解郁安神，交通心肾之阴阳；甘草调和诸药。脾健胃和，胃气得降，则饮食渐佳，胃脘得舒；气血之源在于脾胃，脾胃功能正常，四肢肌肉得以充养，则消瘦乏力得以缓解；胃和则卧安，失眠自愈。谢晶日教授指出清阳自升，浊阴自降为治疗本病之要。此外，《灵枢·邪客》记载半夏汤以半夏为治目不瞑不得卧，服之一剂，即"阴阳已通，其卧立至"，"其病新发者，覆杯则卧"，故半夏能和胃气而通阴阳。

（李明）

二、痹证

（一）痹证——痰瘀痹阻（肩周炎）

方某，男，39岁。

【首诊】2008年9月15日，患者右肩痛反复发作3年余。

患者于3年前劳累后出现右肩疼痛，动则尤甚，不动也痛。到当地医院就诊，经相关检查诊断为"肩周炎"，住院治疗1个月无明显疗效，遂出院。其后疼痛常反复发作，影响工作及生活。近日症状加重，欲尝试中医治疗，故来就诊。患者现右肩疼痛，动则尤甚，不动也痛，伴少汗，口腻，口渴不欲饮，大便秘结，舌暗红、苔白腻，脉弦滑稍浮。

【辅助检查】 无。

【辨证分析及病情评估】 患者由于外伤损伤肢体筋脉，气血经脉痹阻，不通则痛，以致痹证。劳累汗出，肌腠不固，外感风寒湿邪，风邪上扰，故颈肩痛；寒邪内侵，故遇寒加重；久病成瘀，故动则痛甚，不动也痛；湿邪困脾，脾失运化，故大便秘结；津液失于输布，故口腻，口渴不欲饮；舌暗红，苔白腻，脉弦滑稍浮，亦为痰瘀痹阻之征。病程迁延日久，病机为痰瘀痹阻，病情较重，预后一般。

【诊断】 中医诊断：病：痹证；证：痰瘀痹阻。

西医诊断：肩周炎。

【治法】 助阳解表，温经通络，散风止痛。

【方药】 患者辨证为痰瘀痹阻之"痹证"，治疗以助阳解表、温经通络、散风止痛为原则，自拟方如下：

麻黄 10g　桂枝 10g　葛根 15g　赤芍 10g

白芍 10g　桑枝 15g　羌活 10g　川芎 10g

细辛 3g　片姜黄 10g　炙甘草 3g　胆南星 10g

制附子 10g

7 剂　每日 1 剂水煎服，150mL 早晚温服。嘱其注意休息，坚持治疗。

【二诊】 中药服用 7 剂后复诊，患者自述症减，原来侧睡则痛，现已消失。受寒则疼痛加重，易汗，夜间喉咙出气有烫热感，舌淡、苔白腻，脉弦浮。原方去麻黄、胆南星，加苍术 10g、天南星 10g、制附片 6g、制黄芩 6g。继续服用 7 剂以巩固疗效。

【三诊】 患者自述肩关节痛一度完全消失，近因劳累、受寒疼痛又作。予方如下：骨碎补 10g，补骨脂 10g，威灵仙 15g，麻黄 5g，片姜黄 10g，熟地黄 10g，制乳没（各）6g，天南星 10g，葛根 15g，桂枝 10g，赤芍 10g，羌活 10g，细辛 3g，当归 10g，川芎 10g，炙甘草 3g，土鳖虫 6g。研末，泡酒 1.5kg，早晚各服 10mL 以巩固治疗。

【随访】随访 2 个月，肩痛未作，其余诸症显著减轻。

【按语】该患者为外伤损伤肢体筋脉，气血经脉痹阻，而发为痹证。谢晶日教授指出该病病程日久，病机为痰瘀痹阻。方用张仲景《金匮要略》中的桂枝芍药知母汤合麻黄细辛附子汤、乌头汤加减。方中桂枝、麻黄温散风寒；羌活、片姜黄、葛根、当归、川芎、苍术散寒祛风，胜湿止痛；天南星、胆南星化痰；生姜、甘草调胃和中；附子、细辛温经散寒，祛寒湿痹痛；补骨脂补肾阳，壮筋骨；熟地黄补肾填精，养肝益血；当归活血通经；骨碎补化瘀祛骨风；威灵仙搜散少阴经、太阳经及肢体的风寒湿邪；麻黄散寒，配熟地黄温肌腠；土鳖虫化瘀壮筋骨；乳香、没药活血化瘀止痛。风邪得散，寒邪得祛，瘀去络通，气血通畅，则疼痛渐缓；湿邪得散，脾气健运，故大便恢复正常；津液得布，故渴饮自如。谢晶日教授认为久病入络，久病成瘀，久病累及脏腑，穷必及肾，寒湿最易伤肾，肾虚不能御邪，寒湿乘虚入侵，肾主骨，寒邪入骨，骨失所养，则易致肢体不能屈伸等症。故表邪将尽，当与攻补兼施。此外，治风先治血，血行风自灭，故应兼以补血、调血。且赤芍土鳖虫兼具反佐之用，以防温药化热；酒性温，味辛而苦甘，使用药酒可助温通血脉、宣散药力、温暖肠胃、祛散风寒、振奋阳气、消除疲劳。

（李明）

（二）痹证——寒湿痹阻（强直性脊柱炎）

邢某，男，29 岁。

【首诊】2007 年 4 月 15 日，患者腰背及臀部疼痛反复发作

7 年。

患者于 7 年前无明显诱因出现腰背及臀部疼痛，伴晨僵，到当地医院就诊，查体：腰骶部有压痛，Schober 试验阳性，相关检查示：HLA – B27 阳性，诊断为"强直性脊柱炎"。到多家骨科医院治疗，均无明显疗效。听闻中医治疗疑难杂症疗效颇佳，故来就诊。患者现腰部冷痛，活动受限，伴晨僵，1～2 小时可后缓解，畏寒明显，臀髋部交替疼痛，后半夜及晨起尤甚，颈部酸痛不适，阴雨天及劳累后加剧，便溏，舌质淡红，苔薄腻，脉沉细。

【辅助检查】2007 年 4 月 14 日，CT 示：双侧骶髂关节炎；实验室检查示：HLA-B27（＋），ESR：32mm/h。

【辨证分析及病情评估】患者由于感受风寒湿邪后，经络之气受阻，气血闭阻，肾督阳气被遏，腰脊筋骨失于温煦，以致骨痹。如《素问·六元正纪大论》曰："感于寒则病人关节紧固，腰椎痛，寒湿推于气交而为疾也。"阳虚寒凝，故畏寒；气血运行不畅，不通则痛，故腰背拘急疼痛；肾阳虚衰，不能温煦脾土，故便溏；舌质淡红，边有齿痕，苔薄白，脉沉细亦为肾阳虚衰之象。病程迁延日久，病机为寒湿痹阻，病情较重，预后不良。

【诊断】中医诊断：病：痹证；证：寒湿痹阻。

西医诊断：强直性脊柱炎。

【治法】温阳通督，祛风散寒。

【方药】患者辨证为寒湿痹阻之"痹证"，治疗以温阳通督、祛风散寒为原则，自拟方如下：

羌活 10g　独活 12g　秦艽 12g　杜仲 30g

蕲蛇 9g　防风 9g　川芎 30g　川乌 9g（先煎）

红枣 10g　粉葛根 30g　仙灵脾 18g　淡附片 9g（先煎）

佛手片 10g　炒白芍 30g　桑寄生 15g　炙甘草 9g

14 剂 每日 1 剂，水煎服，150mL 早晚温服。嘱其注意保暖，坚持治疗。

【二诊】中药服用 14 剂后复诊，患者自述畏寒明显减轻，腰脊背部痛势缓解，颈部仍酸痛僵硬，大便溏薄。原方去制川乌，加炒白术 30g，木瓜 12g。继续服用 28 剂以巩固疗效。

【三诊】患者自述腰背部及颈部疼痛基本缓解，大便转为正常。继续服用上方 56 剂以巩固疗效。

【四诊】患者病情稳定，腰背部疼痛已消，血沉降至 14mm/h。上方改淡附片为 6g，继续服用 14 剂以巩固疗效。

【随访】随访 1 年，病情未见复发。

【按语】该患者为寒湿流注经络，结滞骨节，气血不和而发为痹证。谢晶日教授指出该病病程迁延日久，病机为寒湿痹阻。方中附子回阳救逆，温肾助阳，逐风寒湿；羌活、独活、防风、秦艽、蕲蛇祛风除湿，散寒止痛；川芎行气活血；白芍、红枣、甘草补益气血；杜仲、桑寄生、仙灵脾温补肾阳；佛手理气健脾。寒去湿散，经络、气血畅通，肾阳得布，温煦腰脊筋骨，则骨痹诸症皆除；阳复寒散，则不畏寒；肾阳得复，温煦脾土，则大便正常。谢晶日教授指出附子为回阳救逆、温肾助阳、逐风寒湿之要药，如《本草备要》曰："附子辛温有毒，大热纯阳。其性浮而不沉，其用走而不守，通行十二经，无所不至。能引补气药以复散失之元阳；引补血药以滋不足之真阴；引发散药开腠理，以逐在表之风寒；引温暖药达下焦，以祛在里之寒湿。"此外，乌头功同附子而稍缓，但散寒止痛作用较附子强。

（李明）

（三）痹证——风湿热痹（慢性痛风性关节炎）

裴某，男，75 岁。

【首诊】2009 年 2 月 9 日，患者全身关节反复红肿热痛 10 余年，加重 3 个月。

　　患者于 10 年前进食海鲜后，于次日凌晨突然出现右脚第一跖趾关节红肿热痛，疼痛剧烈难忍，到当地医院就诊，经相关检查诊断为"慢性痛风性关节炎"，经秋水仙碱及抗病毒治疗后缓解。此后诸症常反复发作，甚至发展到全身关节疼痛不适。近 3 个月痛风愈加频发，痛苦不堪，必须使用激素才能控制。患者现全身关节疼痛，凌晨尤甚，并伴有灼热感，夜间加重，在跖趾、肘关节、掌指、指间、耳轮等多处可见痛风石，肢端麻木，形体消瘦，纳差，乏力，舌质暗红，苔薄黄腻，脉涩。

　　【辅助检查】2009 年 2 月 7 日，血常规示：未见明显异常；生化示：血尿酸达 585μmol/L。

　　【辨证分析及病情评估】患者由于风湿热邪，流注关节，痹阻经络，气血郁滞不通以致痹证。风湿热邪，痹阻经络，气血郁滞不通，故全身关节酸痛，痛处有灼热感；患病日久，浊邪与瘀血互结，凝聚成石，窃居关节、肌腠、尿路，形成痛风石；病久邪盛正虚，故消瘦乏力；湿邪内停，上扰于胃则纳差；舌质暗红，苔薄黄腻，脉涩亦为湿热内蕴夹瘀之象。病程迁延日久，病机为风湿热邪、流注关节、痹阻经络，病情较重，预后不良。

　　【诊断】中医诊断：病：痹证；证：风湿热痹。

　　　　　　西医诊断：慢性痛风性关节炎。

　　【治法】清热利湿，祛瘀通络。

　　【方药】患者辨证为风湿热痹之"痹证"，治疗以清热利湿、祛瘀通络为原则，自拟方如下：

　　　　　黄柏 9g　苍术 10g　泽泻 30g　蕲蛇 9g

　　　　　独活 15g　川芎 20g　桃仁 10g　片姜黄 9g

　　　　　车前草 12g　土茯苓 40g　山慈菇 15g　川牛膝 10g

　　　　　生薏苡仁 10g　炒白芍 30g　炙甘草 12g　佛手片 10g

　　14 剂　每日 1 剂水煎服，150mL 早晚温服。嘱其避免碰触冷水，注意饮食，勿过劳，停止使用激素。

【二诊】中药服用 14 剂后复诊，患者自述疼痛大减，夜间已能安眠。原方去泽泻，加忍冬藤 30g。继续服用 14 剂以巩固疗效。

【三诊】患者全身关节红肿热痛已基本消失，食欲恢复正常，夜寐亦安，查血尿酸已降至 372μmol/L。继续服用上方 14 剂以巩固疗效。

【随访】随访半年，患者病情稳定。

【按语】该患者为风湿热邪，流注关节，痹阻经络，气血郁滞不通而成痹证。谢晶日教授指出病程迁延日久，病机为风湿热邪、流注关节、痹阻经络。方用四妙丸以清热利湿治其本；舒经活络之品缓解疼痛治其标；桃仁等活血祛瘀之品疏通经络；芍药甘草汤养阴和营，缓急止痛。风湿热邪得祛，经络通畅，气血无阻，则痛除热退；气血行，瘀血散，故痛风石可化；正盛邪退，正气得复，则体健；湿邪得祛，脾运化有权，胃和则饮食佳。谢晶日教授认为久病必虚，故其周身痹阻，如《脉因证治》曰："是风湿热下陷血分阴中，阳气不行。"此外，蕲蛇为血肉有情之品，可透骨搜风。

（李明）

三、消渴

（一）消渴——脾肾两虚（糖尿病）

方某，男，50 岁。

【首诊】2011 年 4 月 6 日，患者多饮、多尿伴形体消瘦 15 年。

患者于 15 年前出现多饮、多食、多尿，未予重视，但日久形体消瘦，神疲乏力，曾到本市两家医院就诊，查尿糖定性阳性，诊断为"糖尿病"，以中西药断续治疗，症状时轻时重，血糖控制不理想，听闻谢晶日教授治疗此病疗效显著，故来就诊。

患者现多饮、多尿伴形体消瘦，神疲乏力，气短懒言，食欲不振，脘腹胀满，便溏，每日 2 次，小便清长量多，舌质暗淡，舌苔灰白而润，脉沉细无力。

【辅助检查】2011 年 4 月 6 日，尿糖定性示：＋＋＋＋。血糖示：空腹血糖 19.7mmol/L。血常规、胸部 X 线片及心电图未见异常。

【辨证分析及病情评估】患者由于脾肾两虚，湿阻中焦，水津不化而致消渴之证。湿邪困脾，脾失健运，故食欲不振；腑气不通，故脘腹胀满；水谷不能运化以充养四肢肌肉，故形体消瘦；脾胃为气血生化之源，脾胃虚弱，导致气血生化乏源，气血亏虚，故气短懒言，神疲乏力；脾虚不能运化津液，肾虚使膀胱气化失司，清浊不分，故大便溏泄，小便清长；舌质暗，舌苔灰白而润，脉沉细无力亦为脾肾两虚之证。病程迁延日久，病机为脾肾两虚，病情一般，预后一般。

【诊断】中医诊断：病：消渴；证：脾肾两虚。

西医诊断：糖尿病。

【治法】健脾利湿，芳香化浊。

【方药】患者辨证为脾肾两虚之"消渴"，治疗以健脾利湿、芳香化浊为原则，自拟方如下：

党参 15g　薏苡仁 18g　佩兰 12g　陈皮 10g

桔梗 6g　茯苓 12g　苍术 15g　白豆蔻 10g

炒白术 12g　炒山药 30g　炒扁豆 30g

14 剂　每日 1 剂水煎服，150mL 早晚温服。嘱其清淡饮食，注意休息。

【二诊】中药服用 14 剂后复诊，患者自述渴饮明显减轻，小便次数减 7 ~ 8 次，大便成形，全身感觉较前有力，六脉缓和，灰苔转白，查尿糖（＋＋），空腹血糖 13.2mmol/L。原方加黄芪 15g，继续服用 14 剂以巩固疗效。

【三诊】患者临床症状基本痊愈，尿糖（＋），空服血糖9.3mmol/L，气机已畅，脾初健运，湿邪已祛。上方配服金匮肾气丸。继续服用14剂以巩固疗效。

【四诊】患者临床症状基本痊愈，尿糖（－），空腹血糖5.8mmol/L。继续服用上方14剂以巩固治疗。

【随访】随访1年病情稳定。

【按语】该患者为脾肾两虚，湿阻中焦，水津不化而致多饮、多尿伴形体消瘦，神疲乏力等症状。谢晶日教授指出该病病程迁延日久，病机为脾肾两虚。方中诸药分为两部分，一为白术、薏苡仁、茯苓、苍术等健脾燥湿；二为党参、炒山药等补益正气。脾气得健，则可运化水谷，充养四肢，且腑气通畅，故食欲渐复，形体渐壮；气血生化有源，故气血充盛，虚证渐消；补脾益肾，水液得以输布，膀胱开合有司，分清泌浊，二便恢复正常。谢晶日教授指出消渴多为阴亏阳亢，津涸热淫，以滋阴清热为主要治则。但本例明显不属于此列，本例为湿困脾阳，而非阴亏火旺。应以健脾利湿，芳香化浊为主要治则。此外，应调补气阴，益肾固本以善其后。

（李明）

（二）消渴——肺胃燥热（2型糖尿病）

霍某，男，38岁。

【首诊】2009年9月15日。患者多饮、多食、多尿伴消瘦1个月。

患者近1个月体重明显下降，口渴多饮，多食易饥，尿频量多。到当地医院就诊，相关检查示血糖升高，诊断为"2型糖尿病"，自认为西医治疗疗效有限，故转求中医治疗而来就诊。自诉平素喜食辛辣，肥腻食物，近期工作压力较大。患者现多饮、多食、多尿伴消瘦，烦热多汗，大便干燥，舌边尖红，苔黄，脉滑实有力。

【辅助检查】2009 年 9 月 15 日，血糖示：空腹血糖 8.7mmol/L，餐后 2 小时血糖 16.0mmol/L。

【辨证分析及病情评估】患者由于长期过食肥甘、辛辣之品，导致脾胃运化失职，积热内蕴，化燥伤阴而成消渴之证。如《素问·奇病论》曰："此人必数食甘美而多肥也，肥者令人内热，甘者令人中满，故其气上溢，转为消渴。"肺热炽盛，耗液伤津，故口干舌燥，烦渴多饮；肺主治节，失于布散津液，直趋于下，故尿频量多；胃热炽盛，腐熟水谷之能亢盛，故多食易饥；舌边尖红，苔黄，脉滑实有力亦为内热之证。本病为消渴病早期，病机为肺胃燥热，病情较轻，预后良好。

【诊断】中医诊断：病：消渴；证：肺胃燥热。

　　　　西医诊断：2 型糖尿病。

【治法】清肺胃热，养阴生津。

【方药】患者辨证为肺胃燥热之"消渴"，治疗以清肺胃热、养阴生津为原则，自拟方如下：

　　　　石膏 20g　知母 15g　麦冬 15g　生地黄 10g

　　　　黄连 10g　玄参 15g　柴胡 10g　郁金 10g

　　　　丹参 15g　鬼箭羽 20g　炙甘草 9g　川牛膝 15g

　　　　天花粉 20g

7 剂　每日 1 剂水煎服，150mL 早晚温服。嘱其清淡饮食，放松心情，合理劳作。

【二诊】中药服用 7 剂后复诊，患者自述口渴多饮、多食易饥等症状明显好转。继续服用原方 14 剂以巩固疗效。

【三诊】患者自述诸症消失，复查空腹血糖 6.2mmol/L，餐后 2 小时血糖 8.5mmol/L。继续服用 14 剂以巩固疗效。

【随访】电话随访 1 年未复发。

【按语】该患者为脾胃运化失职，积热内蕴，化燥伤阴而成消渴之证。谢晶日教授指出疾病为发病早期，病机为肺胃燥热，治用玉女煎加减。方中石膏、知母清肺胃之热；生地黄、麦冬益肺胃之阴；牛膝引火下行；黄连、天花粉、玄参清热泻火；郁金、柴胡行气解郁。肺热得清，津液布散有序，则尿量恢复正常，口不渴；胃热得清，腐熟水谷之力受约，则饮食正常。谢晶日教授认为消渴病患者阴虚津亏，燥热煎灼，可引起血液郁滞，故加鬼箭羽、丹参活血化瘀。此外，肺胃津液已伤，应补益肺胃之阴以善其后。

（李明）

（三）消渴——气阴两虚（2型糖尿病）

付某，男，65岁。

【首诊】2010年7月22日，患者糖尿病15年。

患者15年前无明显诱因出现体倦乏力、体重下降，到当地医院就诊，检查空腹血糖为13.4mmol/L，诊断为"2型糖尿病"，服用盐酸贝那普利（洛汀新）片等降糖药物治疗，5年前体检出现微量蛋白尿，遵医嘱开始皮下注射胰岛素治疗，平素血糖控制尚可，但近日自觉乏力加重，血糖控制不理想，为求进一步中西医结合系统治疗，遂来就诊。患者现体倦乏力，动则汗出，气短懒言，心悸失眠，自觉咽干口燥，舌红少津，苔薄，脉细数无力。

【辅助检查】2010年7月22日，血糖示：空腹血糖10.6mmol/L，餐后2小时血糖12.4mmol/L；尿常规示：微量蛋白尿；生化示：血脂正常。

【辨证分析及病情评估】患者由于病久失治，日久耗伤气阴，以致气阴两虚，气虚则体倦乏力，动则汗出，气短懒言；气虚心失所养，则心悸失眠；阴虚燥热，津不上承，故咽干口燥；舌红少津，苔薄，脉细数无力，亦为气阴两虚之证。病程迁延日久，病机为气阴两虚，病情一般，预后一般。

【诊断】中医诊断：病：消渴；证：气阴两虚。

西医诊断：2 型糖尿病。

【治法】益气养阴。

【方药】患者辨证为气阴两虚之"消渴"，治疗以益气养阴为原则，自拟方如下：

> 葛根 20g　知母 20g　生地黄 20g　丹参 15g
>
> 山药 30g　麦冬 15g　川芎 15g　天花粉 15g
>
> 五味子 15g　鸡血藤 20g　炙甘草 10g　生黄芪 25g
>
> 西洋参 15g

15 剂　每日 1 剂水煎服，150mL 早晚温服。嘱其胰岛素用量暂不调整，增加盐酸贝那普利（洛汀新）片用量。

【二诊】中药服用 15 剂后复诊，患者自述诸症明显好转，查空腹血糖 5.7mmol/L，餐后 2 小时血糖 7.3mmol/L，血脂、血压均为正常。继续服用原方 15 剂以巩固疗效。

【三诊】患者自述症状消失。继续服用原方 15 剂以巩固疗效。

【随访】电话随访 1 年半未复发。

【按语】该患者为病久失治，日久耗伤气阴以致消渴之证。谢晶日教授指出该病病程迁延日久，病机为气阴两虚，方用玉液汤加减。方中黄芪大补肺气；知母滋肺中津液；天花粉清热生津止渴；五味子、麦冬、生地黄养阴生津；葛根升阳布津。肺气得补，可益肾水之上源，使气旺自能生水；津液得布，则止口干欲饮；脾气充盛，升清阳，健运中州，则体力渐复；心有所养，则睡眠佳。谢晶日教授认为本证多见于消渴病患者发病中期。气虚日久则运血乏力，血行不畅，而成瘀血，即"气虚瘀留"；阴虚火旺，煎熬津液，津亏液少则血液黏稠不畅而成瘀，即"阴虚血滞"。瘀血又可阻滞气机，使津液失于敷布，两者互为因果，如《血证论》卷五曰："瘀血去则不渴矣。"故加丹参、鸡血藤、川芎活血化瘀，所谓"润燥须活血，瘀化津自生。"

（李明）

四、胸痹

（一）胸痹——气虚血瘀（劳力性心绞痛）

张某，男，64 岁。

【首诊】2011 年 5 月 12 日，患者阵发性胸痛、胸闷 6 年，加重 1 周。

患者 6 年前突发胸痛，于当地医院住院治疗，诊断为冠心病。近 1 年来发作频繁，劳累后尤甚，发作时患者胸痛，牵及左肩臂，伴胸闷、憋气、汗出，全身无力，持续数分钟至十几分钟不等。发作时服用硝酸甘油可缓解，未予其他药物治疗。为求中西医结合治疗，特来就诊。现患者胸闷痛，纳食可，睡眠一般，小便淋沥不畅，大便可。舌暗红，苔薄白，脉弦细弱。

【辅助检查】2011 年 5 月 11 日，心脏彩色超声示：左心室肥厚，左室舒张功能异常，二尖瓣轻度反流。心脏 X 线片示：左心室增大。2011 年 5 月 12 日，心电图示：窦性心律，广泛 ST 段改变；即刻血糖测定：8mmol/L。

【辨证分析及病情评估】患者年老体虚不能鼓动五脏之阳，导致心阳不振或心气不足，又因劳累过度等原因损伤脾胃运化功能，营卫失调，耗伤心阳；脾胃失运渐至气血亏虚，卫气虚而营血滞，心失所养，胸阳不振而气不行血，导致心脉痹阻而为气虚血瘀之证。如《玉机微义·心痛》曰："然亦有病久气血虚损及素劳作羸弱之人患心痛者，皆虚痛也。"此病病程日久，病情一般，预后一般。

【诊断】中医诊断：病：胸痹病；证：气虚血瘀。

西医诊断：劳力性心绞痛。

【治法】养心益气，活血通络。

【方药】患者辨证为心气不足、血络阻滞之"胸痹"，治疗以

养心益气、活血通络为原则,自拟方如下:

当归9g 丹参9g 人参10g 远志6g

桔梗6g 砂仁9g 甘草3g 延胡索6g

五味子6g 生地黄9g 瓜蒌皮12g

7剂 每日1剂水煎服,150mL早晚温服。嘱其慎起居,调情志,适寒温。

【二诊】中药服用7剂后复诊,患者自述胸痛、胸闷发作次数减少,程度明显减轻。舌仍暗红,苔薄白,脉弦细弱。原方加郁金9g,继续服用14剂以巩固疗效。

【三诊】患者自述胸痛、胸闷等基本消失,唯剧烈活动后有轻度胸闷、憋气。继续服用上方14剂以巩固疗效。

【随访】随访半年胸痛、胸闷未再复发。

【按语】该患者为心气亏虚,血脉瘀滞以致胸痛。《难经·十四难》曰:"损其心者,调其荣卫。"《难经·三十二难》明确指出:"血为荣,气为卫,相随上下,谓之荣卫。"调荣卫,即调血气。《难经正义》云:"心主血脉,心损者,宜调其荣卫,使血脉有所资也。"心为阳中之阳,主血脉,"不通则痛",故喜温通。谢晶日教授遵循《素问·痹论》"心痹者,脉不通……"之意,采用当归、丹参为治此病症之要药。当归甘辛性温,补血行血;丹参味苦微温,活血祛瘀。两药皆入心经,补中寓通,养心通脉。人参甘温,补元气助血行,养后天资荣卫。五味子酸温入心,收敛气阴,以益心气。生地黄甘寒,滋阴养血;远志味苦入心,气温行血,且能振奋心阳。两药共用,寒温调和,阴阳兼顾。瓜蒌皮宽胸下气,桔梗升浮上行,能载药上行,又能配瓜蒌皮升降相因,调节气机而顺上焦之气。延胡索辛散温通,活血行气,佐当归、丹参等疏通心脉。砂仁、甘草醒脾和中,砥砺气血生化之源,且调和诸药。此外,二诊时,察患者舌质仍红,恐生热伤阴,加郁金辛寒入血,活血行气,解郁清热。补气行血,气盛血行则心脉温通，胸闷憋气得舒；胸阳之气振奋，血随气行则胸痛自愈。谢晶日教授指出调和营卫、养血行气为治疗本病之要。

（李明）

（二）胸痹——痰浊闭阻（冠心病，心绞痛）

汤某，男，58岁。

【首诊】2010年10月3日，患者胸闷痛5天。

5天前患者因劳累过度，心前区阵发性疼痛，伴胸闷憋气，自诉含服硝酸甘油可缓解。既往陈旧性心肌梗死病史，平素口服消心痛每次10mg，每日3次；阿司匹林肠溶片每次100mg，闷痛频发。现患者眠差，食少纳呆，上腹胀满，大便稀溏，小便可，舌质暗伴有瘀斑，苔白厚，脉弦滑。查体：心率72次/分，律齐，血压140/80mmHg。

【辅助检查】2010年9月30日，心脏彩超示：左室壁节段性运动异常。2010年10月3日，心电图示：窦性心律，V4～V6ST段压低≥0.05mV，T波倒置，Ⅱ、Ⅲ、AVF呈QS型，陈旧性下壁心肌梗死。

【辨证分析及病情评估】胸痹患者由于日久伤脾胃，脾胃运化失司，湿聚为痰而成痰浊闭阻之证。脾胃虚弱，气血生化无源，心失濡养，以致心前区疼痛；或恣食肥甘，偏嗜厚味，损伤脾胃，运化失司，痰浊内生，阻滞气机，瘀阻脉络，发为胸痹。患者平素脾胃虚弱，脾失健运，以致食少纳呆，上腹胀满便溏。此病病程迁延日久，病情一般，预后一般。需经长期持续治疗，才能改善症状。

【诊断】中医诊断：病：胸痹；证：痰浊闭阻。

西医诊断：冠心病，心绞痛。

【治法】燥湿化痰，理气活血，通络止痛。

【方药】患者辨证为痰湿内阻、瘀阻络脉之"胸痹"，治疗以

燥湿化痰、理气活血、通络止痛为原则,自拟方如下:

陈皮 15g　半夏 10g　茯苓 15g　瓜蒌 10g

枳壳 10g　丹参 20g　砂仁 10g　降香 10g

神曲 15g　檀香 6g　炙甘草 6g　三七 3g(单煎)

7 剂　每日 1 剂水煎服,150mL 早晚温服。嘱其慎起居,调情志,适寒温。

【二诊】中药服用 7 剂后复诊,患者自述胸痛、胸闷等症状好转。继续服用原方 7 剂以巩固疗效。

【三诊】患者自述症状完全消失。继续服用原方 7 剂以巩固疗效。

【随访】近 3 年,该患者每因外界因素诱发心绞痛,均以二陈汤和丹参饮加减治疗而愈。

【按语】该患者为脾胃运化失司,痰浊内生阻滞以致胸痹。谢晶日教授指出该病迁延日久,病机为脾胃失运、痰浊内阻,治疗采用二陈汤合丹参饮加减,燥湿化痰,理气活血,通络止痛。方中以半夏辛温性燥,燥湿化痰;陈皮理气化痰,芳香醒脾,气顺则痰消,气行则痰亦化,为治痰必先理气之意;茯苓健脾渗湿;瓜蒌开胸散结,畅气涤痰;枳壳行气化痰,破气除痞;丹参活血化瘀止痛,且不伤气血而养心血;三七散瘀止血、消肿定痛;砂仁、檀香气味芳香,性偏温燥,芳香化浊、化湿醒脾,又可助丹参辛温通散,活血化瘀;神曲健脾和中,消食化积;炙甘草和中益脾,调和诸药。脾健湿祛,则饮食渐佳,大便正常;脾胃健运,濡养心血,则睡眠渐佳;脾健气血行而痰消,则胸痛自愈;谢晶日教授指出健脾和胃、化痰行气为治疗本病之要。西医学认为,迷走神经、交感神经、副交感神经都有分支联络到胃和心,从而支配心胃的功能,故胃部疼痛刺激常引发心脏疾患,而心病发作常表现为咽、齿、胃等部位疼痛。而且,胃肠功能障碍本身就可以导致脂类等代谢物质障碍,从而成为冠心病等心疾的病因。故胸痹虽病位在心，却与脾胃有着密切的联系，调理脾胃亦为治疗胸痹的重要方法之一。治病必求于本，而本病患者其本在脾胃。

（李明）

（三）胸痹——胸阳不振（冠心病，劳力性心绞痛）

于某，男，80岁。

【首诊】2013年9月30日，患者胸闷、憋气1年，加重3天。

1年前患者无诱因出现胸闷、憋气症状，自服速效救心丸缓解，未予重视。3日前由于劳累，胸闷、憋气等症状加重，伴心悸，双下肢水肿。为求中西医结合治疗，特来就诊。现患者胸闷痛，舌暗，苔白，脉沉细无力。查体：心音稍弱，心率95次/分，律不齐，双下肢水肿（＋＋＋）。

【辅助检查】2013年9月29日，心脏彩超示：左心室肥厚，左室舒张功能异常。2013年9月30日，心电图示：室上性期前收缩，心肌缺血。

【辨证分析及病情评估】患者由于年老体虚，又因劳累等原因致心阳虚弱，饮停下焦，故双下肢水肿；胸阳不振，下焦水逆与血瘀互结，气血阻滞而运行不畅，故胸闷痛伴心悸。如《医门法律》曰："胸痹心痛，然总因阳虚，故阴得乘之。"此病病程日久，病情一般，预后一般，需经长期持续治疗，才能改善症状。

【诊断】中医诊断：病：胸痹；证：胸阳不振。
　　　　西医诊断：冠心病，劳力性心绞痛。

【治法】宽胸散结，利水化瘀。

【方药】患者辨证为胸阳不振之"胸痹"，治疗以宽胸散结、利水化瘀为原则，自拟方如下：

茯苓 20g　　猪苓 20g　　远志 14g　　泽泻 20g

牛膝 14g　　杜仲 20g　　砂仁 14g　　甘松 12g

薤白 12g　　丹参 20g　　三七 1.5g（冲服）

大腹皮 14g　　合欢皮 16g　　冬瓜皮 30g

焦白术 20g　　旱莲草 20g　　女贞子 20g　　瓜蒌皮 10g

7 剂　每日 1 剂水煎服，150mL 早晚温服。嘱其慎起居，调情志，适寒温。

【二诊】中药服用 7 剂后复诊，患者自述胸闷憋气好转，下肢仍肿。原方加车前子 12g，继续服用 7 剂以增强利尿渗湿的功效。

【三诊】患者自述胸闷憋气已不明显，下肢水肿好转。原方加路路通 20g，继续服用 7 剂以加强利水消肿之功效。

【四诊】患者自述胸闷憋气基本消失，水肿已不明显。原方加甘草 6g，继续服用 7 剂以巩固疗效。

【随访】门诊随访 3 个月未复发。

【按语】该患者为胸阳不振、瘀水互结之证。谢晶日教授指出此病为心阳虚弱，下焦水逆引起，治应宽胸散结、利水化瘀为主。谢晶日教授遵循《金匮要略·胸痹心痛短气病脉证治》"胸痹，不得卧，心痛彻背者，瓜蒌薤白半夏汤主之"之意，采用瓜蒌薤白半夏汤合五苓散加减。方中瓜蒌涤痰散结，开胸通痹；薤白辛温通阳，开痹散寒，为治胸痹的要药；瓜蒌与薤白合用以通阳散结，行气祛痰；泽泻甘淡，直达下焦，利水渗湿；茯苓、猪苓、冬瓜皮合用加强其利水渗湿之力；佐以白术，健脾行气，运化水湿；又考虑患者年事已高，故用杜仲、女贞子、旱莲草以补益肝肾；甘松以行气止痛，大腹皮下气宽中、利水消肿。诸药合用，温阳利水，痹阻得通，胸阳得宣，胸闷痛自愈。现代研究表明：旱莲草、甘松成分可改善期前收缩症状。牛膝活血、补肝肾、利水。

　　瓜蒌薤白半夏汤方为张仲景《金匮要略》中治疗胸痹之方剂，现代药理研究表明，瓜蒌含有三萜皂苷、有机酸等，其注射液有扩张冠状动脉的作用；对心肌缺血有明显的保护作用；并有降血脂作用。薤白含挥发油，可以降低血清中胆固醇（TC）和低密度脂蛋白（LDL-C）的含量，明显降低三酰甘油（TG）的含量，明显升高血清高密度脂蛋白（HDL-C）的水平，同时能显著降低过氧化脂质（LPO）含量，对于对抗动脉粥样硬化有很强的作用。研究表明，半夏有较明显的抗心律失常作用，并能降低血脂，对抗动脉粥样硬化，从而减少冠心病的发生。

（李明）

第五章

谢晶日教授治学经验

谢晶日教授一生醉心岐黄，置医为业，以救渡天下苍生为己任，几十年来为无数的患者祛除病痛，并在长期研习医学理论和临床的实践中形成了自己的学术思想。此外，谢晶日教授亦以自己悬壶济世的一生为蓝本，总结了一整套有利于后辈学习中医的治学经验，现将其整理如下，以飨同道。

一、志心业医，救度苍生

谢晶日教授认为"百学须先立志向"。若想在某一领域取得较好的成绩，就必须要为自己设立一个伟大的志向。谢晶日教授在临床科研和教学中经常引用明代文学家王守仁的"志不立，如无舵之舟，无衔之马，飘荡奔逸，终亦何所底乎"来教导大家，足以体现立志在谢晶日教授心中的重要性。谢晶日教授曾说，他年少时，治疗多如浩瀚星海的职业，也曾彷徨、迷茫，甚至不知所措。随着年龄的增长，阅历渐多，亲见和耳闻了许多世间百姓受到疾病的折磨，从此便生起怜悯受苦苍生的悲心，但却也不知究竟该如何去做。后来当他读到《伤寒杂病论》序中张仲景所言："余宗族素多，向余二百，建安纪元以来，犹未十稔，其死亡者，三分有二，伤寒十居其七。"深感病痛对天下苍生的伤害和折磨。读到张仲景治疗如此沉痛的现实，进而"勤求古训，博采众方，撰用《素问》《九卷》《八十一难》《阴阳大论》《胎胪药录》，并平脉辨证，为《伤寒杂病论》合十六卷。虽未能尽愈诸病，庶可以见病知源，若能寻余所集，思过半矣"，遂决定从此立下志向，成为一名像张仲景那样可以悬壶济世、妙手回春的中医，为天下百姓苍生祛除疾病，解除痛苦。几十年来，当谢晶日教授在治疗学术和临床上的困难想要退缩的时候，都会想起当年立下的雄心志向，内心便又重新鼓起勇气，一种救度苍生的责任感鞭策着他在中医这条道路上一路前行，使他了获得今天的成就。所以，他总是苦口婆心地劝诫他的弟子们要坚定悬壶济世的志向。

二、本草为乐，醉心岐黄

孔子曾言："知之者不如好之者，好之者不如乐之者。"谢晶日教授也经常强调只有爱好某种学问，才会将枯燥被动的学习化为对知识孜孜不倦的主动探求。故而，兴趣在治学中起着非常关键的因素。谢晶日教授之所以能长期坚持"勤求古训，融汇新知"与其对中医学的浓厚兴趣是密切相关的。谢晶日教授一直以本草为乐，醉心于对中医学四气五味、阴阳五行、经络腧穴，以及脉象变化的不断探求之中。谢晶日教授曾说："中医学看似是一门枯燥烦琐的学问，但其中却蕴藏自然造化之奥，五行生克制化之理，妙用无穷。若能静下心来慢慢体会中医的奥妙，假以时日，一定会对中医学产生浓厚的兴趣。"

对于如何培养对中医学的兴趣，谢晶日教授认为要从两方面着手。一方面，从中医学习者的角度来讲，要循序渐进，先从诸如《名老中医之路》这类的书籍入手，通过学习各位名老中医的治学过程来了解中医学的文化内涵，激发对中医学的兴趣。然后从简单基础的《药性赋》《汤头歌诀》等书开始，打好中医理论基础，然后再多结合临床实践，从临床中体会到为病人祛除病痛的乐趣和成就感，将兴趣和人生价值联系起来。另一方面，从教学单位的角度来讲，要通过多途径活跃课堂的学习气氛，激发学生学习中医学的愉悦感受，优化整合教学资源，创新教学形式，组织中医课外实践活动，促进教学和实践的完美融合。如此一来，随着时间的推移，一定会有很多中医学习者逐渐以"本草为乐，醉心岐黄"。

三、大医精诚，仁心妙手

谢晶日教授对药王孙思邈极为推崇，究其原因，便是他提出了"大医精诚"思想，谢晶日教授认为这是对大医应该具备的修养的最好诠释。精者，医术精湛也，医道为"至精至微之事"，习医之人必须"博极医源，精勤不倦"。诚者，则要求业医之人拥有高尚的道德修养，治疗病人被苦痛折磨时，要"见彼苦恼，若己有之"，策发"大慈恻隐之心"，进而发愿立誓"普救含灵之苦"。孙思邈还指出"人命至重，有贵千金，一方济之，德逾于此"，强调医者要重视病人的生命健康，不能一心只为钱财，从而"自逞俊快，邀射名誉""恃己所长，经略财物"，否则这样的人根本不配称为苍生大医，应该叫作含灵巨贼。谢晶日教授在临床中也经常以此为准则来严格要求弟子，教导弟子们要医者仁心，慈悲为怀，对待病人态度要平和友善。一方面，通过提升道德修养从心里约束自己的行为，树立自己的职业操守和职业道德，一心为患者解决病痛折磨，不做不利于患者的事情。另一方面，要通过道德对心灵的鞭策，牢记作为一名医者的责任感，自觉提升自身的医术，从而更好地为病人治病疗伤。所以谢晶日教授强调"大医精诚，仁心妙手"，若天下医者都能做到这样，也算是没有违背孙思邈为后辈留下的"东方版希波克拉底誓言"。

四、医海无涯，勤为舟楫

"业精于勤，荒于嬉"。对于唐代文学家韩愈的这句话，谢老在几十年的中医治学过程中深有体会，感同身受。中医理论博大精深，想要精通岐黄之术，需要足够的时间和心血，勤奋不辍，才能够在中医领域有所成就。谢晶日教授虽然在临床、科研、教学中承担着极为繁重的任务，但工作之余，他也总是不忘手捧医籍，刻苦钻研，温故知新，融会新知，不断地积累和完善自身的知识体系，总结自己的医学感悟心得，提升自己的医术。

在教导弟子们时，谢晶日教授常以李时珍的勤奋钻研为例，让大家从《本草纲目·序》中所云的"长耽典籍，若啖蔗饴。遂渔猎群书，搜罗百氏。凡子史经传，声韵农圃，医卜星相，乐府诸家，稍有得处，辄著数言。古有本草一书，自炎黄及汉、梁、唐、宋，下迨国朝，注解群氏旧矣。第其中舛谬遗漏不可枚数，乃敢奋编摩之志，僭纂述之权，岁立三十稔，书考八百余家。稿凡三易，复者芟之，阙者缉之，讹者绳之。旧本一千五百一十八种，今增药三百七十四种，分为一十六部，著成五十二卷"来感受李时珍的勤奋精神。治疗如此巨大的工程，李时珍不辞辛劳，不为困苦，年复一年地搜集整理古籍资料，考察地道药材，用了三十年的时间，完成了《本草纲目》的编著，为中医药的发展史增添了辉煌的一笔。他的这种精神，精准地诠释了谢晶日教授常说的"医海无涯，勤为舟楫"这句话。对于谢晶日教授的谆谆教导，弟子们也都听在耳边，记在心里，勤勤恳恳地钻研医术。

五、恒心筑基，渐入奥堂

东晋医家葛洪《抱朴子》言："欲致其高，必丰其基；欲茂其末，必深其功。"谢晶日教授也特别注重基础对学习中医学的重要性，他认为唯有打好基础，才能使医者在中医治学的前进道路上走得更稳、更远。要想打好基础，则又如元代医家危亦林所言："工欲善其事，必先利其器，器利而后工乃精，医者舍方书何以为疗病之本。"必然离不开对中医学书籍的研读。对于初学者而言，中医经典著作是最好的基础。而对于该研读哪些经典，清代医家程芝田则在《医法心传》中给了最好的诠释，书中有言："昔贤云书宜多读，谓博览群书可以长识见也，第要有根柢，根柢者何？即《灵枢》《素问》《神农本草》《难经》《金匮要略》《伤寒杂病论》是也，宜先熟读。"直截了当地指出上述著作为学习中医学的根基，应该反复研读。谢晶日教授多是先让弟子们背诵《医学三字经》《药性赋》《汤头歌诀》这类基础医书，再循序渐进地研读《医宗金鉴》《张氏医通》《临证指南医案》等综合性著作以及各家学说、医家代表性著作、医案等，从而参悟各位医家的临床思维，为弟子们能够进入中医学更为高深的学术殿堂打下坚实的基础。

六、广纳百说，由博返约

"博观而约取，厚积而薄发。"谢晶日教授在指导弟子时经常如是说。事实上，若想真正学好中医，从博大精深的中医学中获得自己的心得体会，就必须要"广纳百川成浩瀚，若水三千一瓢饮。"学习中医学，不仅要研习中医经典著作，夯实中医基础理论，还要深入研习朱丹溪、吴又可、李杲等各位医家的医学著述，了解他们的学术观点，并且广纳中医各家学说百家之言，"广纳百说"，从中吸取精华，祛除糟粕，集各家之所长，兼收并蓄。

孔子《论语·雍也》曾言："子曰：'君子博学于文，约之于礼。'"由此可见，由博返约在治学中亦非常重要。所以，虽然需要渊博广大地吸收中医学的知识，但又必须有一个中心作为统帅，故广博涉猎之后，更需要将学习从广度回归到深度上，选择好主要的研究方向，一门深入，然后结合临床实践进行综合、归纳、分析、总结、发挥，形成自己的想法和观点。如此一来，便可以将中医理论系统化，找到自己想要突破的方向。如此目标明确，再加上孜孜不倦、勤学不辍、天道酬勤，便一定会学有所得。

谢晶日教授还特别指出，学习一定要掌握方法。中医学的著作浩如烟海，穷尽一生不能阅尽，在涉猎某一类型的医籍时，从中选择几种有代表性的即可，否则如果一时贪多，什么都想涉猎，却走马观花，不能透彻理解，则很容易曲解医家的观点。

此外，谢晶日教授虽然酷爱中医学，临床上以中医理论为指导为患者治疗疾病，但也能够正确认识到，中医学在当今社会环境下在诊断和治疗疾病方面存在的弊端，故他除了研习中医学，也将大量的精力投入西医学的学习和研究中，并通过取长补短，将中西医理论有机结合起来，科学严谨地指导临床，从而为患者快速而有效地治疗疾病。

七、久经临床，医场点兵

谢晶日教授认为临床是中医的生命，是中医的土壤，唯有在临床上浇灌理论的雨水，中医才能开出灿烂的岐黄之花。正如《儒林外史》所言："熟读王叔和，不如临症多。"一名医者若想成长为真正的精诚大医，一定要扎根在临床，把活力散发于临床。谢晶日教授认为，临床对于医生，就同战士对于战场，战士想要在沙场上一鼓作气，势如破竹，就需要平时精勤操练。而一名医者若想在临床上能够对每个疾病做出明确的诊断分析，了然于胸，就要在平时熟读医书，了解每个药物的性味功效，熟悉每个方剂之间的配伍组合，从而在临床上治疗疾病时有的放矢，精准贴切。将读书联系临床，理论联系实际，从而不断从感性认识上升到理性认识，再从理性认识回归指导感性认识。"读方三年，便谓天下无病可治；及治病三年，乃知天下无方可用"，这句话足以说明临床和理论还是有区别的，即便拥有雄厚的理论基础，若不临床的话，也只能是纸上谈兵。只有通过临床才能检验出自己的医术水平，从而根据具体情况来调整学习中医的方向和方法。

因此，相对于现在的教学方式，谢晶日教授较为推崇传统的师带徒的模式，这样便会使学生有更多的时间来临床，将中医理论和临床实践相结合，更好地锻炼和完善自己。谢晶日教授对弟子要求十分严格，没有课程安排的时候，一定要到临床锻炼自己，唯有通过对临床的切身体会，才能不断提升自己的悟性，提升自己的临床思维和辨证分析能力。

八、戒骄戒躁，从容治学

谢晶日教授认为，学习中医学最忌讳骄傲和浮躁。毛主席曾经说过："虚心使人进步，骄傲使人落后，我们应当永远记住这个真理。"一个医者，若是骄傲，则很容易失去继续刻苦钻研的动力，会容易盲目自信，认为自己什么都知道，不需要再继续努力深造。在临床上，也往往容易因为盲目自大，而影响对病情的最佳判断，如此一来，则很容易引起医疗事故的发生。关于这个问题，唐代名相魏征曾经有言："念高危，则思谦冲而自牧；惧满盈，则思江海下百川。"指出无论出于多高的地位，曾经获得多么大的学术成就，我们都要时时刻刻谦虚谨慎地约束自己，当发现自己有骄傲自满的苗头时，就要学习海纳百川的精神，把自己放在低位上，如此才能在钻研中医的道路上不断前进。

除了骄傲之外，浮躁是医者的另一大敌人。"冰冻三尺，非一日之寒。"中医治学需要花费大量时间和心血，若不能静下心来苦心研究，读书时心气浮躁，则很容易浮光掠影，一知半解。若不能踏踏实实，持之以恒，则很容易半途而废，功亏一篑。

在《伤寒杂病论》的左盛德序中说道："余闻吾师张绍祖先生之言曰：'吾家伤寒一书，相传共有一十三稿，每成一稿，传抄殆遍城邑，兹所存者为第十二稿，余者或为族人所秘，或付劫灰，不外是矣；叔和所得相传为第七次稿，与吾所藏者较，其间阙如固多，编次亦不相类，或为叔和所纂乱，或疑为宋人所增删，聚讼纷如，各执其说；然考晋时尚无刊本，犹是传抄，唐末宋初始易传抄为刊刻，遂称易简，以此言之，则坊间所刊者，不但非汉时之原稿，恐亦非叔和之原稿也。'"这也极为明确地指出，张仲景编著《伤寒杂病论》是一个艰辛漫长的过程。中医史上的很多医家也是这样，若是没有这种毅力，他们又怎能承担起继承和发扬中医的重任呢。"路漫漫其修远兮，吾将上下而求索"，作为一名医者，一定要戒骄戒躁、从容平和地学习中医。

九、不泥古法，推陈出新

谢晶日教授认为学习中医一定要特别注重对古代医家思想的传承，勤求古训，博采众方。但在钻研医籍的时候，又不能一味拘泥古法，还要敢于质疑、创新，敢于提出自己的观点，通过实践摸索，形成自己的学术思想和临床思维，然后通过临床去验证自己的观点，去伪存真，并将感悟记录下来，日积月累，对一些疾病治法形成自己独到的见解。

例如，谢晶日教授在治疗胃脘部疾病时，先是总结古代医家关于脾胃疾病的经验，再结合多年来的临床经验，从而推陈出新，创立了"醒胃法"来治疗胃脘部疾病。系统阐述了化湿醒胃法、疏肝醒胃法、健脾醒胃法、益阴醒胃法、食疗醒胃法等醒胃法理论，并通过对病人的观察，证明了其理论对临床有着很大的指导作用，很多患者都得到治愈。又如，谢晶日教授通过熟读典籍并结合其丰富的临床经验，对治疗血瘀形成了独特的见解。他认为"方从法出，法随症立"，主张"辨证治疗"，并且将治疗血瘀的方法归纳为"气、血、阴、阳、痰、水、风、毒"八个部分。详细分为"理气活血法""益气补血活血法""养阴活血法""温阳活血法""化痰活血法""利水软坚活血法""祛风活血法""清热解毒活血法"等活血化瘀八法。在治疗血瘀时起到了非常好的效果。此外，谢晶日教授在治疗萎缩性胃炎、肝硬化腹水、溃疡性结肠炎等疾病都有着独到的见解。这些都体现出谢晶日教授在学术和临床中能够"不泥古法、推陈出新"。

十、尊师重道，薪火相传

唐代文学家韩愈曾在《师说》中有言："古之学者必有师。

师者，所以传道授业解惑也。人非生而知之者，孰能无惑？惑而不从师，其为惑也，终不解矣。"由此可见名师对弟子学习点拨指导的重要性，谢晶日教授也特别强调师承授受在中医学术继承和发展中的重要作用，其认为老师对医者自身的学习发展完善起着不可或缺的作用。正如朱丹溪曾师从于罗知悌，李杲曾师从于张元素，而前者亦都成为精诚大医。谢晶日教授一直特别强调葛洪的名言"明师之恩，诚为过于天地，重于父母多矣"，认为作为一名传统中医药文化的继承和发扬者，一定要懂得尊师重道。在这一点上，古代的医家给后辈树立了非常典型的示范，尤其值得我们后辈医者学习和发扬。谢晶日教授在年轻时也曾跟随侍奉在恩师左右，受益颇多，为其医德和医术的培养都奠定了坚实的基础。

对于"传到授业解惑"，谢晶日教授一直把培养学术后辈带头人看作重中之重，不仅尽可能为弟子们创造更多参加学术交流与临床培养的锻炼机会，还在生活上给予尽可能的帮助，让弟子们能够更加专心地专研医术。谢晶日教授一直都有个愿望，希望可以将自己的医术和临床经验薪火相传，传授给有悟性、有能力、有担当的弟子，能把耗尽半生的所得全部倾传，让自己的亲传弟子们完成他们悬壶济世和救度苍生的梦想和事业。

以上十点只是谢晶日教授治学经验中的一部分，还有更多的治学经验有待于谢晶日教授弟子的挖掘、整理和研究。

（刘朝霞）